新看護学

12

成人看護［4］

眼疾患患者の看護　耳鼻咽喉疾患患者の看護
歯・口腔疾患患者の看護
［特論］放射線診療と看護

● 執筆

秋元　哲夫
国立がん研究センター先端医療開発
センター粒子線医学開発分野分野長

阿部　佳子
鶴見大学准教授

荒木　むつみ
東京慈恵会医科大学附属病院
看護部師長

生井　明浩
はくらく耳鼻咽喉科・アレルギー科
クリニック院長

倉田　薫
東京慈恵会医科大学附属病院
看護部師長

小林　達伺
国立がん研究センター東病院
放射線診断科科長

紺野　肖子
前東京医科歯科大学病院
看護師長

渋谷　絹子
前東京医科歯科大学歯学部附属病院
看護部長

鈴木　三千代
東京慈恵会医科大学附属第三病院
看護部師長

月川　和香奈
前東京医科歯科大学病院
副看護部長

平井　明美
帝京大学医学部附属病院看護部

深山　治久
東京医科歯科大学名誉教授

藤井　博史
日本アイソトープ協会常務理事

溝田　淳
西葛西・井上眼科病院院長

渡井　千里
前東京慈恵会医科大学附属病院
看護部主任

医学書院

発行履歴

1970年1月1日	第1版第1刷	1990年2月1日	第7版第4刷
1971年2月1日	第1版第2刷	1991年1月7日	第8版第1刷
1972年2月1日	第2版第1刷	1995年2月1日	第8版第6刷
1974年2月1日	第2版第4刷	1996年1月6日	第9版第1刷
1975年2月1日	第3版第1刷	1999年5月1日	第9版第5刷
1977年2月1日	第3版第4刷	2000年1月6日	第10版第1刷
1978年2月1日	第4版第1刷	2001年2月1日	第10版第2刷
1980年4月1日	第4版第5刷	2002年1月15日	第11版第1刷
1981年1月6日	第5版第1刷	2008年2月1日	第11版第9刷
1983年2月1日	第5版第4刷	2009年1月15日	第12版第1刷
1984年1月6日	第6版第1刷	2012年2月1日	第12版第7刷
1987年1月6日	第6版第6刷	2013年1月6日	第13版第1刷
1988年1月6日	第7版第1刷	2017年2月1日	第13版第5刷

新看護学 12　成人看護 4

発　行　2018年1月6日　第14版第1刷Ⓒ
　　　　2024年2月1日　第14版第7刷

著者代表　深山治久《ふかやまはるひさ》

発行者　株式会社　医学書院
　　　　代表取締役　金原　俊
　　　　〒113-8719　東京都文京区本郷1-28-23
　　　　電話　03-3817-5600(社内案内)
　　　　　　　03-3817-5657(販売部)

印刷・製本　横山印刷

ISBN978-4-260-03178-3

はしがき

学習にあたって

みなさんはこれまで,「専門基礎」および「基礎看護」を通して, 看護を実践するうえで必要な知識と技術, および看護従事者としての普遍的な態度について学んできた。本書「成人看護」では,「専門基礎」「基礎看護」で学んだことをふまえ, 現実に健康上の障害をもった成人期の患者に対して, それぞれの知識や技術をどのように展開したらよいのかについて学習する。

看護の対象の中心となるのは健康上の問題や課題をもった人間であり, 看護はその人を中心に展開されなければならない。しかし, ひとくちに成人といっても, きわめて幅広い年齢層の人々が含まれ, 男性もいれば女性もいる。また成人期は人生における活動期であり, 個人がそれぞれの価値観や生活をもち, 職業や学業, 家事, 育児などに力を注ぐ時期でもある。

これら成人期の人々の健康をまもり, 疾病や障害からの回復に向けて援助していくためには, 疾患について基本的な知識を修得することが必要である。そして, 患者を中心とした看護を展開するためには, 人間の行動や生活, 社会のシステムなど, さまざまな側面から看護を学んでいかなければならない。

本書「成人看護」の領域では, まず「成人看護総論」を通して成人患者の特徴を理解し, その後, 各系統にそって学習を展開していく。各系統別では, はじめに「看護の役割」で看護の特徴を把握したうえで, 第1章で解剖生理, 病態生理, 検査, 治療・処置などの基礎的な事項を学習する。次に第2章では主要な疾患について学ぶ。これらは, 専門基礎科目において履修した知識を確認しつつ学習することが望ましい。これらの基礎知識をふまえて, 第3章では診察や治療などの補助, 症状への対応, 疾患をもつ患者への療養指導などといった, 看護の実際を学習する。

さまざまな知識を臨床の場に適用し, それを実践能力にまで高めていくためには, たゆまぬ学習が求められる。本書は, そうした自己学習にも十分に対応できるよう配慮されている。本書での学習を通じて, さまざまな状態にある成人の患者に対して, 准看護師として適切に対応し, 看護を提供する能力を養ってほしい。

改訂の経過とカリキュラムの変遷

本書は，1970(昭和45)年に准看護学生のための教科書として初版が刊行された。以来，その役割とその重要性に鑑みて，医学・看護学および周辺諸科学の発展・分化や，社会の変化などをいち早く読み取りながら，看護の質の向上に資するべく定期的に改訂を重ねてきた。あわせて，学習者の利便を考慮しながら，記載内容の刷新・増補，解説の平易化をはかり，より学びやすい教科書となるように努めてきた。幸い，このような編集方針は全国の教育施設から評価をいただき，本書を幅広く利用していただくこととなった。

2022(令和4)年度より適用となる新カリキュラムでは，成人看護と老年看護の時間数は210時間が維持された。一方，臨地実習の留意点に「在宅などの多様な場における対象者の療養生活を学ぶ内容とする」が加わったように，成人看護においても多様な場での看護を意識した教育が求められることになった。

『新看護学　成人看護』の各巻では，社会の変化に伴い要請される看護の役割を担えるよう，准看護師として求められる情報量を考慮しつつ内容の充実をはかり改訂を進めている。

改訂の趣旨

今改訂においても，引き続き「成人看護」に関する新知見を盛り込み，内容の刷新に努めた。全体を通じて，記述はなるべく簡潔・平易なものとし，日常生活で目にすることの少ない漢字・用語については，ふりがな(ルビ)を充実させた。また，より学習に取り組みやすくするため，それぞれの系統の導入部となる「看護の役割」には，イラストや写真などを挿入して，患者のすがたと看護の役割を具体的にイメージできるようにした。さらに，知識の定着がはかれるよう，各章末には「復習問題」を設けた。

なお，編集にあたって，表現の煩雑さを避けるため，特定の場合を除いて看護師・准看護師に共通する事項は「看護師」と表現し，准看護師のみをさす場合には「准看護師」とした。また保健師・助産師などを含めた看護の有資格者をさす場合には「看護者」あるいは「看護職」としたので，あらかじめご了解いただきたい。

今後とも准看護師教育のさらなる充実・発展を目ざし，本書が適切で使いやすいテキストとなるように最善の努力を重ねてまいりたい。本書をご活用いただいた読者や有識者の皆さまより，忌憚のないご意見をお寄せいただければ幸いである。

2021年12月

著者ら

目次

眼疾患患者の看護

歯・口腔疾患患者の看護

第2章 放射線診療 各論

眼疾患患者の看護

看護の役割

眼科では，光を受け入れる眼球と，脳にその情報を伝える視神経，さらに見る機能を円滑《えんかつ》にはたらかせるための眼球付属器に疾患をもつ患者に看護を提供する。

患者の身体的特徴

眼疾患患者に共通するのは，視機能が低下していることである(➡図)。視機能が低下した状態としては，まず物がよく見えないという**視力低下**が思い浮かぶだろう。しかしそれ以外にも，見える範囲が狭くなる**視野狭窄《きょうさく》**，物がゆがんで見える**変視症《へんし》**，視界の中央が見えなくなってしまう**中心暗点**，まぶたが下がってしまう**眼瞼下垂《がんけんかすい》**，まぶしくて見えない**羞明《しゅうめい》**など，さまざまな症状がある。

そのほか，直接的に視機能の低下につながらなくても，不快感や苦痛が生じている場合もある。**花粉症**でかゆくて涙がとまらない，**ものもらい**でまぶたが腫《は》れてゴロゴロしている，などの症状はつらく，非常に不快である。

患者の心理・社会的特徴

人間は，外界からの情報の80％以上を視覚から得ているといわれている。そのため，視覚からの情報に不足が生じると，食事・排泄《はいせつ》・歩行などの日常生活に支障をきたし，ひいては就業や家庭内での役割を果たすことが困難と

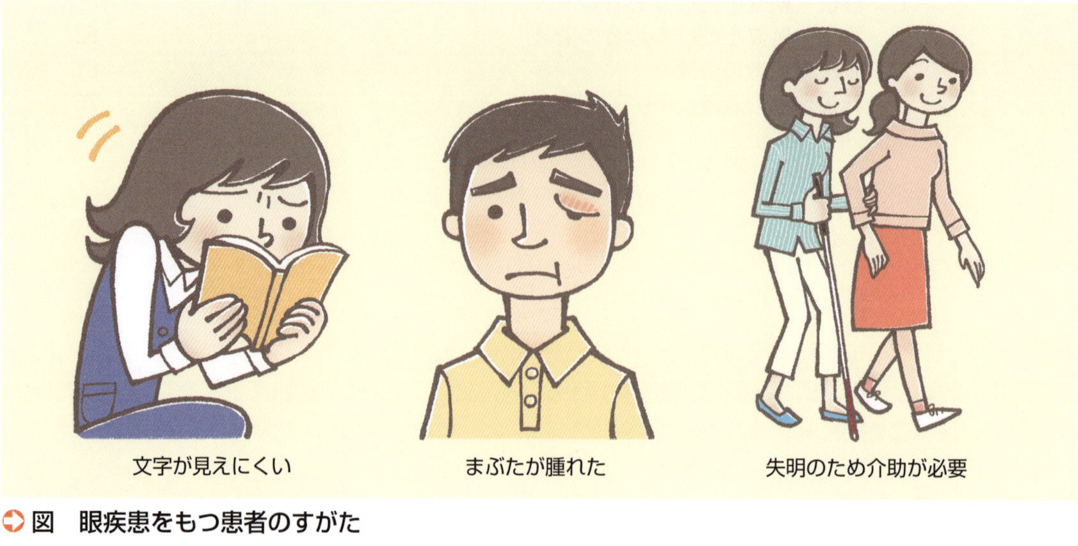
文字が見えにくい
まぶたが腫れた
失明のため介助が必要

➡図　眼疾患をもつ患者のすがた

➲ 表　成人中途失明の原因内訳

原因疾患名(主原因)	割合
緑内障	20.7%
糖尿病網膜症	19.0%
網膜色素変性症	13.7%
黄斑変性症	9.1%
高度近視	7.8%
白内障	3.2%
外傷	2.8%

(中江公裕：わが国における視覚障害の現状．厚生労働科学研究費補助金 難治性疾患克服研究 網膜脈絡膜・視神経萎縮症に関する研究，平成 17 年度研究報告書．2006 による)

なる。眼疾患をもつ患者は，視力が低下したことの**ショック**や，さらに視力が低下するかもしれない，社会生活へ復帰できるだろうか，といった**不安**をかかえていることを心にとめておこう。

また，眼疾患は乳幼児から高齢者まで幅広く発症し，慢性的な経過をたどることが多い。そのため，患者の**発達段階**ごとの身体的・心理的特徴や，**関連する疾患**などを理解することが必要である。たとえば，成人における中途失明の原因の１つとして糖尿病網膜症《もうまくしょう》があげられる(➲ **表**)。このような患者のケアにあたっては，眼科疾患の知識だけでなく糖尿病看護に関する知識が不可欠である。

看護の役割　患者の苦痛を軽減し，安全・安楽な状態を保てるようにすることが基本である。眼疾患は慢性の経過をたどることが多いため，治療や在宅生活を継続するための援助も重要となる。

看護のポイント　内科などを受診する患者でも，ほかの症状と同時に視機能の低下を訴えることがある。患者がどのような状態にあり，なにに苦しんでいるのか，学習を通じて理解できるようになってほしい。そして，疾患の原因や特徴をふまえたうえで，日常生活活動 activities of daily living (ADL) への影響を考慮し，以下のような看護を行っていくことが大切である。

(1) 苦痛を軽減する：患者の苦痛を把握し，できるだけ少なくなるようにする。
(2) 安全を確保する：歩行をはじめとする生活動作を安全に行えるように，誘導や介助，指導を行う。
(3) 不安に対する援助：視力が低下することによる不安，検査・治療に対する不安，予後に関する不安，などに対する援助を行う。
(4) 治療継続のための援助：症状を悪化させないための生活の指導，服薬や外来受診を続けられるような援助を行う。
(5) 社会資源活用に関する援助：障害者手帳の交付や福祉用具レンタルなど，患者が社会資源を利用できるように援助する。

第1章 基礎知識

A 視覚系のしくみとはたらき

視覚とは● 視覚は人間の五感(視覚・聴覚・嗅《きゅう》覚・味覚・触覚)の1つで，眼の網膜を受容器とする。人間が外部から情報を得るに際してその80〜90%は視覚から得ているとされており，眼は感覚器として重要な器官である。

1 視覚系のしくみ

視覚系は視覚刺激を直接受ける①眼球と，その情報を伝達する②視路，情報を処理する③脳の3つで構成される。これは，ビデオカメラで撮影しているところにたとえると，①ビデオカメラで得た情報を，②ケーブルを通じて，③モニターに映し出すことと同じようなしくみである。

1 眼球

眼球は直径約24 mmの球体で，外壁と内容で構成されている。外壁を構成するのは角膜《かくまく》・強《きょう》膜・ぶどう膜・網《もう》膜で，内容は房水《ぼうすい》・水晶《すいしょう》体・硝子《しょうし》体である(➲図1-1)。機能面から考えると，光を通したり焦《しょう》点を結ばせたりする透光《とうこう》体，光を感じる組織(網膜)，眼球の形態を保つ器官に分けられる。

角膜● 角膜は，眼球の最外壁の前方を占《し》める透明な組織で，直径約11 mm，厚さ約0.5 mmである。半径が7.5〜8.0 mmの球面の一部のような形であり，眼に入る光の屈折《くっせつ》のおよそ2/3を担当している。

強膜● 強膜は，眼球の外壁の外側を構成する白色の膜で，そのおもな機能は眼球の形態の維持である。強膜自体は血管が乏《とぼ》しい組織で，特別な場合を除いて変性などがおこりにくい。

ぶどう膜● ぶどう膜は，眼球の外壁の中層をなす膜で，虹彩《こうさい》・毛様《もうよう》体・脈絡《みゃくらく》膜の3つから構成されている。虹彩は瞳孔《どうこう》径を調節して眼内に入る光の量の調節を行っている(➲図1-2)。毛様体はチン小帯《しょうたい》を介して水晶体とつながっており，見る物に焦点を合わせるようなはたらきをする(➲図1-3)。脈絡膜は血管に富んだ組織で，光を感じる組織である網膜へ栄養を供給している。

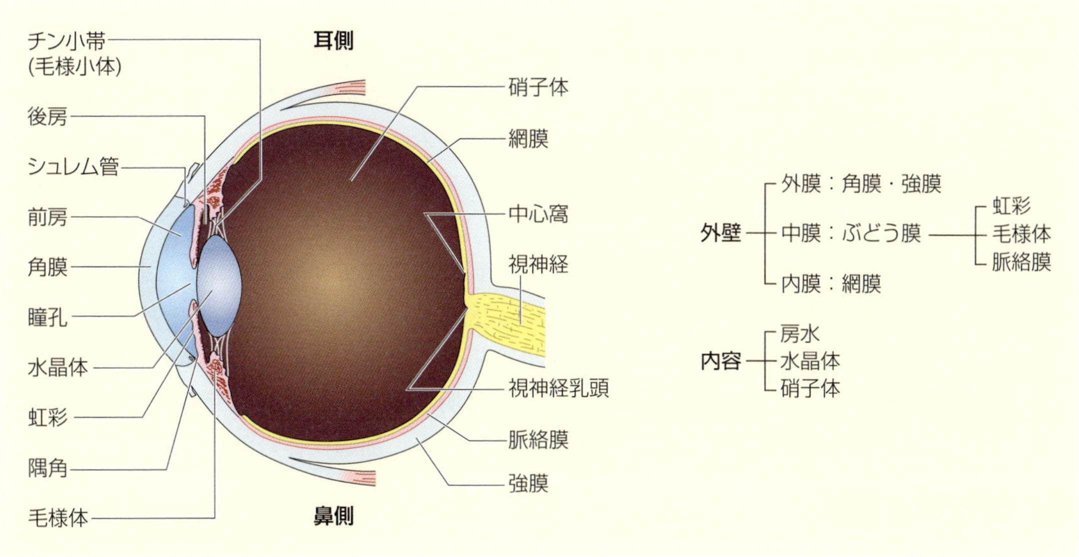

図 1-1　眼球の水平断面

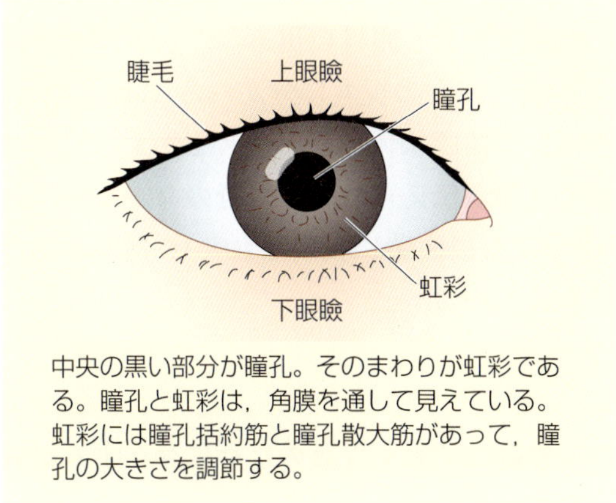

図 1-2　正面から見た眼

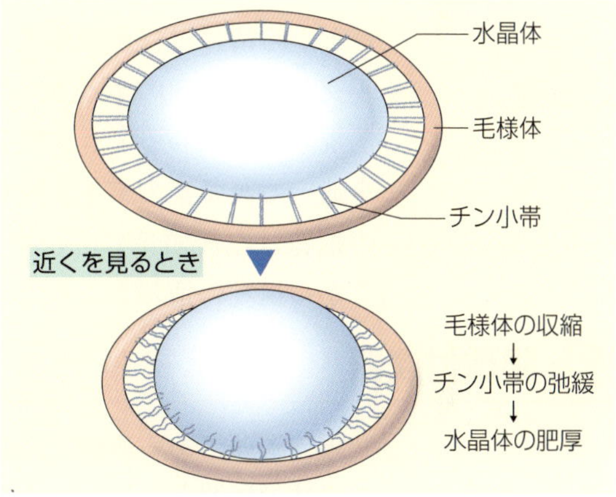

図 1-3　毛様体と水晶体

網膜　網膜は眼球の外壁の最も内側の組織で，カメラでいうとフィルムに相当する。この網膜で光の明るさや色を感じ，その情報が視神経を介して脳に伝えられる。網膜の中心は**黄斑部**《おうはん》といい，色調がほかの部位と少し異なる(➡9ページ，図 1-9)。

光を感じる視細胞には，**錐体**《すいたい》と**杆体**《かんたい》という2種類の細胞がある。錐体細胞はおもに網膜の中心部に多く，明るいところではたらき，光の色に対して鋭敏で，ヒトの視力は中心部(黄斑部)の機能と密接に関係する。杆体は網膜の周辺部に多く，おもに明暗に関係し，暗いところでも弱い光に反応する。

視神経の中を通る網膜中心動脈からは網膜へと血管が走行している。これらの網膜血管はおもに網膜内層に栄養を供給し，前述の脈絡膜は網膜の外層に栄養を供給している。

房水 角膜と虹彩の間を前房，虹彩と水晶体・硝子体の間を後房という。ここを満たす**房水**《ぼうすい》は毛様体でつくられ，角膜と虹彩の接続している部分である隅角《ぐうかく》にあるシュレム管から眼外に排出される。

水晶体 水晶体は凸《とつ》レンズのはたらきをする組織で，チン小帯によって毛様体とつながっている。毛様体筋の作用により厚さが変化し(➡図1-3)，屈折力を変化させて網膜へ焦点を結ばせる調節に関係する。構成成分は，若年では可溶性のタンパク質が主であるが，高齢になると不溶性のタンパク質にかわり，弾力性がなくなる。これにより，近い所を見る調節ができない老視となる。

硝子体 硝子体は網膜を内側から支える透明なゼリー状の組織である。特別な機能はないとされている。正常者においても，加齢に伴い液化してくる。

2 視神経・視路

光は角膜から眼内に入って網膜を刺激して，光刺激が電気信号にかわる。視細胞で得られた情報は双極細胞を介して神経節細胞に伝えられ，網膜神経節細胞の軸索である視神経に伝わる。その過程でアマクリン細胞や水平細胞などから情報に修飾が加えられ，視神経を介し眼外に出る。左右の視神経は視交叉《しこうさ》でほぼ50%が交叉して，その後，左右の視索《しさく》に分かれる(➡図1-4)。

視索から伝わってきた視覚刺激は，外側膝《しつ》状体でシナプスをかえ，視放線を通って後頭葉の第1次視覚中枢に情報が伝えられる。視野のなかで右半分の情報は左後頭葉に，左半分の情報は右後頭葉に投射される(➡図1-4)。ここから視覚の情報がより上位の中枢に伝わる。

3 眼球付属器

眼球周囲にある組織で，眼球や視神経の運動や保護のために存在する組織は眼球付属器とよばれ，次のようなものがある。

眼瞼 眼瞼《がんけん》(まぶた)は**上眼瞼**と**下眼瞼**からなり，おもに眼球を保護する。外界からの刺激をさえぎるのみならず，まばたきによって角膜の表面をうるおして乾燥を防いでいる。眼瞼に付属するものとして睫毛《しょうもう》(まつげ)や，眉毛《びもう》(まゆげ)がある。

上眼瞼と下眼瞼の間の眼球が露出しているところを**瞼裂**《けんれつ》とよぶ。眼瞼には2つの横紋《おうもん》筋(上眼瞼挙《きょ》筋・眼輪《がんりん》筋)と，1つの平滑《へいかつ》筋(瞼板《けんばん》筋)が存在し，それらによって開閉する。眼瞼の芯《しん》として**瞼板**《けんばん》があり，そのなかには脂質を分泌する瞼板腺《せん》(マイボーム腺《せん》)がある(➡図1-5)。

涙器 涙器《るいき》は分泌系である涙腺《るいせん》と，排泄《はいせつ》系である涙道《るいどう》から構成される。涙腺は涙液を出すことにより角膜の表面をうるおして乾燥するのを防ぎ，透明性を維持する。涙道の開口部(涙点《るいてん》)は上下眼瞼の鼻側に開いていて，そこから涙《るい》小管《しょうかん》を経て涙嚢《るいのう》，鼻涙《びるい》管そして鼻腔の下鼻道へと排泄される(➡図1-6)。

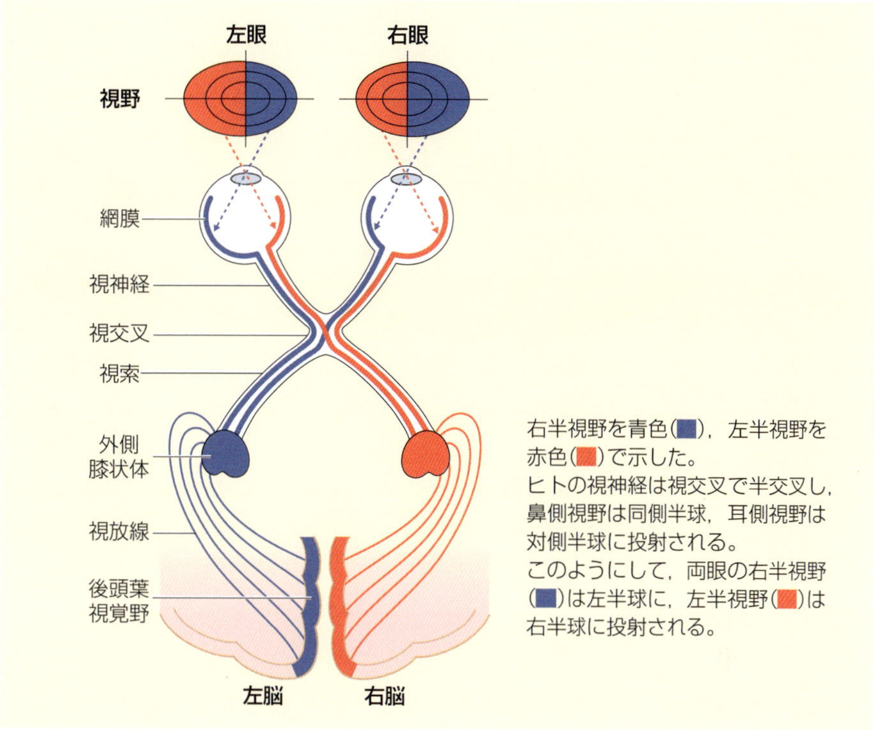

右半視野を青色(■)，左半視野を赤色(■)で示した。
ヒトの視神経は視交叉で半交叉し，鼻側視野は同側半球，耳側視野は対側半球に投射される。
このようにして，両眼の右半視野(■)は左半球に，左半視野(■)は右半球に投射される。

➲ 図 1-4　視路

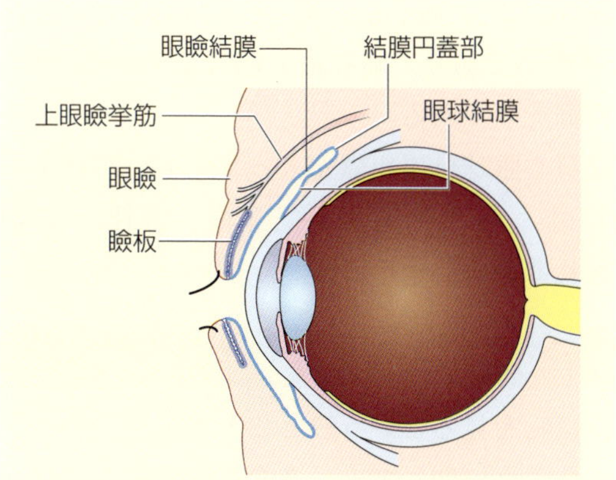

結膜は円蓋部で反転し，眼球結膜と眼瞼結膜に分かれる。この図から，コンタクトレンズや異物が眼球の後ろに行ってしまうことはないことがわかる。

➲ 図 1-5　眼瞼と結膜

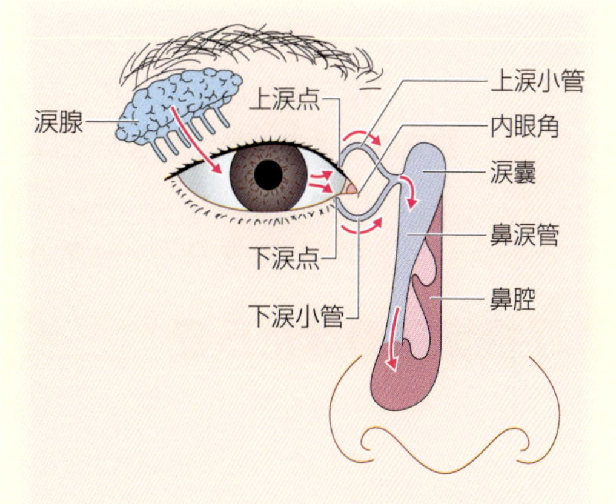

涙液は涙腺から分泌され，眼球表面をうるおしている。余分な涙液は，涙点→涙小管→涙嚢→鼻涙管を経て鼻腔に出る。

➲ 図 1-6　涙器

結膜●　結膜《けつまく》は眼球と眼瞼を連絡する薄い膜であり，眼球の前面の部分をおおう眼球結膜と，眼瞼の裏側をおおう眼瞼結膜，またその移行部である結膜円蓋《えんがい》部からなる(➲ 図 1-5)。

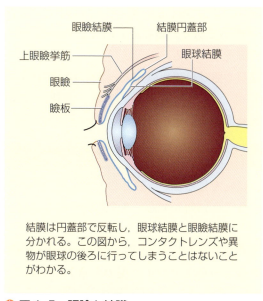

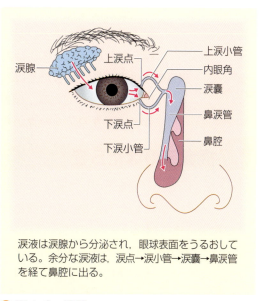

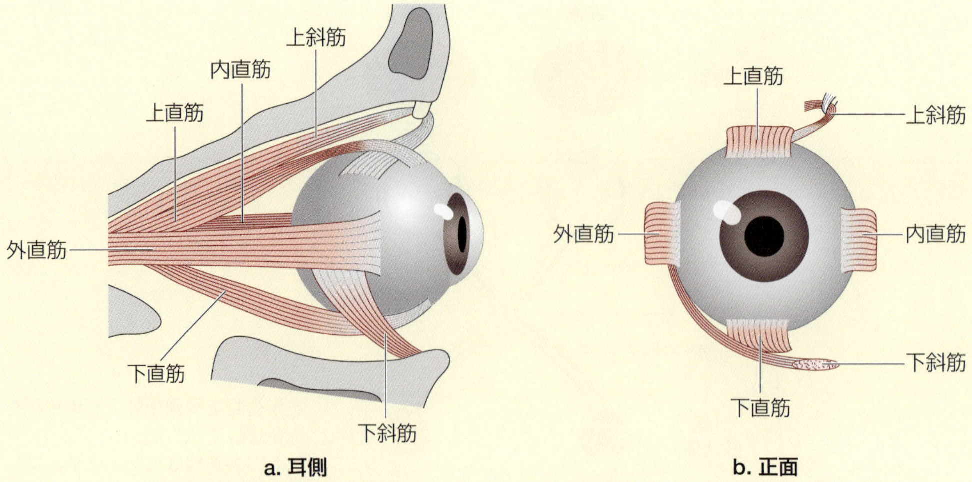

眼球は 6 つの外眼筋で支えられ，そのはたらきで自在に動く。眼球背後の眼窩内は脂肪組織で満たされている。

➲ 図 1-7　外眼筋(右眼)

外眼筋・内眼筋●　外《がい》眼筋は眼球運動を行う横紋筋である。ヒトでは上直筋・下直筋・内直筋・外直筋・上斜筋・下斜筋の 6 つがある。外直筋は外転神経支配，上斜筋は滑車《かっしゃ》神経支配であるが，そのほかの筋は動眼神経支配である(➲ 図 1-7)。

内《ない》眼筋は瞳孔《どうこう》を動かす筋肉(瞳孔散大《さんだい》筋・瞳孔括約《かつやく》筋)と，調節などに関与する毛様体筋がある。いずれも平滑筋であり，瞳孔散大筋は交感神経支配，瞳孔括約筋と毛様体筋は副交感神経支配である。

眼窩●　眼窩《がんか》は骨でできたくぼみで，眼球や眼球付属組織が入っていて，眼球を外部から保護している。眼窩は前頭骨・頬《きょう》骨・篩《し》骨・蝶形《ちょうけい》骨・涙《るい》骨・上顎《じょうがく》骨・口蓋《こうがい》骨の 7 つの骨から構成されている。

2 視覚系のはたらき

視覚系のはたらきは，基本的には物を見るというひとことで集約されてしまいがちだが，その物を見るということに関しても，さまざまな機能が存在する。

視力●　視力とは，基本的には異なる 2 点を 2 点として識別する能力のことであり，その角度で評価する。判別できる最小の角度が 1 分《ふん》(1 度の 1/60)のときに視力は 1.0 となり，2 分のときは 0.5，10 分のときは 0.1 となる(➲ 図 1-8)。また視力は，正常なヒトでも網膜の中心部と周辺部とでは大きく異なる。

視野●　眼球を動かさないで見える範囲を視野《しや》という。視標《しひょう》の色や大きさ，明るさなどによって見える範囲が変化する。通常は中心部からの角度であらわす。白い明るい大きな視標の場合は正常者の片眼の場合，外方 100 度，下方 70 度，内方 60 度，上方 60 度の範囲が見える範囲である。また，眼底で視神経乳頭

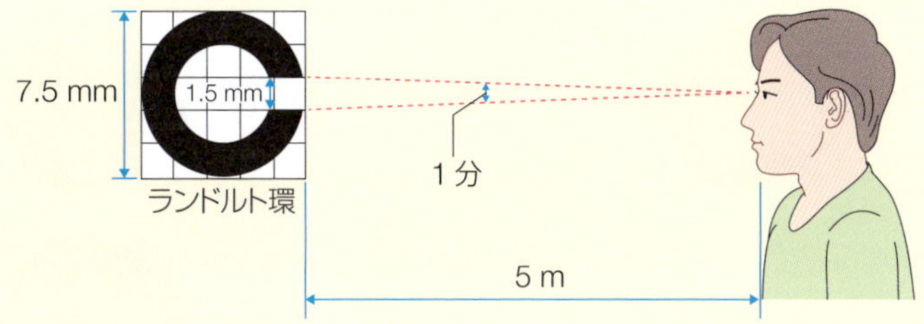

この状態でランドルト環の切れ目が判別できれば，視力は 1.0 となる。

図 1-8　視力

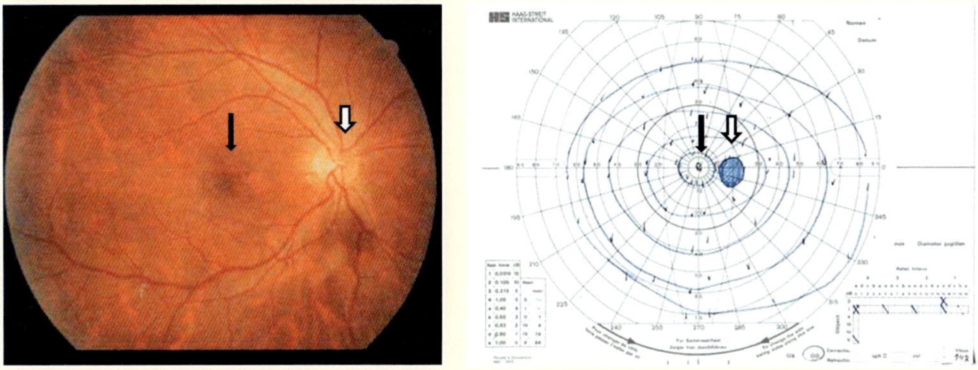

a．正常者の右眼眼底
白矢印：視神経乳頭，黒矢印：黄斑部

b．正常者の右眼視野
白矢印：視神経乳頭に相当（マリオット盲点）

図 1-9　正常眼底像と正常視野

に相当するところは光を感じることができないために暗点として検出され，**マリオット盲点《もうてん》**とよばれる（➡ 図 1-9）。

光覚●　光を感じ，その強さを判別する機能を光覚《こうかく》という。網膜の中で最初に光を感じる視細胞には，明るいところではたらく錐体《すいたい》と，暗いところではたらく杆体《かんたい》という２種類の細胞がある（➡ 5 ページ）。周囲の明るさによってこれらの細胞のはたらきがかわり，錐体がおもにはたらいて明るいところで見やすくなることを**明順応《めいじゅんのう》**，杆体がおもにはたらいて暗いところで見やすくなることを**暗順応《あんじゅんのう》**という。

色覚●　ヒトの感じる光の波長は約 400 nm（紫）〜800 nm（赤）といわれている。色を区別する色覚《しきかく》には，網膜にある錐体が関与している。錐体は，感度の高い波長の違いから，赤錐体・緑錐体・青錐体の３種類に分けられる。暗いところでは錐体はあまりはたらかないので，色の区別は困難となる。

屈折と調節●　眼に入ってきた光は，眼球内で屈折されて網膜上に結像する。屈折に大きく関係するものは角膜と水晶体である。正視眼では遠方からの平行に入って

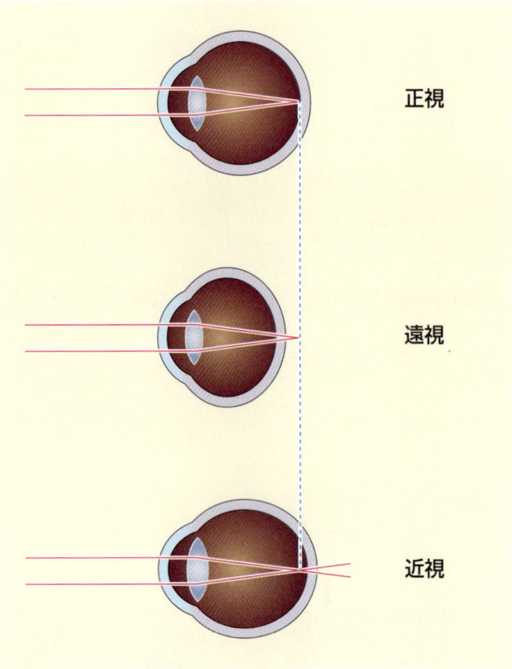

➲ 図 1-10　屈折

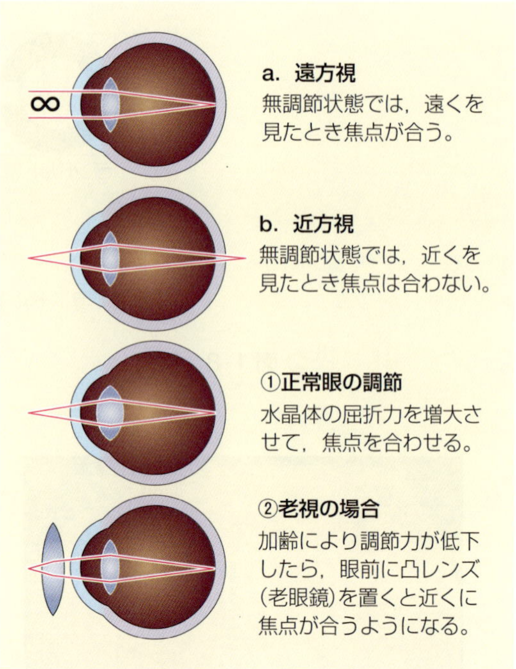

➲ 図 1-11　調節

きた光がちょうど網膜で焦点を結ぶのに対して，近視では網膜の手前で，遠視では網膜の後ろで焦点を結ぶ（➲ 図 1-10）。

毛様体筋のはたらきで水晶体の厚さを変化させ，近くの物を見るときに，水晶体の屈折力を増加させることにより，網膜上に焦点を合わせるようにする機能を**調節**という（➲ 図 1-11）。加齢とともに調節力は低下する。

眼位● 両眼の位置関係を眼位《がんい》という。両眼の視線が一致している状態を**正位**《せいい》といい，そのずれた状態を**斜視**《しゃし》という。

眼球運動● 眼球は眼球の付属器である6つの外眼筋で動く（➲ 8ページ，図 1-7）。眼球運動には，両眼が同じ方向に動く**共同運動**，近くを見るときに両眼が内向きに動く**輻輳**《ふくそう》，近くから遠くに視線を移す際などに両眼が外向きに動く**開散**がある。

瞳孔運動● 瞳孔は暗いところでは大きくなり，明るいところでは小さくなって眼球内に入る光の量を調整している。瞳孔が小さくなるのを**縮瞳**《しゅくどう》，大きくなるのを**散瞳**《さんどう》という。近くの物を見る際には調節・輻輳と同時に縮瞳する。

眼圧● 眼球内の圧力（眼圧《がんあつ》）は，房水の産生と流出のバランスによって決まる。房水は毛様体でつくられ，瞳孔を通って前房に移動する。そして隅角で吸収される（➲ 図 1-12）。眼圧の正常値は10〜20 mmHgとされている。

房水(→)は毛様体で産生され，後房・前房をめぐり，隅角へと流れる。網目構造をもつ線維柱帯からシュレム管に排出され，集合管を経て静脈に還る。房水の産生量はほぼ一定であるため，眼圧を決定する主要因は房水流出抵抗となる。

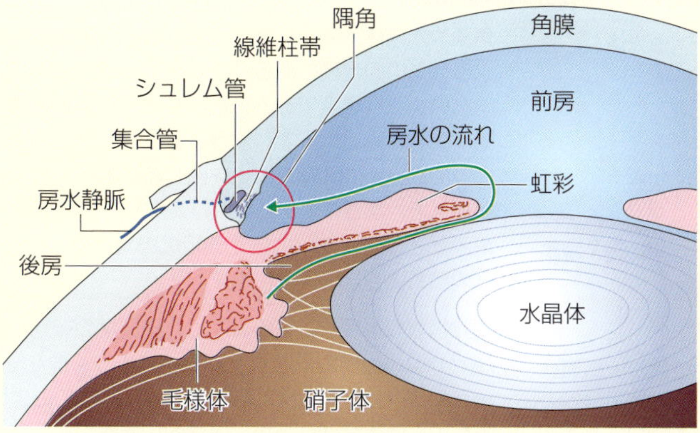

図 1-12　房水循環

B 症状とその病態生理

1 視機能に関する症状

視力障害　視力障害という表現は，基本的には**矯正《きょうせい》視力**(眼鏡で矯正した視力)のわるい場合に用いられ，屈折異常があって眼鏡などで矯正視力が良好となるような場合に使われることは少ない。視力障害の原因を大きく分けると**表 1-1** のようになる。

視野障害　視野自体が狭《せま》くなる**狭窄《きょうさく》**や，部分的に感度の低下する**暗点《あんてん》**などがある。原因となる疾患によってさまざまなパターンがある。視力が良好でも視野狭窄がある場合もある。ただし，同じ視覚系の機能のために関連しているところが多い。

①**眼底の異常**　障害されている網膜の部分に一致して視野の狭窄がおこる。網膜剝離《はくり》ならば網膜の剝離した部位に相当する視野が狭窄する。

②**視神経・視路疾患**　この経路のなかで障害される部位によって視野の障害のされ方が異なる。そのため，視野欠損の様式によって障害されている部位を推定できる。基本的には視交叉《こうさ》の前までは片眼のみの変化であるが，それ以降は片側の病変でも両眼の視野障害が生じる。視交叉以降の障害の場合に両眼ともに半分の視野が欠損する状態になることもあり，**半盲《はんもう》**という。半盲には同名半盲と異名半盲(両耳側半盲・両鼻側半盲)がある(図 1-13)。

色覚異常　先天色覚異常と，網膜や視神経疾患などによっておこる後天色覚異常がある。先天色覚異常は3種の錐体の機能の障害でおこる。最も頻度の高いのは赤緑色覚異常である。後天色覚異常は，通常，網膜疾患では青黄異常，視神経疾患では赤緑異常になるとされている。

表 1-1　視力障害の原因

部位の異常	透光体	角膜や水晶体，硝子体など，本来ならば透明で光を通し，あるいは屈折させて焦点を結ばせるようなものの混濁，あるいは角膜や水晶体の形状の異常など，混濁はなくてもレンズで矯正できないような場合である。この異常だけの場合は少なくとも光を感じる組織は機能しているので，完全に暗くなってしまうことはない。
	眼底	網膜や脈絡膜の異常で，光を感じる組織が障害される。原因は出血や炎症・網膜剥離・遺伝性疾患などさまざまである。
	視神経・視路	網膜からの情報を脳に伝える組織の異常で，炎症や腫瘍による神経の圧迫などが原因となる。緑内障も視神経の異常に含まれる。
	脳	視覚情報を処理する脳の異常で，後頭葉の視覚領の梗塞などが多い。皮質盲《ひしつもう》といわれる。
機能の異常	屈折・調節	屈折や調節機能の異常で，網膜上に正しく像を結ばなくなる。矯正して視力が良好な場合は，一部の例外を除いて病的なものと考えなくてもよい。
	弱視	形態的には異常はないが，機能的に異常のある場合である。屈折の左右差や，強度の屈折異常などの場合におこることが多い。
	その他	ヒステリーなどの精神的な原因による視力障害や，金銭的な問題が関係するような場合に見えないふりをする詐盲《さもう》などがある。

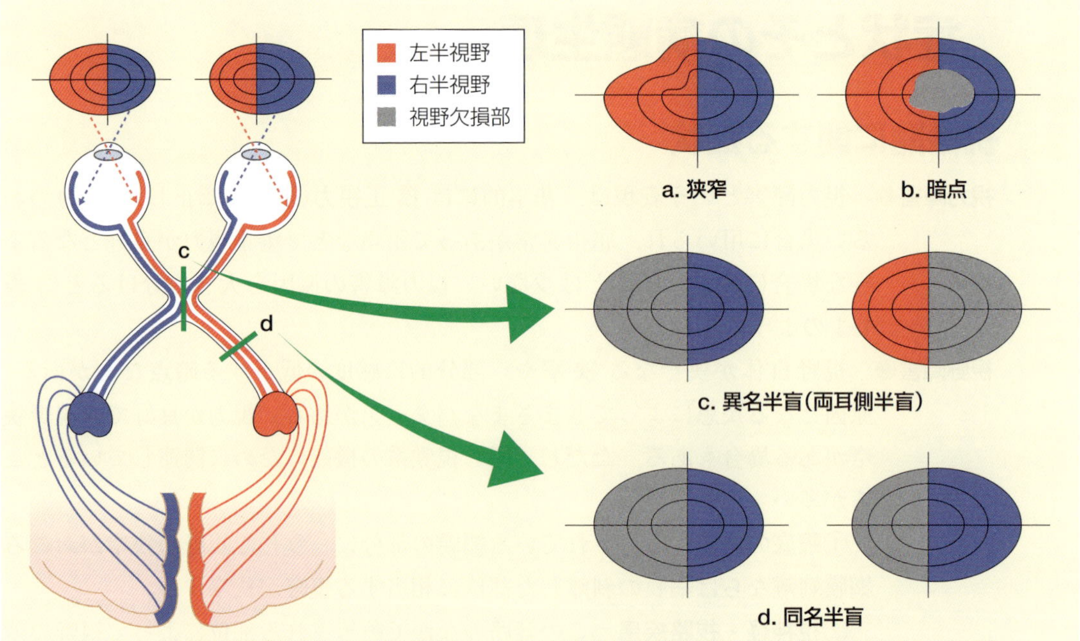

異名半盲(両耳側半盲)は視交叉部の病変によって，同名半盲は視交叉よりも上位の視路障害でおこる。

図 1-13　視野障害のタイプ

夜盲● 暗いところで見えないことを夜盲《やもう》という。暗いところではたらく網膜の杆体の異常でおこる。また，暗いところに順応すること(暗順応)に時間が通常の人の数倍かかるような疾患もある。

羞明● 明るいところになるとまぶしくなって見えにくくなることを羞明《しゅうめい》といい，昼盲《ちゅうもう》ともいう。代表的なものは角膜や水晶体などの混濁《こんだく》で光が散乱してしまったり，明るいところで縮瞳《しゅくどう》することによって，光の入る経路がちょうど混濁の部位になってしまうような場合，あるいは薬剤や病気のために縮瞳しないような場合である。そのほか，ぶどう膜炎や網膜の視細胞の異常によってもおこる。

変視症　物がゆがんで見えることや，小さく見えること（小視症），あるいは大きく見えること（大視症）などを総称して変視症という。多くは網膜の中心の黄斑部の異常によって生じる。網膜に異常があっても黄斑部まで変化が及んでいなければ，症状があっても軽度である。

飛蚊症　飛蚊症《ひぶんしょう》は，視野のなかに蚊《か》のようなものが飛んで見える症状で，硝子体の混濁がおもな原因である。網膜剝離など，さまざまな疾患の初発症状として出現することがあり，臨床的には重要な症状である。

光視症　光視症は，視野のなかに光を感じる症状で，硝子体が網膜を牽引《けんいん》するなどの物理的な刺激による場合，あるいはある種の網膜疾患でもこの症状を訴えることがある。

複視　1つのものが2つに見えることを複視《ふくし》といい，片眼で複視のあるような**単眼複視**と，片眼ずつでは1つに見えるのに両眼で見ると2つに見える**両眼複視**がある。単眼複視は強い乱視や白内障などでおこるが，両眼複視の場合は左右眼の視軸のずれのために生じる。眼球運動障害などの際におこる。

眼球運動障害　外眼筋の麻痺《まひ》や，外眼筋の支配神経の麻痺，あるいは腫瘍《しゅよう》による圧迫などで，眼球の動きに障害のあることである。

眼精疲労　眼を使うような作業で，通常以上に疲れやすい状態を眼精疲労《がんせいひろう》という。頭痛・眼痛・肩こりなどの症状を伴うことが多い。遠視や老視なのに無理に近くを見る作業をするような場合や，もともと斜視がある場合，あるいは合っていない眼鏡を使った場合など原因はさまざまである。また，緑内障やドライアイなどの疾患の一症状として出現することもある。

2　視機能に関係しない症状

眼痛　角膜や結膜，眼瞼などの**表面痛**と，緑内障や眼内の炎症などの際の毛様体の痛みである**深部痛**がある。とくに角膜は最も知覚の鋭敏な組織ともいわれており，痛みはかなり激しいものである。表面痛は局所麻酔薬の点眼で容易におさまることが多いので，鑑別に役だつこともある。

充血　いわゆる白目が充血《じゅうけつ》して赤く見えることであり，**結膜充血**と，**毛様充血**とに分けられる（➡図1-14）。結膜充血は表層の充血で，毛様充血は毛様体の炎症などの際に生じる深部の充血である。

結膜下出血　白目がまさに血を流したような色になっている状態で，見かけは派手だが病的意義はほとんどない（➡図1-15）。

眼脂　眼脂《がんし》は俗《ぞく》に「めやに」といわれるもので，結膜や角膜の炎症で増加する。

流涙　涙があふれるように流れ落ちる症状をいう。涙は涙腺でつくられ，涙小管から涙嚢《るいのう》，鼻涙《びるい》管を経て鼻腔の下鼻道に流れている（➡7ページ，図1-6）。流

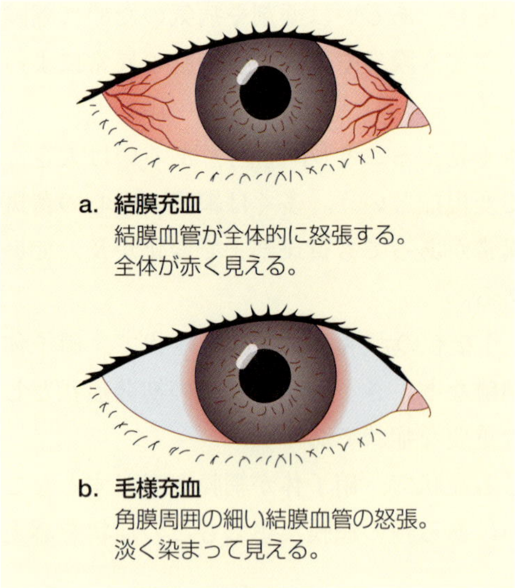
a. 結膜充血
結膜血管が全体的に怒張する。
全体が赤く見える。
b. 毛様充血
角膜周囲の細い結膜血管の怒張。
淡く染まって見える。

図 1-14　充血の種類

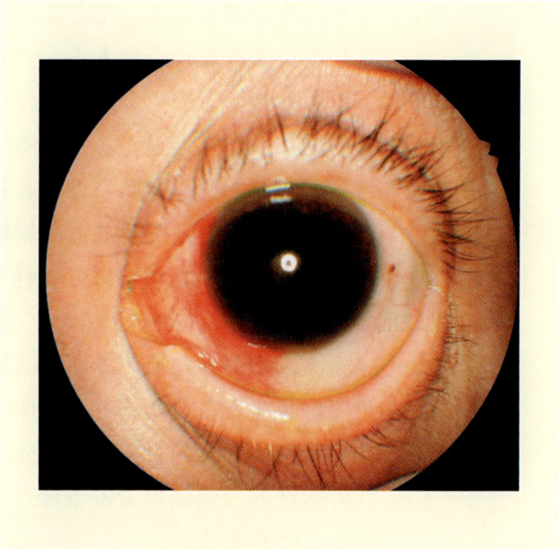

図 1-15　結膜下出血

涙の原因としては排出経路のどこかでの通過障害や，涙腺における涙液の分泌過多の場合がある。また，角膜への刺激などで反応性に涙液の分泌が多くなることがあり，たとえば涙液分泌不全の症例で乾燥角膜炎で角膜表面に傷がつき，本人の訴えとしては流涙が主訴となっていることもある。

瘙痒感● 目がかゆいことである。おもに春季カタルやアレルギー性結膜炎など，アレルギー性疾患のときに出現する。

異物感● いわゆる「目がゴロゴロする」というような症状である。実際に異物や睫毛《しょうもう》が入っている場合もあり，角膜に傷がある場合もある。

眼球突出● 文字どおり眼球が突出する症状で，眼窩《がんか》内の腫瘍により後ろから押されての突出や，甲状腺機能亢進症(バセドウ病)などが原因となる。強度近視で眼軸が長く突出している場合もある。また眼瞼《がんけん》後退で見かけ上は突出して見えることもある。

眼球陥凹● 眼球が眼窩内に落ち込んでしまうことを眼球陥凹《かんおう》という。外傷による眼窩吹き抜け骨折などの際に，眼窩内の脂肪や筋肉が鼻腔に落ち込んで，眼窩内の体積が減少することによっておこる。

C おもな検査

1 診査・検査の順序

効率よく安全に，かつ必要最低限の検査で正しく診断をし，適切な治療を行うためには，検査の順番を考える必要がある。とくに注意が必要なのは，治療に急を要する場合や，流行性角結膜炎などの院内感染をおこしやすい症例の場合，全身状態がわるい場合，あるいは小児や乳児などで長時間待っていられない場合などである。このような場合には状況に応じての判断が必要となり，どのようにあるいはどのような順番で検査を進めていくかは，重要なポイントである。

1 問診・視診

初診患者では，まず問診・視診を行う。前述したような，感染性のある疾患や治療に急を要する疾患をこの時点で見つける，あるいは疑う必要があり，非常に大切なステップである。

問診では，①どのような症状が，②いつから出現したか，また③その後の変化などを確認する。これらは今後の治療方針を考えるにあたって非常に重要な要素であり，この時点で感染性の疾患などが疑われるときには他の患者との接触を避けるようにするなどの処置をとる手がかりとなる。

視診では，肉眼で患者を観察することにより，疾患やその原因の大まかな見当をつける。場合によっては，それ以降の必要な検査の順番を考えたり，あるいは急を要するような場合には検査を受ける患者の順番の変更などを考える。眼疾患自体は生命に直接関係する機会は少ないが，待ち時間が視力予後に関係する場合もある。視診は問診とともに道具を用いず，すぐに実施できる簡単な診察技術ではあるが，怠ってはいけないものである。

2 屈折検査・視力検査

乳幼児など，検査のできない一部の症例を除き，基本的には初診の際に屈折検査・視力検査が行われる。検査は明室で行われるが，視力測定のためには，ある程度広いスペースが必要である。

問診などよりも先に検査が行われることもあり，同時に非接触型眼圧計を用いて眼圧も測定する場合がある。緊急性のある疾患や感染性の強い疾患に関しては，検査を実施した医療者がこの時点で見つけることもある。

3 細隙灯検査・眼圧検査・眼底検査

これらの検査は暗室になる診察室で行われる。通常，視力検査と並んで，すべての検査が実施される。

その他の検査　ここまでは必要最低限の検査であるが，これ以降は，主訴や，ここまでの検査結果を参考に，必要に応じて検査を行う。

(1) 通常，眼科で行われる検査：視野検査，色覚検査，眼底写真，超音波検査，電気生理学的検査，眼位・眼球運動検査，両眼視機能検査

(2) 眼科以外の場所で行われる検査：画像検査(単純X線撮影，X線CT，MRIなど)，血液検査・尿検査(糖尿病などの全身疾患との関連が考えられる場合に行われる)

2 視機能検査

1 視力検査

眼科の最も基本的な検査で，患者が最も結果を気にする検査である。視力とは基本的には異なる2つの点を2つの点として認識できる能力で，2つの点と眼球とのなす角度を基準としている。その角度が1分のときには視力は1.0である。

通常，わが国では5m離れた位置の視力表を用いて遠見視力としている(➡図1-16)。近いほうは30cmを近見視力としている。視力表の視標はランドルト環《かん》(➡9ページ，図1-8)が用いられる。

一般的な視力表では最もわるい視力が0.1となっていることが多いが，これでも見えない場合は視力表との距離を50cmずつ短くして測定する。たとえば4mの位置で0.1が見えたとすると4/5×0.1で0.08となる。50cmの位置でも0.1が見えない場合は，指を出してその数が数えられるかどうかで判断する。たとえば30cmで数えられたとすると**指数弁**《しすうべん》30cmとなる。それ以下の場合は手の動くのがわかる**手動弁**《しゅどう》，光がわかる**光覚弁**《こうかく》であらわし，光がわからないときは光覚なし，つまり視力は0となる。

まず最初は眼鏡などを使用しない視力(裸眼《らがん》視力)を片眼ずつ測定する。その次に持参の眼鏡や，矯正《きょうせい》レンズを用いて，最もよい視力(矯正視力)の測定を行う。

成人の場合は通常の視力表でよいが，小児の場合には，気が散りやすいなどの理由でランドルト環を1つずつ示し，また方向を答えさせるのではなく，手に持たせたランドルト環の模型を同じ方向に合わせるようにして，視力を測定したほうが，より正確に視力の測定ができる(➡図1-17)。

視力の記載方法は，まず裸眼視力を書き，その後ろにかっこをつけて矯正視力と矯正レンズなどの記載を行う。

2 屈折検査

屈折検査には自覚的屈折検査と他覚的屈折検査とがある。自覚的屈折検査は，最もよい視力が出たときの屈折の度数を求めることで，この度数のことを**自覚的屈折度数**という。他覚的屈折検査には検影器と板付きレンズなどで行う検影法や，レフラクトメータを使っての測定がある。レフラクトメータには自動で計測するオートレフラクトメータというものもあり，現在はこれが最も普及している(➡図1-18)。

屈折の度数は①球面レンズの度数と，②乱視の度数，③乱視の軸であらわされる。①は近視か遠視かに関してで，近視の場合は凹レンズが入りマイナスで示す。②もプラスとマイナスがある。

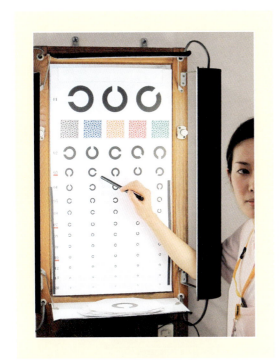

図1-16　視力表による視力検査

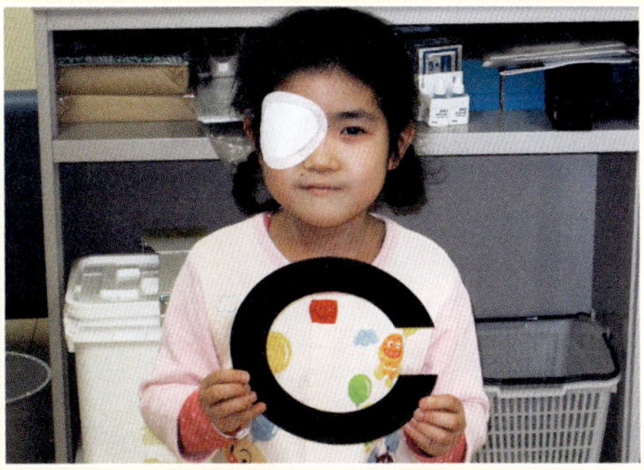

図1-17　小児の視力検査

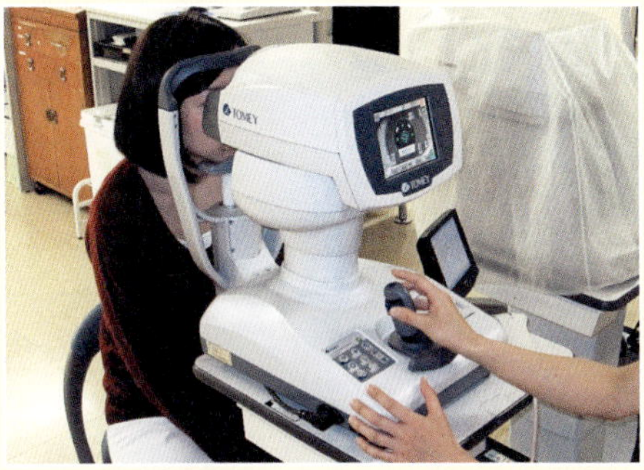

図1-18　オートレフラクトメータによる屈折検査

小児の場合などでは，必要に応じてアトロピンなどの調節麻痺薬を用いて屈折検査を行うこともある(➡64ページ)。

眼球の組織で最も屈折に関係しているのは角膜である。角膜の屈折の度合いは角膜曲率半径で示される。角膜曲率半径の測定はケラトメータで行う。現在は自動で角膜曲率半径を測定できるオートケラトメータがオートレフラクトメータと同じ機器に搭載されており，これを用いることが多い。

患者の持参した眼鏡のレンズの度数はレンズメータで測定する。これも自動で測定できる機械がある。

3 視野検査

視野検査は一定のところを固視した状態で，どの範囲まで見えるかという検査であり，片眼ずつ測定する。

最も単純な方法は対座法といって，患者と向き合って座って視野の広さを比較する。眼科以外の診療科や測定機器のない場合に用いられることが多い。

眼科では視標を動かして見える範囲を測定する**動的量的視野検査**と，視標は動かさずに明るさをかえてその部位の感度を測定する**静的量的視野検査**が

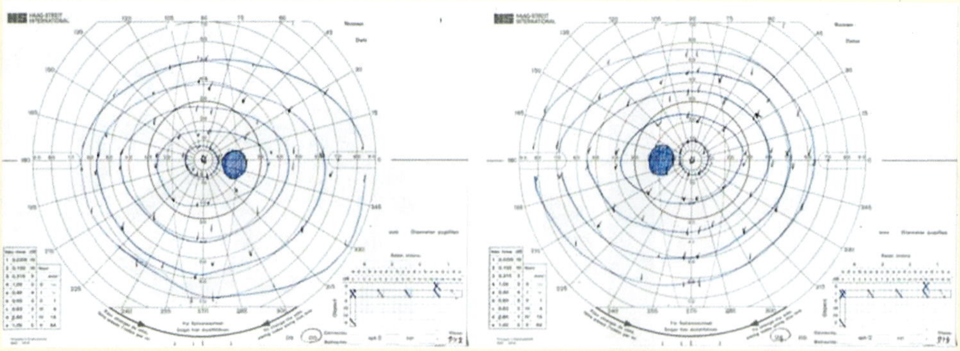

➲ 図 1-19　ゴールドマン視野計による正常者の視野

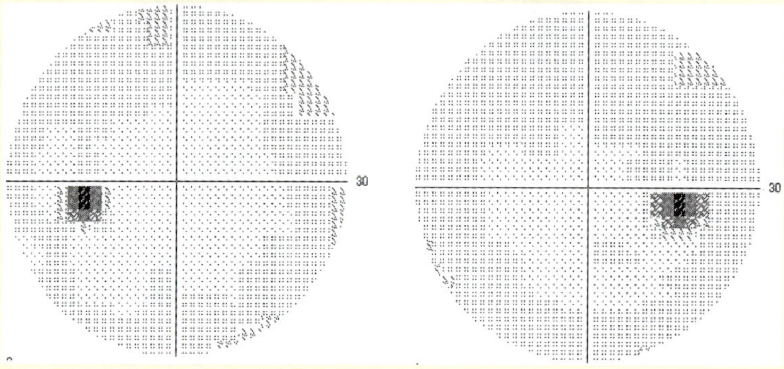

➲ 図 1-20　ハンフリー視野計による正常者の視野

行われる。前者ではゴールドマン視野計(➲ 図 1-19)，後者では自動視野計のハンフリー視野計(➲ 図 1-20)が最も多く用いられている。

周辺部まで含めた全体の視野の検査に関してはゴールドマン視野計が適しており，中心部の視野をその感度なども含めて細かく検査してその経過を見る緑内障などの場合には，ハンフリー視野計が適している。

小児・高齢者，あるいは固視の不安定な人においては，たとえ緑内障であっても自動視野計での測定は困難で，ゴールドマン視野計を用いる。身体障害者の診断書に関しても，基本的にはゴールドマン視野計の結果を記載するようになっている。

4 色覚検査

色覚検査の方法として代表的なものは，赤緑色覚異常の際の赤と緑のように判別しにくい色の組み合わせを使って，文字や図形が示してある仮性同色表を用いた検査である。正常者では読めるのに色覚異常者では読めない表や，逆に正常者では読めないが色覚異常者では読める表もある。

代表的な仮性同色表は，石原式色覚検査表(➲ 図 1-21)，SPP 標準色覚検査

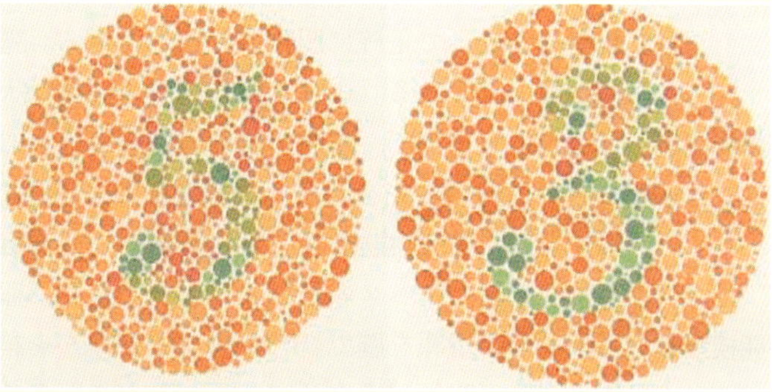

注：この図はオリジナルとは検査表の大きさ，色が異なりますので検査には不適当です。

（公益財団法人一新会から転載許可を得て掲載）

図 1-21　石原式色覚検査表

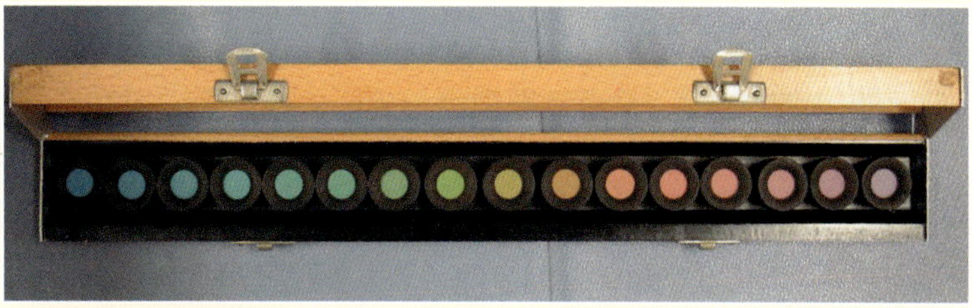

図 1-22　色相配列検査(パネル D-15)

表などである。SPPは先天異常用のSPPⅠと後天異常用のSPPⅡがある。これらで異常の種類と程度の判定を行う。

また，近い色を順番に並べて異常を検出する色相配列検査もあり，代表的なものはパネル D-15(図 1-22)である。

これら2つの検査以外に，先天色覚異常の精密な検査(いわゆる色盲と色弱との鑑別など)にはアノマロスコープが用いられる。

5 その他の視機能検査

光覚検査　暗順応を検査するもので，暗室で明るい光を見せて明順応したあとに，暗い状態にして，時間経過とともにどの程度暗い光が見えるかの検査を行う。

調節検査　遠見視力を測定したレンズを用いて，近点計で近点を測定することにより，調節力を測定する。また特殊な機械を使わずとも，遠見視力表で矯正視力を出したあとに，凹レンズを負荷して，視標のぼやける度数を測定することでも調節力の測定は可能である。調節力は年齢とともに衰える。

眼位検査　両眼に光をあてて，角膜の反射の位置で眼の位置を判断する。両眼ともにほぼ同じ位置に反射が見られるときは眼位は異常がない(正位)。また両眼で目標を見た状態で片眼を遮閉して，その後，遮閉を外したときの眼球の動きを観察することで正確に眼位の評価ができる。遮閉を外した際に眼球が動かなければ正位である。より正確に検査するには大型弱視鏡で検査を行う。

眼球運動検査● 眼球の正面・上下・左右・斜め方向の9方向の動きを見る。また，視標を近づけて輻輳《ふくそう》の検査を行う。眼球運動障害があると自覚的には1つの物が2つに見えてしまう（複視）。これを利用して，赤と緑のレンズが左右に入っている眼鏡を用いたヘス赤緑試験により，左右の眼球運動の差を評価できる。

両眼視機能検査● 両眼からの情報を脳で統合できるかどうかを検査する。物を立体的に見る立体視は，両眼視が成立していることが必要条件となる。両眼視機能は，大型弱視鏡やステレオテストなどで検査を行う。

3 視機能以外の検査

1 細隙灯顕微鏡検査《さいげきとうけんびきょうけんさ》

細い筋《すじ》状の光で眼の各部を照らし，それを顕微鏡《けんびきょう》で立体的に観察する（➲図1-23）。検者は顕微鏡を両眼でのぞき，観察倍率や光の強さ・方向，光が通過するすきまの幅を変化させながら観察する（➲45ページ，図2-13）。

検査できる範囲は前眼部・中間透光体はもちろん，前置レンズを使って，眼底の検査や，隅角の検査も可能である。また光の色もさまざまに変更することができ，角膜を蛍光染色したもの（➲37ページ，図2-5）の観察も可能である。

圧平式眼圧計を装着することにより，眼圧の測定も可能である（➲図1-24）。

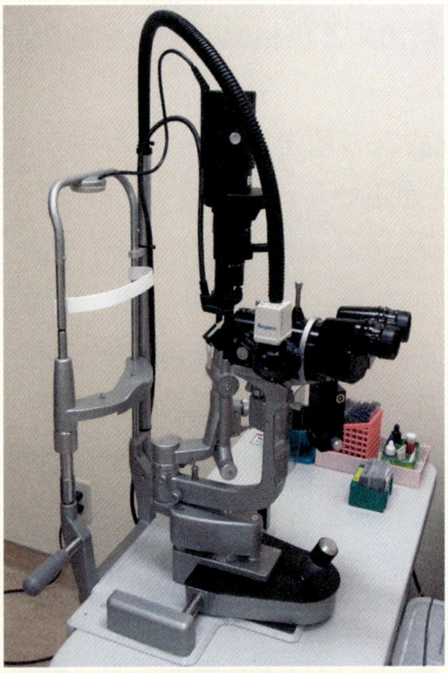

➲図1-23　細隙灯顕微鏡

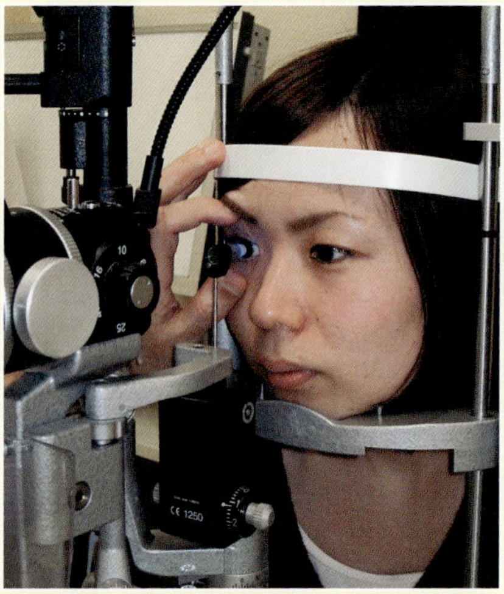

細隙灯顕微鏡につけた圧平式の眼圧計で眼圧測定を行う。

➲図1-24　細隙灯顕微鏡による眼圧測定

❷ 眼圧検査

眼圧はタイヤの空気圧などと同様に眼球のかたさを示している。眼球内でつくられる房水の産生量と吸収量の割合で決まり，緑内障の診断や経過観察に重要な検査である。ただし，眼球内圧を直接測定することはできないので，眼球の外から測定する。その測定方法は接触式と，非接触式がある。

接触式眼圧計 接触式は圧平式と圧入式とに分かれ，ともに角膜の表面麻酔下で測定する。圧平式は，細隙灯顕微鏡に取りつけるゴールドマン型圧平式眼圧計が最も一般的である(➡図 1-24)。通常は座った状態で眼圧の測定を行うが，専用の機器を用いることで，寝たきりの患者も眼圧測定ができる。圧入式眼圧測定はシェッツ圧入式眼圧計を用いる。この測定は仰臥位で行うが，手間と正確性の問題からあまり用いられていない。

非接触式眼圧計 圧搾空気による角膜の形状の変化をもとに測定する。その簡便さから普及している。データにばらつきは多いが，感染予防などの面ですぐれている。

留意点 眼圧測定すべてにいえることだが，測定される側が強く眼をつぶろうとしたり，あるいは測定する側が開瞼しようとする際に眼球を圧迫したりすることで，容易に眼圧の値がかわってしまうので注意が必要である。

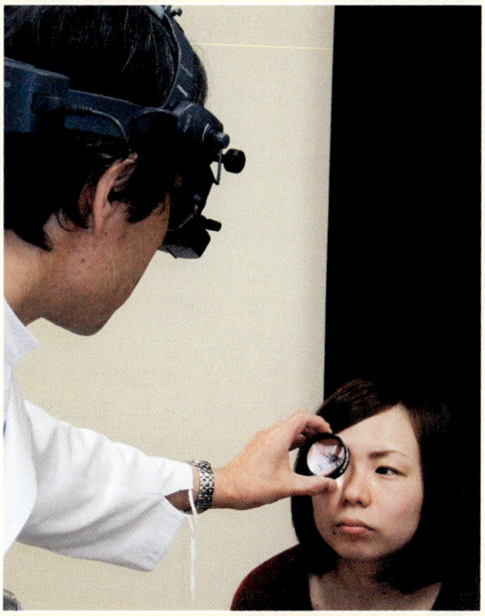

➡図 1-25　双眼倒像鏡検査

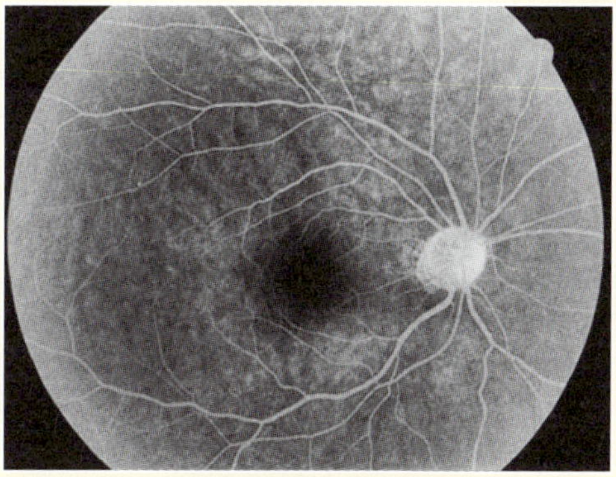

➡図 1-26　正常者の蛍光眼底造影写真

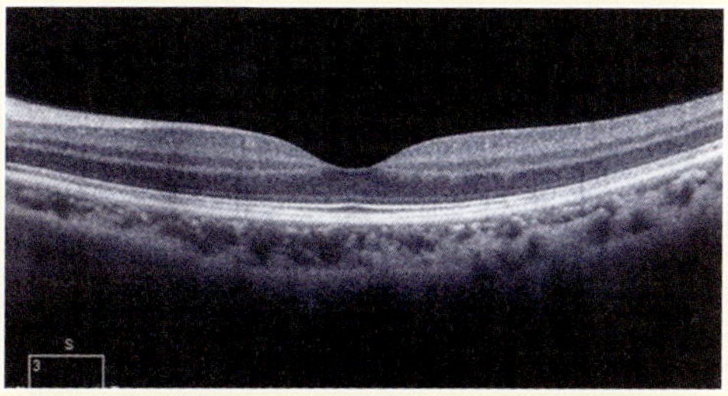

➡図 1-27　OCT による正常者の黄斑部

3 眼底検査

網膜・脈絡膜・視神経乳頭を観察する検査である。観察法はいくつかあるが，詳しく観察するためには散瞳薬の点眼による散瞳が必要である。大きく分けて直像鏡，倒像鏡，細隙灯顕微鏡を使った観察となる。

直像鏡検査は倍率は高いが見える範囲が狭い。倒像鏡検査は，眼前に置いたレンズと光源で眼底の観察を行う。眼底の上下左右が逆に見えるが，視野は広い。単眼と双眼で立体的に観察できる機器がある(➡21 ページ，**図 1-25**)。観察には比較的技術を要する。

➡ 表 1-2　その他の眼科検査

検査名	検査の概要
眼底写真	眼底を，通常，散瞳した状態で撮影する。赤外光を用いることで縮瞳させずにカメラのピントを合わせ，ストロボをたいて眼底を撮影する無散瞳眼底カメラは，健康診断などによく用いられる。また，眼底カメラに特殊なフィルターを用いて，蛍光物質を注射して網膜血管からの色素のもれや閉塞状況，あるいは新生血管などの発生の状況を観察する**蛍光眼底造影検査**も，網膜・脈絡膜疾患などの診断に用いられる(➡21 ページ，**図 1-26**)。
角膜形状検査	角膜形状解析装置で検査を行う。角膜曲率半径と異なり，解析する角膜の範囲が広い。円錐角膜や，角膜表面の異常による不正乱視，あるいはコンタクトレンズのフィッティング検査などに用いられる。
角膜内皮検査	スペキュラーマイクロスコープを用いて検査を行う。角膜内皮細胞は増殖能のない細胞なので，いったん数が減少してしまうと増えることはない。通常，内眼手術で障害を受けることが多く，手術前・後での測定が行われる。
涙液検査	涙液の検査には，分泌量と性状の検査がある。分泌量検査は，検査紙などを下眼瞼にはさみ，一定時間後にぬれた距離を測定する。検査法として，シルマー法(専用の検査用紙を用い，通常 5 分間測定)と，綿糸法(綿糸を用い，通常 15 秒間測定)がある。性状検査としては，涙液層破壊時間の測定が行われる(正常は 10 秒以上)。
超音波検査	撮像方法に A モードと B モードがある。A モードでは白内障手術の眼内レンズの度数決定のために，眼軸長の測定を行う。B モードは白内障や硝子体出血などで眼底が見えないときに，網膜剝離の有無など，眼底の状況を把握するために行われる。周波数の高い超音波を用いて，前眼部を中心にすぐれた解像度での検査が可能な機器もある。
網膜電図(ERG)	光刺激に対する網膜の反応を電位であらわす。通常はコンタクトレンズ電極を用いて網膜の全般からの反応測定を行うが，網膜の局所からの反応を測定する機器もある。網膜の機能的な評価が目的で，白内障により眼底の見えない場合や，手術前，また網膜色素変性症などの検査として有用である。
視覚誘発電位(VEP)	視覚刺激に対する脳波の変化をみる。反応自体は非常に振幅が小さいため，加算平均を行わなければ評価できない。視神経疾患で反応が低下する。詐病や心因性視力障害などの診断にも有用である。
眼電位図(EOG)	網膜色素上皮の機能や，眼球運動の検査である。眼瞼や内外眼角部に電極を置き，眼球運動に伴う電位変化を記録する。
光干渉断層計(OCT)	光干渉作用を利用して，網膜や前眼部の断面像を得る。近年急速に普及しており，測定時間もかなり短くなってきている。この像を何枚かを重ねることにより 3 次元的な網膜の像の合成が可能である(➡21 ページ，**図 1-27**)。
放射線検査	単純 X 線撮影，X 線 CT，また放射線は用いないが MRI などの検査がある。眼球自体よりも眼球の周囲を検査する意味合いが強い。眼球に関しては，眼底所見や超音波検査などのほうが解像度が高い。また眼科的疾患の原因検索として，そのほかの臓器の撮像も行われる。

4 その他の検査

このほか，目的とする部位や機能に応じて➲ 表 1-2 に示す検査が行われる。

D おもな治療法

1 眼鏡・コンタクトレンズ処方

近視・遠視・乱視などの屈折異常の症例に対して，眼鏡やコンタクトレンズの処方や，老視などの調節力の落ちた症例への近用眼鏡の処方を行う。また，屈折矯正だけでなく，内眼手術後の眼球の保護を目的とする保護眼鏡，角膜保護目的のソフトコンタクトレンズ処方もある。網膜色素変性症などの疾患では，色のついたレンズのほうが見やすくなるため，遮光眼鏡を処方する。文字を拡大して見ることのできる弱視眼鏡の処方などもある。

2 視能訓練

強度の屈折異常や弱視眼に対しての眼鏡処方と健眼遮蔽《しゃへい》，斜視などの両眼視のできない症例に対する大型弱視鏡を用いた訓練などが行われる。

3 薬物治療

局所投与●　①**点眼**　おもに眼表面や前眼部の疾患の治療に用いられる。点眼は通常，上方を向いた状態で結膜嚢に薬剤を滴下する。薬剤の一部は涙とともに鼻涙管を通って鼻腔に入り，吸収されて副作用が出現することがある。鼻粘膜での吸収を少なくするために，点眼後すぐに内眼角を圧迫する。もうひとつ注意が必要なのは，薬剤自体の汚染を防ぐために，点眼するときに睫毛や眼瞼などが容器に触れないようにすることである。

眼軟膏も基本的には点眼と同様であるが，眼表面での滞留時間が長いため，効果も長続きする。ただし，眼表面が不整になるため，見えにくい時間も長い(➲ 表 1-3)。

②**結膜下注射**　副腎皮質ステロイド薬や抗菌薬など，おもに前眼部の炎症や感染に対して行う。

③**テノン嚢下注射**　結膜下注射よりも少し奥の深い位置に注射する。鋭針で注射することも鈍針で注射することもある。結膜下注射よりも眼球の奥のほうに作用するため，脈絡膜の病変や網膜病変にも使われることがある。おもに副腎皮質ステロイド薬と手術に際しての麻酔薬に用いる。

④**球後注射**　手術に際して，局所麻酔薬を眼球の真後ろに相当する位置に注射する。

表 1-3　おもな点眼薬

	商品名	用途
抗炎症薬		
抗アレルギー薬	インタール，ザジテン，リザベン，パタノール	アレルギー性結膜炎，花粉症
非ステロイド薬	ジクロード，ブロナック	炎症抑制（とくに白内障術前後）
ステロイド薬	リンデロン，フルメトロン，デカドロン	強い炎症抑制（術前後，前部ぶどう膜炎）
抗感染薬		
抗菌薬	クラビット，ベストロン	細菌感染の治療・予防
抗ウイルス薬	ゾビラックス	角膜ヘルペスウイルス感染の治療
抗真菌薬	ピマリシン	角膜真菌症の治療
散瞳薬	ミドリンM，日点アトロピン，サイプレジン	検査・治療のための散瞳
縮瞳薬	サンピロ，アドソルボカルピン	緑内障治療（縮瞳による眼圧下降）
眼圧下降薬		緑内障治療
β遮断薬	チモプトール，ミケラン，ベトプティック	
交感神経刺激薬	ピバレフリン	
プロスタグランジン	キサラタン，レスキュラ，ルミガン，タプロス	
炭酸脱水酵素阻害薬	トルソプト，エイゾプト	
表面麻酔薬	ベノキシール，キシロカイン点眼液4%	検査・処置・治療のための麻酔
角膜治療薬	ヒアレイン，フラビタン	角膜保護，角膜疾患の治療

⑤**硝子体注射**　眼内の硝子体の中に直接薬剤を注射する。注射する位置は，毛様体扁平部で角膜の辺縁から3〜4 mmの位置で，細い鋭針を使う。注射できる量は0.1 mL程度である。現在，加齢黄斑変性や糖尿病網膜症の黄斑浮腫などに対する抗血管内皮増殖因子薬や，眼内炎に対する抗菌薬，副腎皮質ステロイド薬などの注射が行われている。

全身投与●　眼科で薬物が全身投与されるのは，全身的な疾患が眼症状の原因になっている場合や，網膜疾患のように，点眼では薬物が十分に病巣に届かない場合などである。例外的に眼圧を下げるための治療で，全身投与が行われることがある。

①**内服**　抗菌薬・副腎皮質ステロイド薬・炭酸脱水酵素阻害薬・抗凝固薬・鎮痛薬などが処方される。

②**注射**　おもに点滴で，抗菌薬・副腎皮質ステロイド薬・炭酸脱水酵素阻害薬・高張浸透圧薬などが投与される。

4 眼科での麻酔

眼科の手術や処置・検査は通常，局所麻酔で行う。局所麻酔には，点眼麻酔・球後麻酔・瞬目麻酔・テノン囊下麻酔・浸潤麻酔などがある。小児の場合や協力の得られないような症例，あるいは時間のかかる手術，疼痛の強い手術に関しては全身麻酔で行う。小児の場合は，検査のために全身麻酔が必要な場合もある。

5 小手術・処置

外来や処置室など，手術室以外で行われる小手術や処置について述べる。

1 洗眼

手術や処置の前に，眼球あるいは術野の清潔・滅菌を目的で行う場合と，眼にアルカリ・酸などの有害物質が入ったときに，それを洗い流す目的の場合がある。手術や処置の前はクロルヘキシジン（ヒビテン®）アルコール液やポビドンヨードを用いる。眼周囲は比較的高濃度でもかまわないが，眼球自体を洗浄する際は，粘膜への傷害などを考えて低濃度のものとする。アルカリなどを洗い流す場合は，基本的には生理食塩水で洗い流すのが無難である。

2 睫毛抜去

睫毛の抜去は，細隙灯顕微鏡で観察しながら行うことが多い。先が細い毛抜き（睫毛鑷子《せっし》）を用いて処置をする。

3 点眼・眼軟膏・眼帯

点眼は治療とは別に，手術や検査前後の処置としても行われる。代表的な薬剤は，局所麻酔薬・散瞳薬・縮瞳薬などである。軟膏は手術後や眼瞼の疾患に用いられる。眼帯は手術後，あるいは角膜疾患などで，瞬目（まばたき）や眼球運動をなるべく控えたいときに用いる。

4 切開・縫合

麦粒腫《ばくりゅう》や霰粒腫《さんりゅう》では切開を行う場合がある。その際，眼球の保護のために角板を用いたり，出血を抑制するために挟瞼器を用いる（➲図 1-28）。

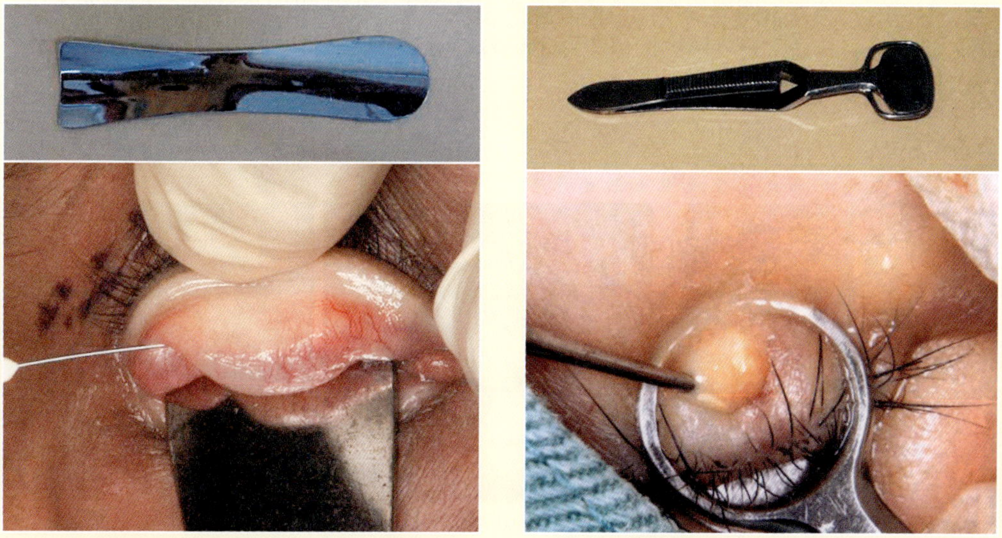

a. 角板（上）とそれを用いた眼瞼の翻転　b. 挟瞼器（上）とそれを用いた眼瞼の切開

➲ 図 1-28　眼瞼の処置と器具

5 涙嚢洗浄・涙管ブジー

涙が鼻腔に流れているかどうかの検査および治療である。通常，鈍針を涙点に挿入して，そこから生理食塩水を流す。涙嚢炎のあるときは通過せずに膿が逆流してくる。鼻涙管の閉塞や狭窄による通過障害のある場合には，涙管ブジーを涙点から鼻腔まで挿入することもある。また，先天性鼻涙管閉塞のように乳児で治療の必要な場合もある。

6 異物除去

眼科の救急外来では，眼に異物が入った症例がかなりの割合を占める。外来で処置するのは異物が表面にとどまっており，眼内まで達していないもので，点眼麻酔下で異物針や注射針を用いて異物を除去する。

6 レーザー手術

通常は手術後の安静は不要である。点眼麻酔だけで行うことが多い。

1 アルゴンレーザー，ダイレーザーなど

可視光の波長のレーザーによる組織の凝固(光凝固)がおもな作用であり，最も一般的に行われるレーザー治療である。糖尿病網膜症・網膜静脈閉塞症・網膜剝離・網膜裂孔などに対して，網膜を凝固することにより網膜の接着を強めたり，網膜の間引きをして新生血管の発生を抑えたりする。また緑内障に関しては，虹彩切開術(➡ 図 1-29-a)や線維柱帯形成術，隅角形成術などを行う。虹彩切開術の際は YAG レーザーと併用することも多い。

2 YAG レーザー

非常に短い時間にエネルギーを集中させて発振するために，局所で組織の爆発のようなことが生じて，透明な組織でも穿孔することができる。通常は後発白内障の際，水晶体後囊を切開するのに用いられる(➡ 図 1-29-b)。そのほか，緑内障の治療でも用いられることがある。

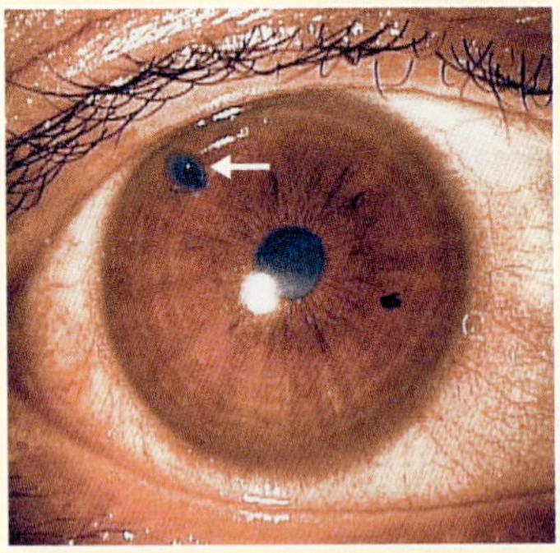

a. レーザーによる虹彩切開(矢印)

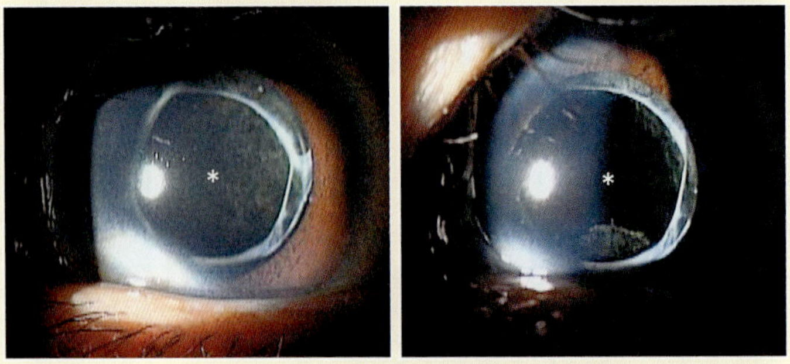

切開前　切開後

b. YAG レーザーによる水晶体後囊の切開

➡ 図 1-29　レーザー手術

3 エキシマレーザー

可視光よりも波長の短いレーザーで，組織の蒸散の作用がある。角膜の混濁を取り除いたり，角膜組織を蒸散・形成して屈折を変化させる屈折矯正手術(レーシックなど)に用いられている。

4 経瞳孔温熱療法・光線力学療法

加齢黄斑変性症の治療法の1つで，新生血管を消退させるために行われる。

7 観血的手術

ここでは手術室で行うような手術について述べる。眼球自体が小さい器官であり，縫合糸は細く，針も小さいため，顕微鏡下で行う手術が多い。

1 外眼手術

外眼手術は，眼球内に入らない手術である。次の種類がある。

①**眼瞼手術**　眼瞼下垂手術や内反症手術，外反症手術，眼瞼腫瘍手術などがある。眼球自体は直接操作しないが，操作の際に傷つけないように，角板などを用いて眼球の保護に注意をはらう(➡25ページ，図1-28)。

②**斜視手術**　眼球を動かす外眼筋の付着部の位置をずらしたり，短縮したりすることによって眼球の向く方向をかえる。基本的に眼内への操作はない。

③**涙道手術**　鼻涙管閉塞・涙小管閉塞・涙小管断裂などの手術である。涙道内視鏡を用いる手術もある。

④**眼窩手術**　眼窩腫瘍や眼窩底骨折などに対する手術である。

⑤**結膜手術**　結膜腫瘍や翼状片，結膜癒着などに対する手術である。

⑥**角膜手術**　代表的なものは角膜移植術である(➡図1-30)。全層の移植から部分的な移植まで，さまざまなかたちで行われている。屈折矯正に対する手術も角膜手術である。

⑦**眼球摘出術**　眼球全体を摘出する。外眼筋をすべて切り離し，視神経も切断する。基本的には眼球壁である強膜や角膜には切開は加えず，眼球自体はそのままの形で摘出する。眼内の悪性腫瘍や疼痛のある失明眼などのとき

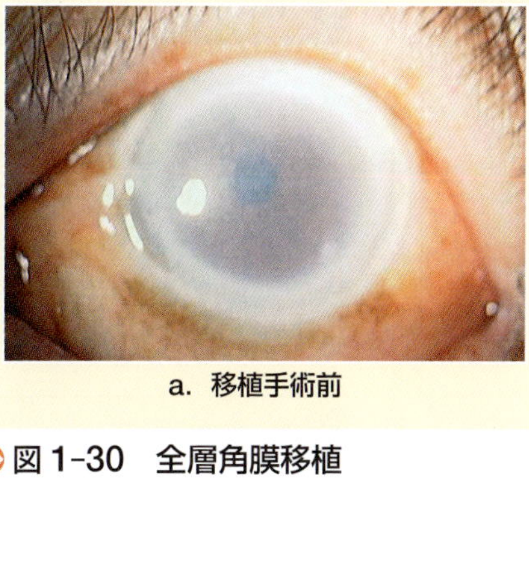
a. 移植手術前

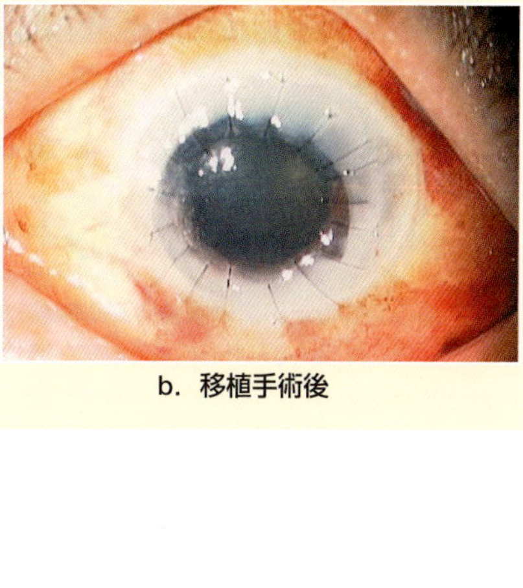
b. 移植手術後

➡図1-30　全層角膜移植

に行う。眼球内容除去術は強膜に切開を加えて，眼内組織を取り出し，強膜はそのまま残す術式であり，感染性眼内炎などのときに行うことがある。

上記のなかで角膜移植手術以外は外眼手術であり，基本的には眼内と眼外との交通はつくらずに行われている。

2 内眼手術

内眼手術は，眼球内に直接到達する手術である。

①白内障手術　内眼手術のなかでは最も多いと思われる手術で，現在では超音波水晶体乳化吸引術＋眼内レンズ挿入術で行われることがほとんどである（➡ 図 1-31）。切開創は小さくてすむために，手術後の安静はさほど必要ではない。それ以外にも水晶体嚢外摘出術＋眼内レンズ挿入術や，水晶体嚢内摘出術などもあるが，これらは切開創が大きくなる。

②緑内障手術　緑内障の治療の基本は薬物治療であるが，薬物治療だけでは不十分な場合に，眼圧を下げる目的で手術を行う。眼圧を下げるために房水の排出障害のあるところにバイパスをつくるなどして，より流れやすくすることが行われている。代表的なものに，周辺虹彩切除術，線維柱帯切除術，線維柱帯切開術，隅角癒着解離術などがある（➡ 図 1-32）。

③網膜硝子体手術　眼球の外側，つまり強膜のほうから行う手術と，眼内で処置を行う硝子体手術がある。この手術の対象となる代表的な疾患は網膜剥離で，経強膜的網膜復位術と，硝子体手術による網膜復位術がある。ほか

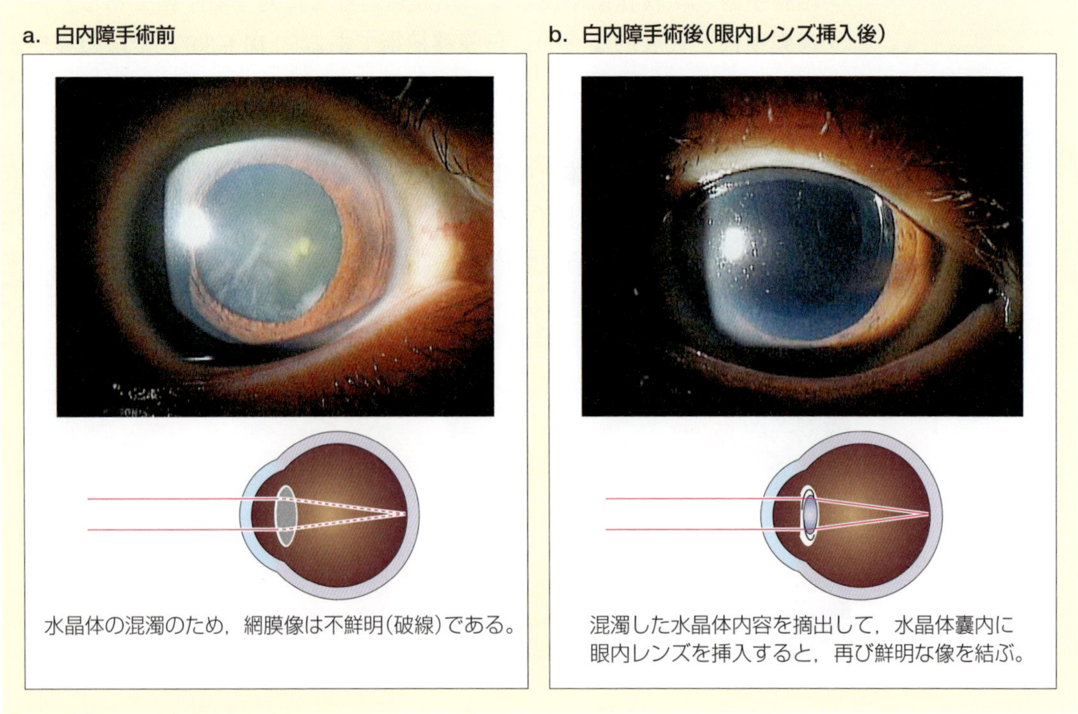

a. 白内障手術前
水晶体の混濁のため，網膜像は不鮮明（破線）である。
b. 白内障手術後（眼内レンズ挿入後）
混濁した水晶体内容を摘出して，水晶体嚢内に
眼内レンズを挿入すると，再び鮮明な像を結ぶ。

➡ 図 1-31　白内障手術

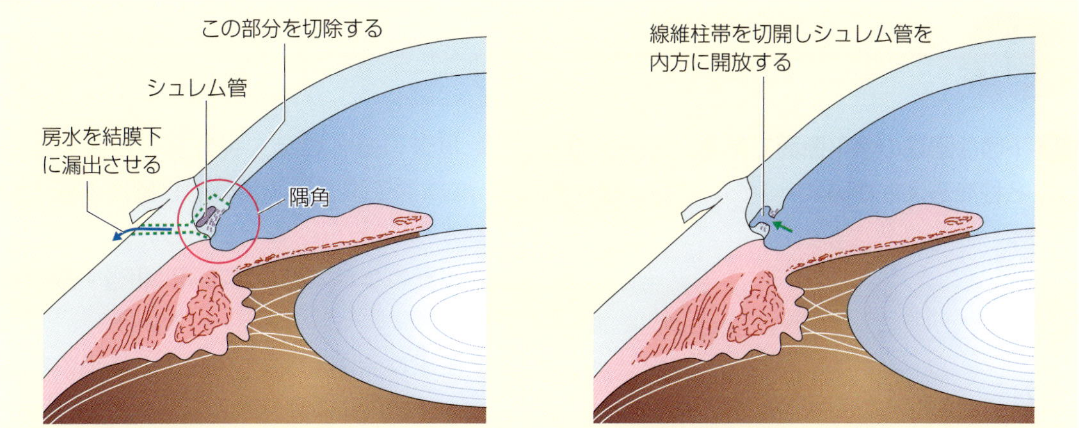

a. **線維柱帯切除術**(トラベクレクトミー)　b. **線維柱帯切開術**(トラベクロトミー)

図 1-32　緑内障手術の例

にも増殖糖尿病網膜症に対して硝子体手術を行ったり，黄斑円孔の閉鎖や黄斑浮腫の軽減を目的として手術を行うこともある。硝子体手術に際しては，元来硝子体は透明な組織なので，薬剤により可視化して手術をしやすくするような工夫も行われている。

3 手術に必要な装置

①**手術用顕微鏡**　現在多くの手術は顕微鏡下で行われている。眼科の手術では焦点距離が 175～200 mm 程度のものが用いられる。

②**水晶体超音波乳化吸引装置**　白内障の超音波乳化吸引術の際に使用する。水晶体嚢外摘出術もこの装置で可能である。

③**硝子体手術装置**　硝子体手術のときに用いる。この装置の中に眼内照明なども入っている。レーザー光凝固の装置が組み込まれているものもある。

④**冷凍凝固装置**　液体の二酸化炭素のボンベを使って，金属製のチップの先をマイナス数十℃まで冷却する。網膜剝離の際の裂孔閉鎖や，未熟児網膜症の治療，緑内障の治療に用いられる。

まとめ

- 視覚器は，眼球とそれに付属する視神経，眼球付属器からなっている。
- 外界からの視覚情報は眼球内の網膜で受容され，視神経を通じて脳に送られる。
- 水晶体は大きな屈折力をもつ組織で，網膜に像を結ぶための凸レンズのはたらきをする。
- 視力とは，異なる 2 点を識別する能力のことである。
- 細隙灯顕微鏡検査は眼科で広く行われ，眼圧測定を行うこともできる。
- 眼疾患の薬物療法では，点眼治療が特徴的である。
- 眼科特有の治療法として眼鏡・コンタクトレンズによる矯正，視能訓練がある。
- レーザー手術は点眼麻酔だけで行うことが多く，手術後の安静も不要である。

復習問題

1 下図は眼球の水平断面である。①～⑥の名称を答えなさい。

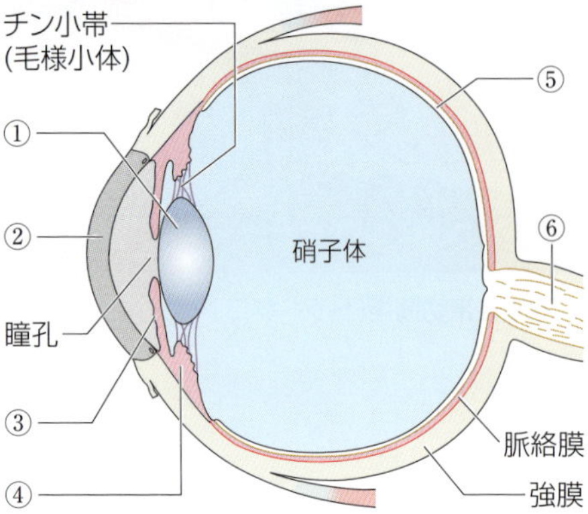

(①) (②)
(③) (④)
(⑤) (⑥)

2 次の文章の空欄を埋めなさい。

▶水晶体は透明で(①)のはたらきをする。

▶網膜に存在する視細胞には(②)と(③)がある。このうち，色を区別するのは(②)である。

▶近視は，平行光線が網膜の(④)で像を結ぶ。

▶視野の障害には，視野自体が狭くなる(⑤)や，部分的に感度の低下する(⑥)などがある。

▶視野のなかで視神経乳頭に相当する点を(⑦)という。

▶眼圧は(⑧)の産生と流出のバランスで決まる。

▶白内障の治療には(⑨)の挿入が行われる。

3 次の問いに答えなさい。

Aさんは視力検査で，視力表から3mの位置で0.1の視標が見えた。このときのAさんの視力を求めなさい。

答( )

4 最も関連の強い事項を正しく組み合わせなさい。

①眼底検査 ・	・Ⓐ点眼麻酔薬
②視力検査 ・	・Ⓑ散瞳薬
③眼圧検査 ・	・Ⓒランドルト環
④屈折検査 ・	・Ⓓレフラクトメータ

第2章 おもな疾患

A 視機能の障害

1 屈折異常

近視・遠視・乱視がおもなものである(➡10ページ，図1-10)。程度の極端なものを除けば，矯正《きょうせい》視力が出ている限りはあまり問題となることはない。ただし，極端な程度のときはほかの眼合併症をきたすことがあるので注意が必要である。度数の左右差が大きい場合は弱視の原因となることがある。

1 近視

病理・症状● 調節しない状態(最も眼球が休んでいる状態)で，平行光線が網膜の前方に焦点を結ぶ状態である。眼球(眼軸長《がんじくちょう》)が長くなっている**軸性近視**と，角膜・水晶体の屈折力が強い**屈折性近視**がある。軸性近視で度が強い場合は網膜が薄くなり，網膜剝離《はくり》などになりやすいので注意が必要である。

治療● 治療は基本的には眼鏡(凹レンズ)やコンタクトレンズを装用する。またレーシックなどの屈折矯正手術も行われている。

2 遠視

病理・症状● 近視とは逆で，平行光線が網膜の後ろに焦点を結ぶ状態で，**軸性遠視**と**屈折性遠視**がある。若いうちは調節力があるので，無意識のうちに調節をしながら見ていて，視力はよいが，疲れやすいなどの症状が出ることがある。年齢を経て調節力が弱ってくると，まず近くから見えにくくなり，そのうち遠くも見えにくくなってくる。小児の場合，強い遠視は弱視や斜視の原因になることがあるので注意が必要である。

治療● 治療は眼鏡(凸レンズ)やコンタクトレンズを装用する。屈折矯正手術は存在するが，近視の場合のようには普及していない。

3 乱視

病理・症状● 水平・垂直など，軸の方向によって屈折が違う状態である。そのために1点で像を結ばず，物がダブって見えるとの訴えもある。近視と乱視のある**近視性乱視**や，遠視と乱視のある**遠視性乱視**，また軸によっては近視で，軸によっては遠視となるような**混合乱視**などがある。

治療 治療は基本的には眼鏡やコンタクトレンズを装用する。また屈折矯正手術も行われている。特殊な乱視としては，おもに角膜の表面が外傷などによって不整となってしまい，通常のレンズでは矯正できない**不整乱視**があり，この場合はハードコンタクトレンズで矯正することが多い。

2 調節異常

ヒトは物を見るときに，それに焦点を合わせようと努力をする。それが**調節**である(➡10ページ，図1-11)。最も遠くを見ているときが自然で休んでいる状態で，それから近くを見ようとする際に調節することになる。そのため，目が疲れるのは近用作業のときが多い。

1 老視

病理・症状 老眼ともいう。加齢により，水晶体の弾力性が低くなって調節力の低下する状態である。自覚するのは40歳代前半が多いが，もともと遠視のあるような人はもっと早期に自覚する。

治療 眼鏡で矯正をする。

2 調節麻痺《まひ》

病理・症状 毛様体筋や動眼神経の麻痺などによって，調節力の低下がみられる状態である。アトロピンなどの薬剤による調節麻痺もある。

治療 原疾患の治療や薬剤の変更を行う。

3 調節緊張・調節痙攣《けいれん》

病理・症状 毛様体筋が過度に調節している状態で，近視傾向になる。

治療 副交感神経遮断薬の点眼を行う。

3 眼位・眼球運動異常

1 眼位異常

病理・症状 視線の向いている方向が左右眼で異なるものである。常時眼位のずれている**斜視《しゃし》**と，眼位のずれがあったりなかったりする，つまり潜在的な斜視である**斜位《しゃい》**がある。

分類 原因別の分類では眼球運動に異常のない共同性斜視と，眼球運動に異常のある麻痺性斜視がある。また眼球のずれた方向から，内斜視・外斜視・上下斜視に分けられる。

治療 基本的には，眼球を動かす筋の位置をつけかえることによって，眼位の矯正を行う。ただし，遠視による調節性内斜視の場合は，眼鏡による矯正で眼位の改善をはかる。

2 眼球運動障害

病理・症状 眼筋そのものや眼球運動に関係する神経の障害・麻痺により，眼筋のはたらきがわるくなる。たとえば眼球を外側に向ける外直筋が麻痺すると，眼球はその反対側である内側に変位し，麻痺性の内斜視になる。それ以外にも筋肉の伸展がわるくなったり，外傷による眼窩《がんか》吹き抜け骨折によって眼球運動の異常が出現する。

3 眼球振盪《しんとう》(眼振)

病理・症状● 眼球の不随意《ふずいい》の往復運動である。眼球・脳・内耳の障害などでおこる。先天性のものと後天性のものがある。先天性のものでは本人は自覚がないことが多いが，後天性のものでは，めまいのような症状を自覚することが多い。

4 弱視

病理・症状● 広義の弱視は，器質的疾患も含めて視力がわるいことを意味するが，眼科領域における弱視はもう少し限られたもので，視機能の発達不良によるものを意味する。つまり器質的な疾患のない視力のわるいものである。

治療● 屈折異常の矯正と，視力の良好な眼の遮蔽《しゃへい》などの訓練を行う。

5 色覚異常

1 先天色覚異常

病理・症状● ヒトの網膜には赤・青・緑を感じる３種類の錐体があり，そのために色を区別することができる。この３種類のうち１種類の機能がわるいものを，**異常３色覚**(いわゆる色弱)といい，３種類のうち１つがまったく機能しないものを**２色覚**(いわゆる色盲)という。赤緑色覚異常が最も多い。

診断● 仮性同色表や色相配列検査などで比較的容易に診断が可能である。

治療● Ｘ染色体性遺伝で，いまのところ治療法はないが，色のついた眼鏡などで区別しにくい色を区別しやすくすることが可能である。注意喚起のポスターや交通標識などに関しては，色覚異常者にわかりやすくするなどの社会的な対応がなされている。

2 後天色覚異常

病理・症状● 網膜や視神経の疾患によって色覚異常が出現する。

B 部位別の障害

1 眼瞼・眼窩・涙道疾患

1 麦粒腫《ばくりゅうしゅ》

病理・症状● 一般に「ものもらい」といわれるもので，眼瞼《がんけん》の分泌腺の急性化膿性炎症である。起因菌としてはブドウ球菌が多い。眼瞼腫脹，発赤，疼痛《とうつう》などの症状がみられる。

治療● 抗菌薬の点眼，軟膏塗布，内服を行う。または排膿するために，切開を行

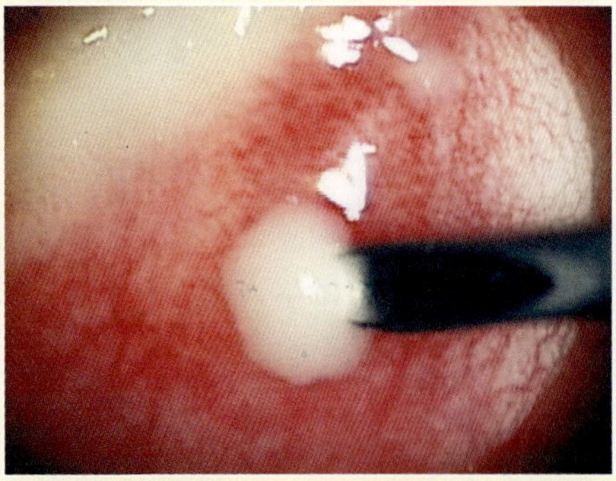
麦粒腫を切開排膿しているところ。

➡ 図 2-1　麦粒腫

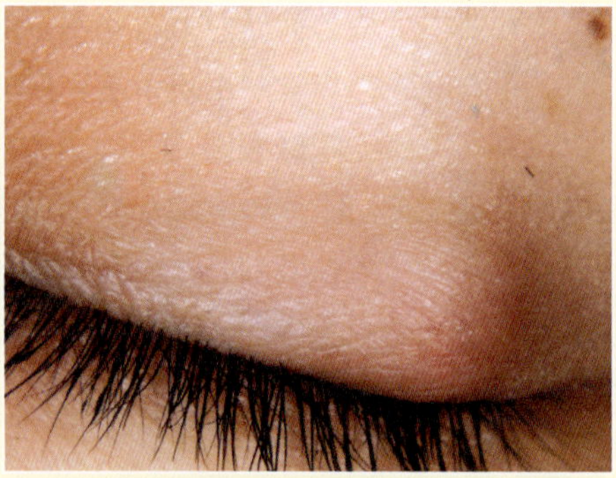

➡ 図 2-2　霰粒腫

う(➡ 図 2-1)。

2 霰粒腫《さんりゅうしゅ》

病理・症状● 眼瞼の分泌腺の慢性肉芽腫性炎症で，眼瞼に球状の腫瘤を形成する(➡ 図 2-2)。通常は疼痛はないが，そこに細菌感染を合併し急性炎症をおこすことがある。これを急性霰粒腫といい，発赤や疼痛がある。霰粒腫は悪性腫瘍との鑑別が困難なこともある。

治療● 挟瞼器や角板を用いて眼球を保護しながら切開を行い，内容物を掻爬《そうは》する(➡ 25 ページ，図 1-28)。

3 眼瞼炎

病理・症状● 細菌感染やアレルギーによる眼瞼の皮膚や眼瞼縁の炎症である。眼瞼皮膚の発赤や瘙痒《そうよう》などが出現する。

治療● 抗菌薬や副腎皮質ステロイド薬の軟膏で治療する。

4 眼瞼内反(症)

病理・症状● 眼瞼が内側を向いている状態である。上眼瞼でも下眼瞼でも生じる。小児と高齢者に多い。眼瞼が内側を向いているため，睫毛が内側に向いて角膜表面を傷つけてしまう。刺激や傷による流涙・羞明《しゅうめい》・異物感などの症状が出現する。

治療● 基本的には手術を行う。小児の場合は成長とともに自然治癒することがある。

5 眼瞼外反(症)

病理・症状● 眼瞼が外側に向いている状態で，通常は下眼瞼に多い。高齢者での眼輪筋の弛緩《しかん》や外傷による瘢痕《はんこん》が原因となる。

治療● 手術を行う。

6 兎眼《とがん》

病理・症状● 顔面神経麻痺や外傷後の瘢痕，眼球突出などにより，瞼裂が完全には閉じられない状態である。角膜が乾燥することにより角膜に傷ができ，乾燥・異物感などが出現する。

治療　原疾患の治療が第一であるが，症状のひどい場合はテープなどで強制的に眼瞼を閉じきったり，上・下眼瞼を縫着《ほうちゃく》することもある。

7 眼瞼下垂

病理・症状　上眼瞼が下がっている状態である。先天性のものと後天性のものがあり，後天性の原因として，上眼瞼挙筋を支配する動眼神経の麻痺や，重症筋無力症，加齢，コンタクトレンズ装用などがある。

治療　手術もしくは原疾患の治療を行う。先天性の場合で，程度がひどいときには弱視になることもあり，早期手術が必要となる。

8 眼瞼後退

病理・症状　眼瞼が後退することにより，あたかも眼球が突出したように見える状態である。いわゆる「三白眼《さんぱくがん》」となる。症状は下方視で顕著となる。上眼瞼の後退の場合が多く，原因としては甲状腺眼症が多い。

治療　原疾患の治療のほか，必要に応じて手術を行う。

9 眼窩腫瘍

病理・症状　眼窩にできる腫瘍で，良性のものと悪性のものがある。腫瘍による眼球圧迫で，眼球突出や眼球偏位《へんい》，眼球運動障害などの症状が出現する。

治療　基本的には手術で摘出する。副腎皮質ステロイド薬が効果のある腫瘍もある。

10 眼窩蜂巣炎《ほうそう》(眼窩蜂窩織炎《ほうかしき》)

病理・症状　眼窩の化膿性の強い急性炎症である。副鼻腔炎などの付近の組織からの感染性炎症の波及や，外傷などが原因である。痛みが強く，発熱や腫脹，眼球突出などをおこす。

治療　とりあえずは抗菌薬の全身投与で治療する。炎症が頭蓋内に波及することもあるので注意が必要である。

11 鼻涙管閉塞《へいそく》・涙嚢炎《るいのう》

病理・症状　涙が眼球から鼻のほうへ流れる通路の下流(鼻涙管)が途中で閉塞している状態で，そこに細菌感染をおこすと**涙嚢炎**となる。

治療　ブジーやシリコンチューブ留置を行い，涙嚢炎の場合は洗浄や抗菌薬の注入を行う。化膿しているときは排膿する。新生児では，生まれつき鼻涙管の鼻への開口部が閉塞している場合があり，ブジーで開放する。成人の場合はブジーで開放しても再閉塞が多く，手術適応となるが，新生児鼻涙管閉塞の場合は再閉塞することはまれである。

12 涙点・涙小管閉塞

病理・症状　外傷や結膜炎などが原因で涙点や涙小管が閉塞する。涙嚢よりも上流での閉塞のため，涙嚢炎にはならない。涙が多く出るとの訴えで受診することが多い。

治療　ブジーやシリコンチューブの留置を行う。

2 結膜疾患

1 細菌性結膜炎

病理・症状● 細菌感染による結膜炎で，充血・眼脂《がんし》・流涙などの症状がでる。起因菌はブドウ球菌やレンサ球菌が多い。また，淋《りん》菌による結膜炎は，頻度は高くないが**膿漏眼《のうろうがん》**ともいわれ，早急な治療が必要となるので注意が必要である。

治療● 抗菌薬の点眼を行う。淋菌性の場合は内服も行う。

2 流行性角結膜炎・咽頭結膜熱

病理● いずれもアデノウイルスによりおこる結膜炎である。流行性角結膜炎はアデノウイルス8・19・37型によっておこされ，咽頭結膜熱はアデノウイルス3・4・7型によるものである。

症状● 流行性角結膜炎のほうが眼症状は強く，全身症状は軽度である。眼症状は結膜充血，眼瞼の発赤・腫脹，眼脂，結膜濾胞《ろほう》，角膜の点状混濁《こんだく》である。そのほかの症状としては，耳前リンパ節の腫脹，発熱などである。咽頭結膜熱は**プール熱**ともいわれる。潜伏《せんぷく》期は約1週間で，発症から2週間くらいで自然治癒する。

診断● アデノウイルス抗原の検査があり，結膜嚢で陽性ならば確定診断となるが，感度の関係で偽陰性になることがあり，陰性でも否定はできない。

治療● 抗菌薬と副腎皮質ステロイド薬の点眼を行う。感染性が強く，院内感染をおこすこともある。基本的には接触感染なので，検査機器の消毒や，手指の消毒を心がける。

3 急性出血性結膜炎

病理・症状● エンテロウイルス70型，コクサッキーウイルスA24型による結膜炎である。潜伏期は1日で，眼瞼の腫脹や結膜充血，結膜下出血などきたす。

治療● 抗菌薬と副腎皮質ステロイド薬の点眼である。流行性角結膜炎と同様に感染性が強いので，感染予防に注意が必要である。

4 クラミジア結膜炎

病理● かつてはクラミジア-トラコマチスによる，いわゆるトラコーマが多かったが，現在はきわめてまれである。現在は，経産道感染による新生児封入体結膜炎と，性感染症である成人封入体結膜炎が主となっている。

治療● テトラサイクリン眼軟膏やエリスロマイシン点眼薬などを使用する。性感染症を合併していると，内服が必要な場合もある。

5 アレルギー性結膜疾患

病理・症状● さまざまな抗原(アレルゲン)に対するアレルギー反応によっておこる結膜疾患である。アトピーや花粉による炎症，春に増悪する春季カタル(➲図2-3)などがある。主症状としては，瘙痒感が多い。春季カタルのひどい場合は，角膜潰瘍《かいよう》などを引きおこすこともある。

治療● 抗アレルギー薬と副腎皮質ステロイド薬の点眼を行う。

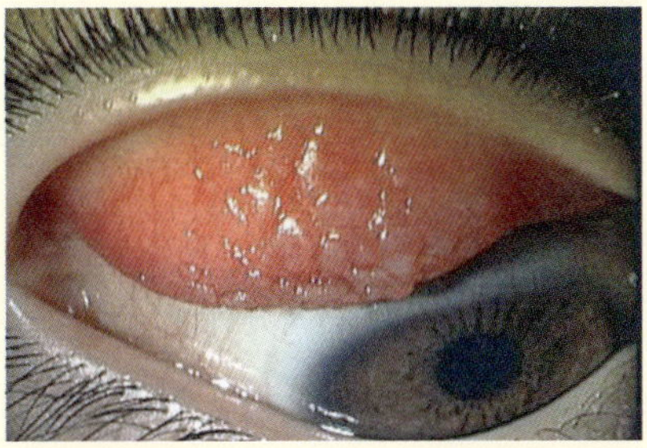

図 2-3　春季カタル

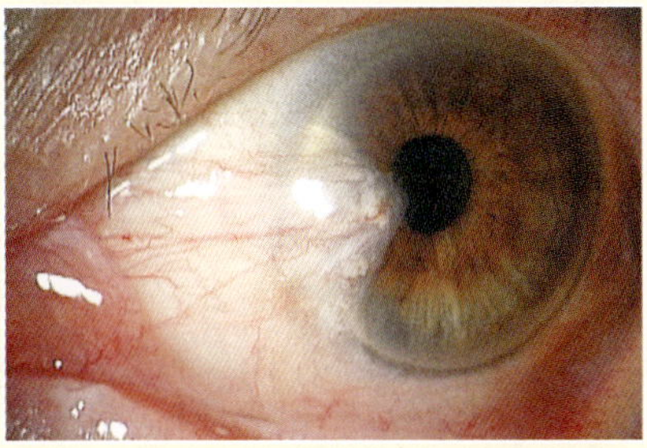

図 2-4　左眼の翼状片

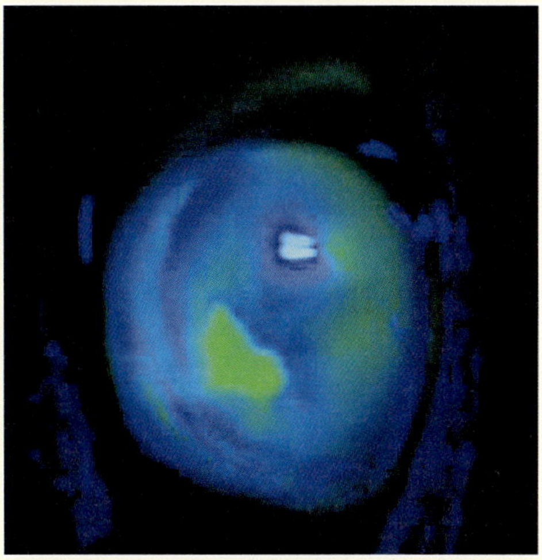

角膜びらんを蛍光色素で染めた状態。黄緑色に見えているところが角膜上皮の欠損。

図 2-5　角膜びらん

6 結膜下出血

病理・症状●　眼球結膜に出血斑《はん》がみられる(➡14 ページ，図 1-15)。外傷が原因のものもあるが，原因不明も多い。基本的には視機能などに問題をおこすことはない。

治療●　見かけは派手で目だつため，患者本人はあわてるが，治療は必要ない。予後も良好であり，とくにあせる必要のないことを説明する。

7 翼状片《よくじょうへん》

病理・症状●　外からの刺激により，結膜が角膜の中央に向かって侵入してくる疾患である。これ自体は悪性の疾患ではないが，瞳孔にかかると視力低下の原因となる。通常，瞼裂に相当する部分に発生し，とくに鼻側が多い(➡図 2-4)。

治療●　進行例では手術を行う。

8 結膜結石

病理・症状●　慢性の結膜炎のため，結膜の中で分泌物が固まり，黄白色の小石のようになった状態である。通常，結膜上皮下にあるが，結膜上皮を破って表面に突出すると，角膜を刺激して異物感の原因となる。

治療●　異物感が強い場合は摘出する。自然に排出されることもある。

3 角膜疾患

1 点状表層角膜炎

病理・症状●　点状の角膜上皮の障害で，涙液分泌減少，コンタクトレンズ装用，紫外線，兎眼など，さまざまな原因で発生する。異物感，羞明，流涙などの症状がある。

治療● 原因疾患の治療，角膜保護剤やビタミン剤，感染予防の意味も含めた抗菌薬の点眼などを行う。

2 角膜びらん

病理・症状● 角膜上皮が欠損した状態である(➲ 37 ページ，図 2-5)。点状表層角膜炎と同様で，さまざまなものが原因となる。疼痛はかなり強いことが多い。

治療● 上皮欠損は，基本的にはすみやかに治癒する。まずは感染予防のための抗菌薬の点眼を行う。

3 角膜潰瘍

病理・症状● 角膜上皮の障害が角膜実質まで及んだものである。中央部の角膜潰瘍は，細菌や真菌の感染によるものが多く，周辺部の角膜潰瘍は非感染性のものが多い(モーレン潰瘍など)。感染性の潰瘍は，コンタクトレンズや異物などが原因となることが多い。

角膜穿孔《せんこう》をきたすこともあるので早期の治療が必要である。とくに淋菌による感染の場合は，症状の進行が速いとされている。眼内への炎症や感染の波及で前房蓄膿《ちくのう》(➲ 40 ページ，図 2-6)をきたすこともある。

治療● 細菌感染の場合は，抗菌薬の局所あるいは全身投与を行う。真菌感染の場合は抗真菌薬の局所・全身投与であるが，点眼の抗真菌薬は限られているため，点滴用の薬剤を適当な濃度に希釈《きしゃく》して使うことがある。治癒したあとも角膜に混濁が残ることが多く，角膜移植が必要になることもある。

4 ヘルペス性角膜炎

病理・症状● 単純ヘルペスウイルスや，水痘《すいとう》-帯状疱疹《たいじょうほうしん》ウイルスによる角膜炎である。角膜上皮の障害の場合は樹枝状角膜炎，角膜実質の障害では円盤状角膜炎，角膜内皮の障害では角膜内皮炎をおこす。角膜知覚の低下があるとされている。

治療● 抗ウイルス薬のアシクロビル眼軟膏，副腎皮質ステロイド薬の点眼，混合感染予防のための抗菌薬の点眼を行う。治癒後もウイルス自体は神経節細胞内にひそんでいて，なんらかの刺激で再発することがある。

5 円錐角膜

病理・症状● 本来は球面状である角膜の中央部が突出して円錐状になる疾患である。初期には急激な近視や乱視の増強がみられる。ダウン症・アトピー性皮膚炎などの疾患と合併することが多い。

治療● ハードコンタクトレンズでの矯正を行う。進行例では角膜移植を行う。

6 老人環

病理・症状● 角膜の周辺部に脂質が沈着することにより，角膜周辺部の混濁がみられる。高齢者に多く，80 歳以上ではほとんどみられるとされている。中央まで混濁が及ぶことはなく，視機能には影響しない。

治療●　治療の必要はない。

7 水疱性角膜症

病理●　角膜内皮の障害により角膜実質内に水分がたまり，角膜浮腫をおこす疾患である。原因には白内障などの内眼部の手術，レーザー虹彩《こうさい》切開術，緑内障発作の高眼圧などがある。視力障害ばかりでなく，疼痛や異物感も出現する。

治療●　副腎皮質ステロイド薬の点眼や高張食塩水の点眼などを行う。視力の回復を目的として角膜移植を行うこともある。

8 角膜ジストロフィ

病理●　遺伝性，進行性の角膜変性疾患で，さまざまな病態があり，遺伝形式もまちまちである。

治療●　視力障害の強い場合には角膜移植術が行われる。手術数年後，移植片に同様の角膜変性が生じることがある。

4 強膜疾患

強膜炎・上強膜炎

病理・症状●　強膜の炎症で，充血，疼痛などの症状が出現する。膠原《こうげん》病などの全身疾患や感染などが原因となるが，原因不明のものも多い。虹彩炎，続発性緑内障，網膜・脈絡《みゃくらく》膜疾患などを合併することがある。

治療●　基本は副腎皮質ステロイド薬の点眼を行うが，全身投与を行うこともある。また，症状の激しい場合には強膜が穿孔することもあり，補強のための手術が必要となることもある。

5 ぶどう膜疾患

1 ぶどう膜炎

病理・症状●　ぶどう膜は血管に富んでいて，炎症をおこしやすい組織である。炎症の部位によって虹彩炎，脈絡膜炎などに分けられるが，通常は総称でぶどう膜炎といえばそれらすべてが含まれる。視力低下・羞明・眼痛・毛様充血などの症状がある(➲図2-6)。全身疾患の1症状として出現することがある。

わが国におけるおもなぶどう膜炎は，ベーチェット病，サルコイドーシス，フォークト-小柳-原田病によるもので，三大ぶどう膜炎といわれている。ただし，原因のわからないものも，かなりの割合で存在する。

①**ベーチェット病**　口腔内アフタ，皮膚症状，外陰部潰瘍などを伴っていることが多く，眼科的所見では前房蓄膿(➲図2-6)が有名である。ある種の抗体の点滴により，発症しても症状が軽くなったり，発症の頻度が下がるとされており，以前よりも予後が改善した。

②**サルコイドーシス**　慢性肉芽腫性炎症で，全身的には肺門リンパ節腫脹などがみられる。眼科的所見では，隅角《ぐうかく》のサルコイド結節や，硝子《しょうし》体《たい》内の雪玉状混濁などがみられる。

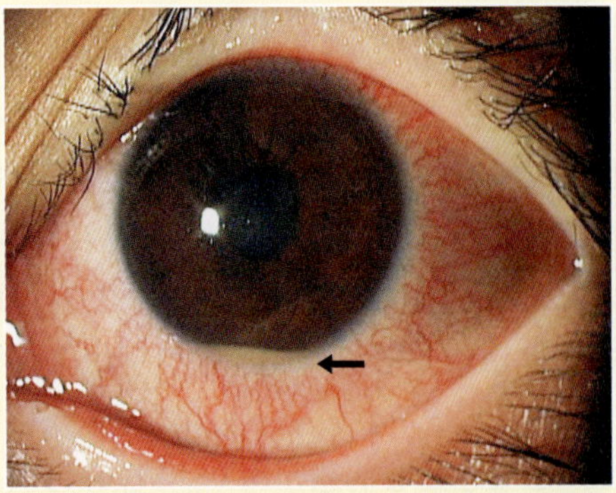

角膜に近いところを中心に充血しており，前房の下方に膿がたまっている。

図 2-6　毛様充血と前房蓄膿（矢印）

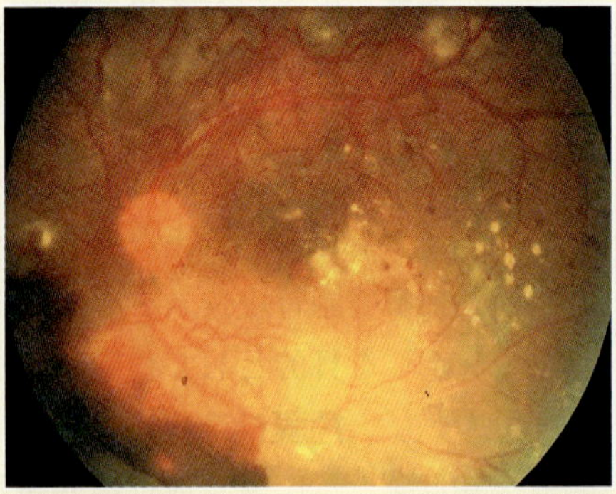

下方に硝子体出血があり，上方には網膜新生血管がみられる。黄斑部には硬性白斑が沈着している。

図 2-7　増殖糖尿病網膜症の眼底

③フォークト-小柳-原田病（原田病）　メラニン色素に対する自己抗体で発症するとされている。髄膜炎や難聴，毛髪の白色化などの合併症がある。眼底所見では，発症してしばらく経過してから，眼底の色素が失われた状態である**夕焼け様眼底**となる。HLA のタイプも関係する。

治療●　基本的には副腎皮質ステロイド薬の局所投与（点眼やテノン嚢下注射など）や散瞳薬の点眼で治療を行うが，ほかの全身的な症状が強いときや，全身疾患の一症状として出現しているときは，副腎皮質ステロイド薬の内服や点滴なども行う。

炎症により，緑内障や白内障を合併することがある。視力予後に関してはその原因にもより，さまざまである。いったん治癒しても，繰り返すこともまれではない。

2 交感性眼炎

病理・症状●　片眼の穿孔性の外傷を受けたあとに，自己免疫の機序で，外傷を受けていない反対の眼にぶどう膜炎が発症することがある。原因としては外傷ばかりでなく，手術が原因となることもある。基本的には原田病と同様の症状が出現する。発症しやすい人とそうでない人とがいる。

治療●　原田病と同様に副腎皮質ステロイド薬を用いる。かつては外傷を受けたほうの眼球を摘出したが，受傷早期でないと効果がない。

3 ぶどう膜悪性黒色腫

病理●　眼球原発の悪性腫瘍はまれであるが，そのなかの代表的なものである。日本人よりも白人のほうが発生率は 10 倍以上高いとされている。

治療●　必要な場合は眼球摘出を行う。

4 ぶどう膜欠損

病理●　眼杯裂《がんぱいれつ》閉鎖不全によって生じる先天性疾患である。欠損の部位は通常下方で，虹彩欠損と脈絡膜欠損を伴うことが多い。

6 網膜疾患

1 糖尿病網膜症

病理● わが国での成人の失明原因の第 2 位になっている疾患である。糖尿病神経症・糖尿病腎症と合わせて糖尿病の三大合併症とされている。基本的には網膜の血管の障害によって生ずるもので，血管から血液の成分などがもれる滲《しん》出《しゅつ》性変化と，血液の流れがわるくなる虚血《きょけつ》性変化に大きく分けられる。

治療● 滲出性変化のみの場合を**単純糖尿病網膜症**という。視力がよい場合は経過をみていてもよいが，黄斑浮腫などが生じて視力がわるくなったときは，黄斑浮腫を引かせる目的で，抗血管内皮増殖因子薬(抗 VEGF 薬)硝子体注射やレーザー治療，硝子体手術を行う。

虚血性変化では，虚血している部位から増殖を促す因子が出現し，硝子体出血，牽引《けんいん》性網膜剝離，血管新生緑内障など，失明に直接つながるような変化を生じる。このような状態を**増殖糖尿病網膜症**という(➲ 図 2-7)。その予防目的で，レーザー治療や硝子体手術などが行われる。視力が良好でも，虚血性の変化がおきていることがあるので，注意が必要である。

2 高血圧眼底・網膜動脈硬化症

病理● 網膜の血管は，動脈硬化や高血圧などによって特徴的な変化があらわれる(➲ 表 2-1)。人体のなかで唯一直接観察することが可能な血管なので，人間ドックでも眼底検査が行われている。

治療● 基本は全身状態の改善であり，眼科的な治療は通常必要ない。

3 網膜動脈閉塞症

病理・症状● 網膜の動脈が，中心部から流れてきた塞栓などで閉塞してしまう疾患である。急激な視力低下や視野欠損がみられる。脳梗塞と同様に，高血圧や動脈硬化などのある高齢者に発症する。若年者での発症の場合は，なんらかの全身疾患を疑う必要がある。心疾患や頸《けい》動脈などの検査も必要である。早期に再開通しないと視力予後はわるい。

治療● 眼球マッサージや，血管拡張薬・血栓溶解薬などが用いられる。

➲表 2-1　高血圧眼底・網膜動脈硬化症の眼底変化(キース-ワグナーの分類)

	眼底所見	全身所見
I 群	軽度の血管腔の狭細と動脈硬化がみられる。	血圧は安静により下降。
II 群	血管腔の狭細と動脈硬化が著明。進行すると出血・白斑を伴う。	血圧は高いが全体的には良好。
III 群	星芒状白斑が加わる。	心機能・腎機能障害。
IV 群	乳頭浮腫が加わる。	高度の心機能・腎機能障害，脳障害。

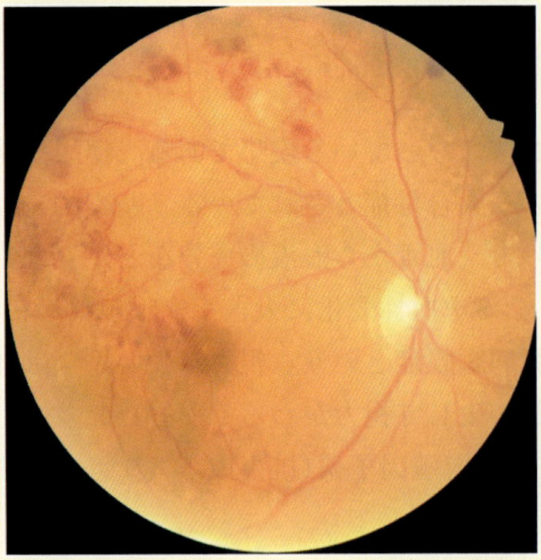

上方の網膜静脈分枝閉塞。出血と白斑がみられる。

図 2-8　網膜静脈閉塞症の眼底

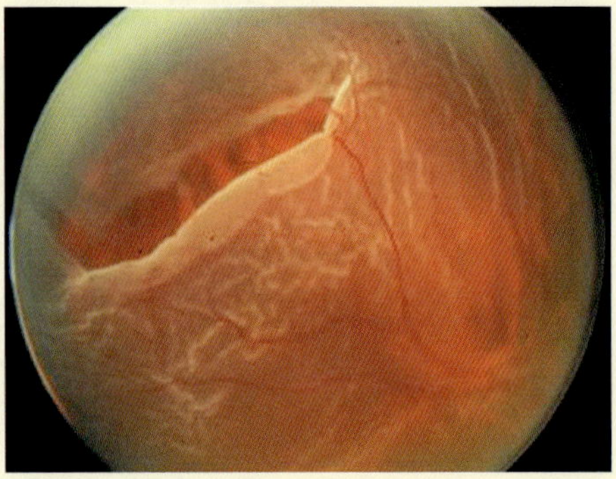

馬蹄型の裂孔とその周囲に網膜剝離がみられる。

図 2-9　網膜裂孔

4 網膜静脈閉塞症

病理・症状● 動脈硬化により，網膜動脈と静脈の交叉《こうさ》している部位で，硬化した動脈に静脈が圧迫されることによって静脈の還流が妨げられている疾患である。閉塞部位に一致して火焔《かえん》状出血がみられる(➡ 図 2-8)。急激な視力低下，視野欠損などを主訴とする。閉塞した部位によっては自覚症状のない場合もある。糖尿病網膜症と同様に，血管の閉塞により新生血管が生じることがあるので注意が必要である。

治療● レーザー治療，硝子体手術，抗凝固薬の投与，抗 VEGF 薬硝子体注射などを行う。

5 網膜剝離《はくり》

病理● 網膜色素上皮と，その内側の視細胞のある層が分離してしまった状態である。網膜剝離は大きく分けて，裂孔原性網膜剝離・滲出性網膜剝離・牽引性網膜剝離に分けられる。一般に網膜剝離といえば，裂孔原性網膜剝離をさすことが多い。近視眼のほうが網膜剝離になりやすいとされている。

症状● 網膜剝離の部位と一致して視野障害が出現し，網膜剝離が黄斑部に及ぶと，視力は低下する。視力低下は急速に進行する場合もある。また，網膜に裂孔(➡ 図 2-9)が生ずる際に硝子体出血がおこることもある。網膜剝離の前駆症状として飛蚊《ひぶん》症や光視症などがあり，これらの症状を訴える患者を診察する場合は，網膜剝離に注意する必要がある。

治療● 初期ならば光凝固で裂孔の閉鎖が可能であるが，進行した場合は観血的な治療が必要となる(➡ 図 2-10)。網膜剝離をおこしている期間が長期に及ぶと，剝離した部位の網膜の機能はもとには戻らないため，できる限り早期に治療を行うことが望ましい。

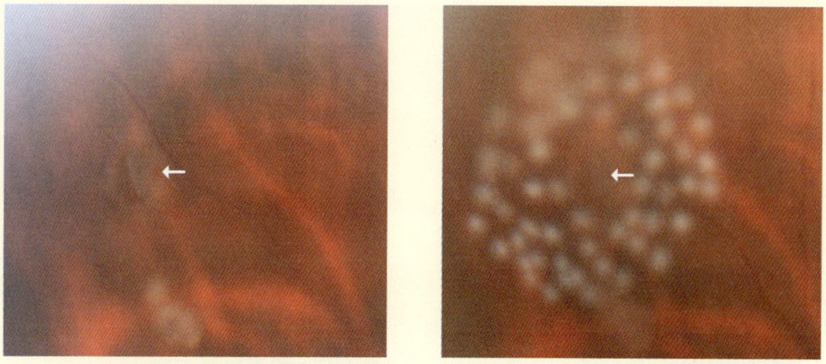

a. 網膜裂孔部位(矢印)　　b. レーザー光凝固直後

図 2-10　網膜裂孔のレーザー治療

6 黄斑円孔

病理・症状　網膜の黄斑部に孔《あな》ができる疾患である。孔ができるだけで網膜剝離にならないことが多いが，この孔が原因で網膜剝離になることもある。視力低下や，物がゆがんで見えるなどの訴えがある。

治療　基本的には手術を行う。

7 黄斑上膜

病理・症状　黄斑の内側にできる膜のようなものである。それが収縮することによって網膜にしわがより，まっすぐな物が波うって見えるなどの主訴がある。

治療　症状がひどいときは手術を行う。

8 加齢黄斑変性(症)

病理・症状　欧米では失明原因の第1位になっている疾患で，わが国でも失明原因に占める割合が上昇している。加齢に伴い網膜色素上皮が障害され，黄斑部の機能が低下するため，視力低下や中心暗点などの症状が出現する。

治療　抗 VEGF 薬の硝子体内注射や，レーザー治療などが行われる。また，抗酸化ビタミンなどの栄養補助食品が，本症の発症や進行に対して有効であるとする報告もある。

9 網膜色素変性(症)

病理・症状　遺伝性の網膜疾患であり，網膜に関係する多数の遺伝子異常が原因となっている。また，その病態に関しても多岐にわたっている。遺伝性に関しては遺伝子異常のタイプにもより，常染色体優性・劣性，X 染色体性，孤発例などさまざまである。

典型的な症状は杆体錐体変性で，初発症状は夜盲が多い。その次に視野狭窄，最終的には視力低下となるが，ここにいたるまで通常は数十年かかる(➡図 2-11)。

治療　いまのところ確たる治療法はない。指定難病の1つであり，条件を満たす患者の場合は公的補助が受けられる。

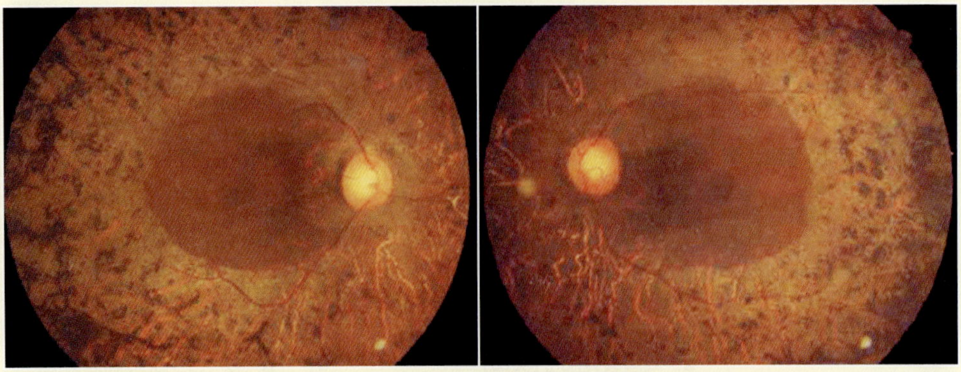

➡ 図 2-11　網膜色素変性(症)の典型的眼底

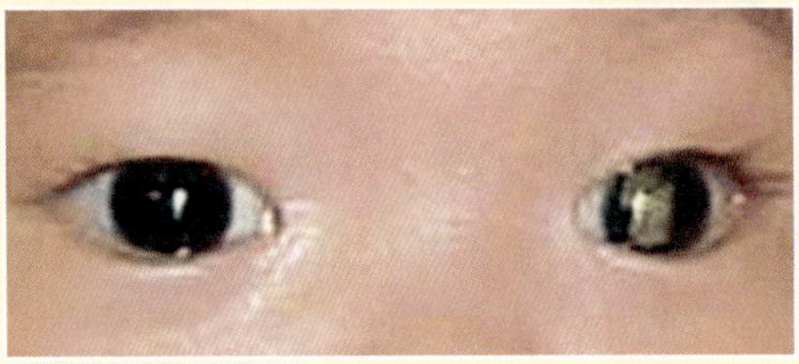

➡ 図 2-12　左眼の白色瞳孔(網膜芽細胞腫)

10 中心性漿液性脈絡網膜症

病理・症状● 以前は中心性網膜炎などともよばれていたが，基本的には炎症ではない。網膜色素上皮の障害で，滲出性網膜剝離になる。30〜40 歳代の男性に多く，ストレスに関係しているとされている。歪視《わいし》，小視症，視力低下などの症状がみられる。

治療● 自然治癒することも多いので，まずは保存的に経過をみて，治癒しなければレーザー治療を行う。

11 未熟児網膜症

病理● 網膜血管の未熟性により発症する。未熟児の場合，網膜の周辺部で血管がのびていない。

治療● 網膜の血管のないところが問題となるので，活動性のある時期にはレーザー光凝固や冷凍凝固を行う。硝子体手術を行うこともある。

12 網膜芽細胞腫

病理● 眼内原発の悪性腫瘍の代表的なもので，網膜から発生する。発生頻度は15,000〜20,000 出生に 1 人とされており，人種による差はあまりない。瞳が白く見える白色瞳孔(猫眼《ねこめ》)で気がつくことが多い(➡ 図 2-12)。遺伝性があるとされていて，両眼性の症例も全体の 30％程度いるとされている。悪性腫瘍ではあるが 10 年生存率は 90％以上である。

治療●　レーザー治療や化学療法，放射線療法などが行われる。

7 硝子体疾患

1 硝子体混濁

病理・症状●　さまざまな原因で硝子体が混濁することである。視力低下や飛蚊症などの症状が出現する。原因は，ぶどう膜炎や硝子体剝離など，さまざまである。

治療●　原因疾患の治療，硝子体手術などを行う。治療が不要の場合もある。

2 硝子体出血

病理・症状●　硝子体内に出血がおこった状態で，時間がたつと血液の色ではなく，ただの混濁となる。原因は，糖尿病網膜症，網膜静脈閉塞症，網膜裂孔(剝離)，加齢黄斑変性など，さまざまである。急激に視力の低下がみられる。

治療●　原因によって緊急度は異なり，網膜剝離が原因の場合は，早期の治療が必要となる。

8 水晶体疾患

1 白内障

病理・症状●　いかなる原因にせよ，水晶体の混濁する疾患を白内障という(➡ 図2-13)。かつては「しろそこひ」といわれていた。視力低下や霧視《むし》などの症状があらわれる。

分類●　白内障の原因別分類としては，最も多いのが老人性白内障である。加齢による水晶体のタンパク質の変化が原因になっている。それ以外には，外傷性白内障，糖尿病白内障，放射線照射でおこる放射線白内障，副腎皮質ステロイドの投与によるステロイド白内障，ぶどう膜炎などに続発する続発性白内障，先天白内障などがある。混濁の部位による分類では核白内障，皮質白内障，後嚢下白内障などに分類される。

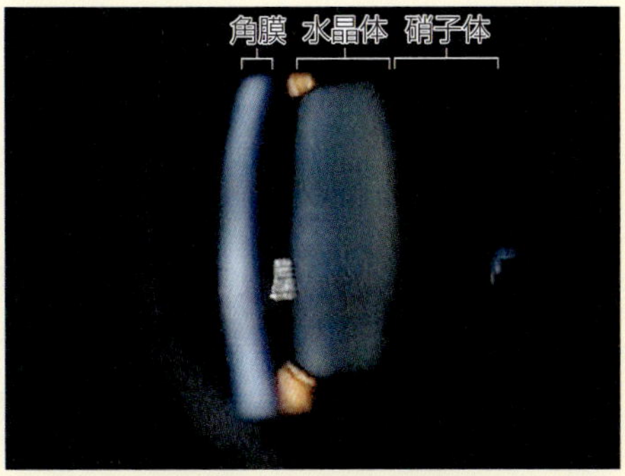

a. 混濁のない水晶体(正常)

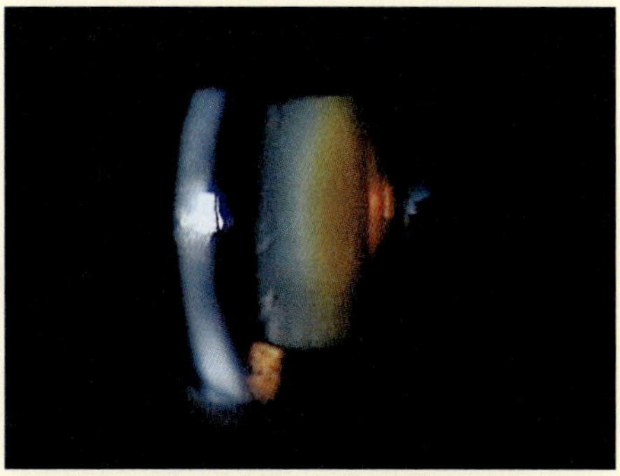

b. 茶色に混濁した水晶体(白内障)

➡ 図2-13　水晶体の細隙灯顕微鏡像

治療● 基本的には手術を行う。ただし，その適応に関してはさまざまである。通常，急いで手術をする必要はないが，外傷性白内障のなかで水晶体嚢が破れているような場合や，水晶体が原因で急激に眼圧が上昇したような場合は，急いで手術を行う必要がある。また先天白内障の場合も，混濁の程度によるが，弱視になるのを防ぐために早期に手術が必要になることがある。

また，白内障の手術のあとに残した後嚢が徐々に混濁してきて，あたかも白内障と同様の症状が出現することがある。これを後発白内障といって，通常，YAGレーザーで混濁した後嚢に孔をあける(➡26ページ，図1-29)。

2 水晶体脱臼

病理● 水晶体の位置異常で，チン小帯が外れて水晶体が硝子体の中に落ちていたり，前房に出てきてしまったりする。外傷や，マルファン症候群などの先天異常が原因となる。原因不明のものも多い。

治療● 手術で水晶体を摘出する。

9 緑内障

さまざまな原因により眼圧が上昇することで，視神経が障害される疾患と考えるのがよい。視神経は再生しないので，視神経障害の改善はない。

1 原発開放隅角緑内障

病理● 房水を排出する線維柱帯のところの機能が低下することにより眼圧が上昇し，徐々に視神経を障害する(➡11ページ，図1-12)。

症状● 視野欠損，視神経乳頭陥凹《かんおう》拡大があり，通常は眼痛をきたすことはない。初期には自覚症状に乏しいのでかなり進行してから見つかることがある。また，健康診断の眼底写真で視神経乳頭陥凹拡大で発見されることもまれではない。通常，視力低下はかなり進行した状態までは出現しない。

治療● 基本的には点眼で眼圧をコントロールする。点眼だけでコントロールできないときは，手術や内服薬の追加となる。内服薬は副作用が強いので長期に使うことはなく，手術までのつなぎのような役割である。

2 原発閉塞隅角緑内障

病理● 水晶体が前方に移動して，虹彩と水晶体の間の抵抗が増すことにより，房水が後房から前房に流れることができなくなって眼圧が上昇する。通常は高齢者に多く，遠視眼に多い。緑内障発作というと，急性閉塞隅角緑内障の発作のことをいう。

症状● 急速な眼圧の上昇による眼痛，頭痛，吐きけ，毛様充血，中等度散瞳，高眼圧による角膜浮腫などがおこる。慢性閉塞隅角緑内障は眼圧の上昇機序は急性の場合と同様であるが，眼圧の上昇がゆっくりなために開放隅角緑内障と同様の症状があらわれる。

注意・禁忌● 散瞳することにより，緑内障発作を誘発することがあるので注意が必要である。また，一部のかぜ薬や内視鏡の検査の際に使用する薬が緑内障に禁忌となっているのは，その薬剤で散瞳する可能性があるためである。

治療　まず点滴・点眼で眼圧をなるべく下げて角膜浮腫を改善させてから，レーザーで虹彩切開術を行う(➡26ページ，図1-29)。レーザーで虹彩切開ができないような症例の場合は，観血的に周辺虹彩切除術を行う。白内障の強い症例の場合は白内障手術を行うこともある。

慢性閉塞隅角緑内障は周辺虹彩切開術を行い，点眼にて眼圧のコントロールを行う。

3 正常眼圧緑内障

病理　視神経の障害としては開放隅角緑内障と同様であるが，眼圧が正常範囲内であるものをいう。開放隅角緑内障の一部である。日本人では正常眼圧緑内障のほうが，眼圧の高い緑内障よりも多いとされている。

4 続発緑内障

病理　ぶどう膜炎や，副腎皮質ステロイド薬，あるいは増殖糖尿病網膜症の隅角新生血管などによる緑内障である。

治療　眼圧のコントロールとともに原疾患の治療を行う。

5 先天緑内障

病理　隅角の形成不全で眼圧が上昇する。眼圧の上昇により眼球の拡大，角膜の混濁などがみられる。この眼球が大きくなった状態を**牛眼**《ぎゅうがん》という。

治療　手術が一般的である。

10 視神経・視路疾患

治療　眼球外の神経路の障害であり，基本的に原因疾患の治療が行われる。

1 視神経炎

病理　視神経自体の炎症で，さまざまな原因がある。原因不明のいわゆる特発性のものが最も多いが，ウイルス感染などが原因となっているものもある。

症状　急激な視力低下，中心暗点，球後痛などがある。全身的な神経の疾患である多発性硬化症の一症状としてあらわれることもあり，全身の神経学的な検査や，MRIなどの検査が必要である。片眼性の場合も両眼性の場合もある。

2 その他の視神経疾患

病理　視神経の炎症以外の障害で，循環障害や，薬物による中毒などが原因となる。高齢者の動脈硬化によって視神経を栄養する血管が障害される虚血性視神経症，あるいは結核の治療に用いられるエタンブトールによる薬剤性の視神経症，ミトコンドリアDNA変異でおこるレーベル遺伝性視神経症などがある。

症状　視力低下，中心暗点，水平半盲《はんもう》などがみられる。視神経炎との大きな違いは球後痛があまりないとされる。視神経炎と比較して予後は不良である。

3 うっ血乳頭

病理　脳腫瘍などが原因で頭蓋内圧が上昇した際に，視神経乳頭の発赤腫脹がみ

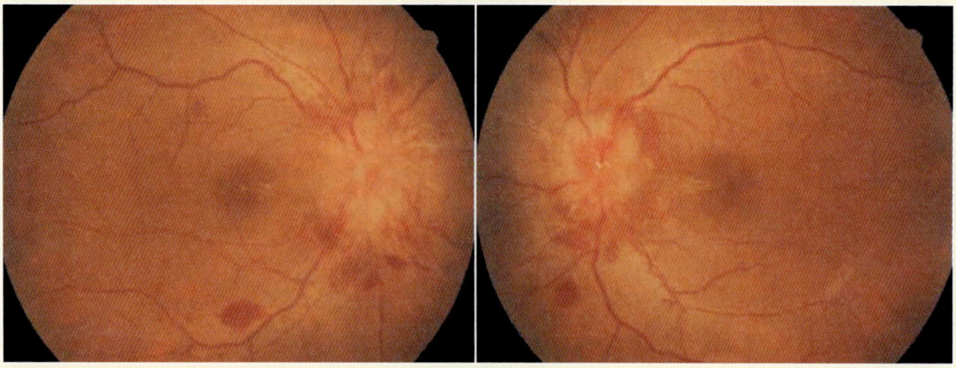

➡ 図 2-14　両眼のうっ血乳頭

られる(➡ 図 2-14)。

症状●　初期には視力障害はないが，頭蓋内圧亢進により頭痛などの訴えがあることがある。このような眼底を見たときは，すぐに原因の究明にかかる必要がある。

4 視神経萎縮《いしゅく》

病理●　視神経炎，視神経症あるいは緑内障などのさまざまな理由で視神経が障害されたあとに萎縮している状態である。視神経乳頭が蒼白になっている。一度蒼白になった視神経乳頭は，もとに戻らないが，その程度によっては視機能のよいものから，わるいものまでさまざまである。

5 視路の障害

病理●　視交叉《しこうさ》を含めてそれよりも後方の障害で，通常両眼に症状が出現する(➡ 7 ページ，図 1-4)。障害される部位によって視野障害のパターンが決まる。

症状●　視交叉の近くにある下垂体の障害では異名半盲，それ以降の視索・外側膝《しつ》状体・視放線・大脳後頭葉の障害では同名半盲となる。

C 眼外傷

1 眼瞼裂傷

病理●　外傷による眼瞼の裂傷《れっしょう》で，基本的にはほかの部位の皮膚裂傷と同様である。

治療●　傷の大きさにより縫合《ほうごう》が必要である。手術後に拘縮《こうしゅく》によって閉瞼ができなくなることや，眼瞼の内反，外反などに注意して縫合する。注意が必要なのは，涙小管断裂を伴う場合，瞼板が切れている場合，上眼瞼挙筋が切れている場合などで，とくに上眼瞼の場合に注意が必要である。合併症のために再度手術が必要となることがある。

2 眼窩吹き抜け骨折

病理● 眼窩内圧の上昇によって眼窩壁を構成する骨が外側に向かって折れ，内容物が眼窩外に出てしまう。下壁の骨折が多い。鼻出血を伴うことも多い。

症状● 眼球運動障害で，複視がみられる。当初は眼窩内の出血などで眼球突出をきたすことが多く，時間の経過とともに眼球陥凹《かんおう》となる。神経の走行の関係で，三叉《さんさ》神経麻痺がみられることもある。

治療● 症状が軽度の場合は経過観察でよいが，症状が強い場合は，嵌頓《かんとん》した組織を戻す手術を行う。

3 角膜異物・結膜異物

病理● 角膜・結膜の内部や表面に異物がとどまっている状態である。

症状● 異物感，疼痛，充血などがみられる。異物によっては涙とともに取れてしまうが，刺さった状態になっているとなかなか取れない。鉄の異物の場合はまわりにさびがでる。

治療● なるべく早期に摘除し，感染の予防に抗菌薬の点眼を行う。

4 眼内異物

病理● 鋭い異物が高速で眼球にぶつかって眼内に入ってしまう状態である。さまざまな作業中におこるが，異物の大半は金属である。侵入した傷口がはっきりしないものもある。異物の入った勢いが強い場合は，眼球を2回穿孔(貫通)して，眼外に出てしまっている場合もある。

禁忌● 鉄の場合が多いので，異物の確認のためにMRIを行うのは禁忌である。

治療● なるべく早期の異物の除去手術が必要である。また，外傷による白内障なども同時に処置をする。

5 眼球打撲

病理● 鈍的な打撲による。眼球の外壁は保たれている(眼球破裂にはいたっていない)状態である。

症状● 前房出血・外傷性虹彩炎などの眼球の前のほうの障害から，網膜振盪《しんとう》症・網膜裂孔などの眼球の奥の障害を引きおこすこともある。

6 穿孔性眼外傷

病理● 眼球壁を貫通し，眼内と眼外を結ぶような傷ができる外傷のことである。眼内異物もこのなかに含まれる。鋭い刃物による裂傷と，鈍的な力による眼球破裂がある。眼球破裂の場合はとくに予後がわるい。また，交感性眼炎に注意が必要である(➡40ページ)。

7 熱傷・化学腐食

病理● 高温の物や，酸・アルカリによる，眼瞼・角膜・結膜の損傷である。とくに角膜が傷害された場合は，角膜が混濁して視力低下をまねくので注意が必要である。アルカリの場合は予後がわるいとされている。

治療● 初期に生理食塩水などでの洗浄を行う。感染に注意が必要である。急性期が過ぎてから再建の手術が必要となる場合がある。

まとめ

- 屈折・調節異常は，眼鏡やコンタクトレンズによる矯正がおもな対処法となる。
- 斜視に対しては，眼位矯正手術が行われる。
- 先天性色覚異常では，色覚異常者にわかりやすい表示など社会の対応が重要となる。
- 麦粒腫は眼瞼の分泌腺の急性化膿性炎症であり，霰粒腫は眼瞼の分泌腺の慢性肉芽腫性炎症である。
- 鼻涙管が閉塞して涙囊に涙液が貯留し，細菌感染をおこすと涙囊炎となる。
- ウイルス性結膜炎では，流行性角結膜炎・咽頭結膜熱・急性出血性結膜炎が代表的である。
- ぶどう膜は血管に富み，炎症をおこしやすい。炎症の部位によって，虹彩炎や脈絡膜炎などに分けられる。
- 糖尿病網膜症は，高血糖によって生じる糖尿病合併症の代表であり，長期間を経て進行する。原疾患のコントロールが大切である。
- 網膜剝離は，網膜色素上皮と視細胞のある層間で網膜がはがれてしまう状態である。視野障害が出現し，視力は低下する。
- 加齢黄斑変性は，失明原因に占める割合が上昇している。
- 白内障は，水晶体の混濁によりおこる。治療は手術療法である。
- 緑内障は，眼圧の上昇によっておこる視神経障害がその本態である。

復習問題

1 次の文章の空欄を埋めなさい。

▶緑内障は（①　　　　）が上昇する疾患である。

▶先天緑内障は（②　　　　）を主訴として受診することが多い。

▶白内障は（③　　　　）が混濁する疾患である。

▶ぶどう膜炎の原因となる3大疾病は，（④　　　　），（⑤　　　　），（⑥　　　　）である。

▶網膜剝離の前駆症状として（⑦　　　　）や（⑧　　　　）がある。

▶鼻涙管閉塞の治療では（⑨　　　　）やシリコンチューブ留置が行われる。

2 〔　〕内の正しい語に丸をつけなさい。

①翼状片は〔 鼻・耳 〕側に発生しやすい。

②近視は〔 凸・凹 〕レンズで矯正する。

③眼窩腫瘍では眼球の〔 陥凹・突出 〕がみられる。

④眼瞼下垂には〔 三叉・動眼・視 〕神経の麻痺を原因とするものがある。

3 眼疾患とその原因について，左右を正しく組み合わせなさい。

①春季カタル・　　・Ⓐクラミジア
②トラコーマ・　　・Ⓑアレルギー
③咽頭結膜熱・　　・Ⓒブドウ球菌
④麦粒腫　・　　・Ⓓアデノウイルス 3型

第3章 患者の看護

A 共通する看護

1 眼疾患患者の看護の基本

眼疾患患者の看護に携《たずさ》わるとき，最も意識しなければならないことは，患者はなんらかの視機能障害をもっているということである。その程度に差はあっても，視機能障害によって身体的にも精神的にも不自由が生じている。このことをふまえたうえでの，看護の基本について以下に述べる。

①環境を整え危険を防止する　眼科の診察室は，使用目的によって，明室と暗室に分かれている。健康な人であっても，明室から暗室に移動しただけで非常に見えにくいと感じるが，眼底検査を目的として散瞳薬を点眼した患者の感じる「見えにくさ」は看護師の想像以上である。また診察室には精密な機械が多く，電源やコードなども障害物となりうる。適切な誘導と声かけを行うとともに，環境の整備にはつねに十分に配慮する。

②検査・処置に対する不安を軽減する　眼科の検査にはさまざまな種類があり，外来で行われるものがほとんどである。そのため，患者は外来部門のなかを移動し，検査機器やほかの患者を目にして不安になることがある。また，検査の前処置によって見え方がかわることで，おどろき，不安を感じることもある。検査や処置は看護師にとって日常の業務であっても，患者にははじめての体験であることを忘れず，その目的や注意事項などは，わかりやすい言葉で十分に説明を行い，不安の軽減に努める。

③看護の対象者の発達段階を理解する　眼科の看護の対象者は，小児から高齢者まで幅広く，同じ検査・治療を行う場合でも説明内容や手技が異なる。小児の場合には，本人の協力がどこまで得られるかを見きわめ，説明は保護者にも行い，理解を得る必要がある。

また高齢者においては，理解力が乏《とぼ》しかったり，理解しているようにみえても，理解の程度が低いこともある。家族に協力を求めたり，理解できるように手段をかえてアプローチを行う。

④継続した看護を行う　医療の制度改革が進むなかで，外来診療の役割が拡大し，入院せずに外来で処置を行う疾患が増えてきている。たとえば，白内障では外来での手術や硝子体注射などが行われている。外来で収集した患者の情報は，スタッフの間で共有したり，入院が必要になった場合には病棟へ引き継ぎを行うといった，外来・病棟にとらわれない患者中心の継続看護を行う。

⑤関連する疾患の理解を深める　糖尿病や高血圧などから眼疾患にいたる場合や，眼疾患をもつ患者がさまざまな慢性疾患をかかえていることもまれではない。まずは，眼科での治療を行うにあたって，同時投与を控えたほうがよい薬剤などを知ることが重要である。そして，関連する疾患の治療状況を把握し，全身的な管理を行い，患者指導を行う。

⑥十分なインフォームドコンセントをはかる　眼科に限ったことではないが，検査・処置・治療においては，十分な説明と患者の理解・同意が必要である。個別性をふまえ，患者の立場になって理解しやすい言葉を用いて説明を行う。そのことにより，信頼関係を確立し，治療が長期に及ぶ患者には精神的な援助を行うことができる。

⑦他職種との連携をはかる　眼科治療に携わる職種には，看護職のほかに医師・視能訓練士・事務職などがおり，互いの役割を認識し合い，連携をもって，よりよい医療の提供に努める。患者の視力障害の程度が進行し，中途失明者となるようなケースにおいては，ケースワーカーとの連絡や，社会的資源の活用のための知識も必要となる。このとき看護師は，患者の精神的な不安や，障害受容の状況を見きわめながら援助を行う必要がある。

2 感染対策

角膜や結膜は外界と接しているため，感染による疾患が比較的多い。代表的なものに流行性角結膜炎があり，ほかには細菌性結膜炎や全眼球炎などがあげられる。

細菌性眼疾患は，患者自身の眼以外の部位の感染が，血行性に移行したものが多く，他者からの感染は少ない。一方，ウイルス性眼疾患は，他者への感染をおこしやすく，看護師がその媒介となることもある。そのため，感染予防にはつねに気をつける必要がある。

①手洗いの励行《れいこう》　擦《さつ》式アルコール手指消毒薬では，アデノウイルスなどに対する効果は低い。感染性疾患の疑いのある患者に接したときは，直接触れた手を流水で洗い流したあと，乾燥させる。

②診察室での取り扱い　感染症の疑いのある患者は，ほかの患者との接触を極力控えさせて，優先的に診療を行う。患者には，眼に直接触れないように説明し，涙などはティッシュペーパーでふき取り，捨てるように説明する。診察後は0.05～0.1％の次亜塩素酸ナトリウム水溶液や80％以上のエタノー

ルで徹底した環境整備を行い，二次感染の予防に努める。

③器具の取り扱い　使用した器械・器材は，流水で洗浄が可能なものは十分洗い流し，消毒薬につけて消毒する。ディスポーザブル製品で代用できるものは，すべてそれらを使用する。

B 症状に対する看護

眼疾患から引きおこされる症状は多種多様であり，その主症状および随伴症状と疾患との関連を理解することにより，スムーズな診療の補助と，適切な患者介助を行うことができる。

1 視機能に関する症状の看護

1 視力障害

急激な視力障害か，徐々におきたものか，あるいは両眼か片眼かなどにより，介助の方法もかわってくるため，患者から十分な情報を得たうえで対応にあたる。生まれたときあるいは若いころから視力障害がある患者は，見えない生活に順応し，誘導や介助されることに慣れている。一方，正常な視力をもった生活の途中で視力障害をきたした患者は，日常生活もままならない状況となる。誘導や介助されることに慣れていないため，歩行することすら，物にぶつからないかという恐怖感が先にたつ。患者の状況を十分に配慮し，適切な誘導と危険防止に努める。

2 視野障害

視野障害は網膜疾患，視神経・視路疾患，緑内障でおこる。見えている部分の視力がよくても，視野に入るまでは物を認識できないため，視力障害とは異なった危険を伴う。看護にあたっては，患者の視野に入って対応することや危険防止に努め，適切な誘導と診療の介助を行うようにする。

3 夜盲《やもう》

網膜色素変性症や糖尿病網膜症などの網膜疾患において，暗い所での見えにくさを訴えることが多い。暗室での診察や，夜間の危険防止に十分配慮し，適切な誘導と援助を行う。なお，ビタミンA欠乏による夜盲は，現在ではまれである。

4 羞明《しゅうめい》

角膜炎や虹彩毛様体炎，白内障初期や緑内障の患者が羞明を訴える。ロービジョン者の多くは羞明による苦痛を訴えることが多く，まぶしいという症状はADLを妨げる大きな原因となっている。光量の調節を行うため，サングラスの使用やカーテンによる遮光《しゃこう》，照明の調整などを行う。一過性の炎症による症状の場合は，治療の継続ができるように援助する。なお，散瞳《さんどう》薬の点眼を行う場合は，点眼前に十分な説明を行い，同意を得る必要がある。

5 飛蚊症《ひぶんしょう》

目の前に小さな虫が飛んでいるように見える状態で，硝子体の混濁が網膜に影を映すためにおこる。網膜剝離などの網膜疾患の初期症状として出現することもあり，医師による経過観察の必要性を指導する。なお，健康な人でも生理的に出現する場合があり，不快感を訴えるが，その場合は心配ないことを説明し，不安の軽減に努める。

6 複視《ふくし》

複視は眼筋の麻痺《まひ》などによってみられることが多い。患者は常時酩酊《めいてい》状態にあるような感覚で，非常に苦痛である。片眼帯により消失するような場合は片眼帯を装用し，誘導や介助による危険防止に努める。まれに，頭蓋内病変により出現することがあり，脳外科へ診察の依頼を行う場合もある。原因検索のため，頭部CTを撮影する場合は，適切な検査の説明を行い，不安を増強させないように配慮する。

2 その他の症状の看護

1 眼痛

眼痛はさまざまな疾患で出現し，表面痛と深部痛に大別される。

表面痛● ①**角膜および結膜異物**　金属片飛入など，異物が角結膜の表面や結膜嚢《のう》内に入ることによっておこる。異物飛入直後より，チクチクした痛みとゴロゴロした異物感，刺激による流涙を伴う。異物の除去が必要となるため，経過をよく聴取して異物がなんであるかを特定する。その種類によって，洗眼や異物針による除去が必要となり，その準備と介助を適切に行っていく。眼痛のために開眼困難な場合もあり，適宜，誘導と一般状態の観察に努める。

②**角膜潰瘍《かいよう》**　眼痛と羞明(まぶしい感じ)，それに伴う流涙がある。原因検索のため，細菌培養や採血を行うことが多く，適切な検査および診療の介助を行う。経過をきちんと見ていく必要があり，内服や点眼の必要性を確実に説明し，感染防止についても生活指導を行い理解を得る。

③**コンタクトレンズによるトラブル**　コンタクトレンズ使用者が眼痛を訴えて来院した場合，コンタクトレンズによる角膜上皮障害の可能性が高い。コンタクトレンズの使用方法をまもらずに，コンタクトレンズが外れなくなったり，激痛を訴える場合もある。適切な誘導を行い，スムーズに診療できるように介助する。

診療後は，圧迫眼帯による局部の安静の必要性や，時間が経過しないと治らないことを説明する。眼障害を繰り返さないために，コンタクトレンズの種類や装用状況，コンタクトレンズケアの方法について確認を行い，適切な患者指導を行って，再発を防止する。

④**化学腐食《ふしょく》**　おもに薬剤や洗剤が誤って目に入ることでおこる。アルカ

リ性のものは組織への浸潤が速いため重症になりやすい。いずれの場合にも，すみやかな洗眼が必要となる。患者は動揺している場合が多く，落ち着くように声かけを行い，処置の準備および介助を行う。

深部痛　**①急性緑内障発作**　急性緑内障の症状は，眼痛のほかに頭痛，吐きけ・嘔吐《おうと》などを伴うため，頭蓋内疾患や急性腹症を疑われ，対応が遅れることがある。患者は激しい苦痛を訴え，起き上がることもできない状態であることが多い。看護師は，患者の苦痛の軽減に努めるとともに，全身的な観察を行い，点眼・点滴・レーザー治療などの処置がすみやかに行われるように援助する。

②ぶどう膜炎　激しい眼痛と充血，視力障害，羞明などを訴える。原因はさまざまであるが，眼痛と視力低下のために独歩もままならないこともある。ステロイド薬の点眼や結膜下注射などの処置が必要となるため，処置の準備と患者誘導を適切に行う。

③眼内炎　眼痛のほかに霧視《むし》による視力低下，結膜充血などを伴う。眼内で細菌が増殖した状態で，入院による治療が必要となる。原因の特定のために，手術の既往や全身的な疾患の有無など，既往歴の聴取を行い，発熱がないかなど，全身状態にも留意する。

④穿孔《せんこう》性眼外傷　針金や木の枝が眼球に刺さるなど，眼球自体に穿孔創を伴うもので，創の大きさや深さなどにより予後が大きく異なる。重症であっても，眼痛は軽度の場合が多い。早期に治療が必要であり，緊急手術も考慮に入れて対処する。二次感染予防のため，患者に対して，手指で眼に触れたり，ハンカチなどで押さえたりしないように説明する。入院に必要な患者情報の聴取をすみやかに行い，一般状態の観察と診療の介助にあたる。

その他の感染性疾患による眼痛　麦粒腫《ばくりゅうしゅ》や涙嚢炎，眼窩蜂巣《ほうそう》炎などの化膿性の疾患では，患者は眼全体の強い痛みを訴えることが多い。どの部位が痛いかを的確に聴取し，診療・処置の介助にあたる。

2 充血

感染症による充血　眼脂《がんし》を伴う充血の場合，細菌やウイルスの感染によるものが多い。ウイルス感染では流涙を伴う。流行性角結膜炎の場合，病原ウイルスの感染性が強いため，十分な感染防止策が必要であり，患者の診療にあたっては十分配慮する。急性出血性結膜炎では，全体的な充血と点状の球結膜下出血の両方を伴う。

アレルギーによる充血　充血に瘙痒《そうよう》感・眼脂を伴う。両眼に発症し，季節との関連が深いことが多い。かゆみのため眼を強くこすることにより，症状が悪化するので，こすらないように説明する必要がある。

結膜下出血　結膜に限局して血液が貯留したもので，外見上目だつため，患者は不安を訴えることが多い。とくに異常を伴わないものは１週間くらいで消失することを説明し，不安の軽減に努める。

3 眼脂

水様性眼脂 ウイルスによるものが多く，起床時，眼脂によって開眼困難となることもある。感染防止策が必要となる。ほかに，薬傷・急性アレルギー・外傷の場合にもみられる。点眼治療に伴い，点眼の指導を行う。

粘液性眼脂 糸状で純白の眼脂がみられる。感染症では少なく，アレルギーや乾性角結膜炎に多い。点眼治療を行うが，乾性角結膜炎では目が乾いていると感じたときに，点眼してよいことを説明する。

粘液膿性眼脂 急性感染性結膜炎に多く，黄緑色の眼脂が出現する。インフルエンザ菌や肺炎球菌によるものが考えられ，乳幼児の感冒に引きつづいておこる場合が多い。点眼治療が必要であり，乳幼児が対象の場合，保護者に点眼指導を行う。

4 流涙

流涙は角膜疾患や涙小管疾患に多い。処置として涙囊洗浄や涙管ブジーを定期的に施行する場合は，苦痛を伴うので十分な点眼麻酔を行う。流涙は清潔なティッシュペーパーなどでふくように指導し，二次感染の防止に努める。

5 瘙痒感《そうよう》

瘙痒感は，アレルギー性結膜炎やドライアイで出現するが，ウイルス性結膜炎や手術後の炎症でも出現するので注意する。出現の時期やアレルギーの有無を聴取する。眼をこすりすぎると，角膜を傷つけたりすることを説明し，注意を促す。冷罨法も効果があることを説明する。

C 診察・検査を受ける患者の看護

眼科の診療は，必要に応じて明室と暗室で行われ，使用される器械は精密なものが多く，器材はサイズが小さくて精巧なものが多い。

明室と暗室の区分 ①**明室での診療** 視力検査・色覚検査・眼圧測定・各種処置・その他

②**暗室での診療** 眼底検査・細隙灯《さいげきとう》顕微鏡検査・圧平眼圧測定・超音波検査・視野検査・蛍光眼底造影検査・網膜電図検査・レーザー光凝固など

使用される器材・器械 ①**器材** 点眼薬・眼軟膏《なんこう》・フルオレセイン試験紙・ふき綿・ガーゼ・眼帯・絆創膏《ばんそうこう》・洗眼びん・受水器・硝子《しょうし》棒・開瞼《かいけん》器・デマル開瞼鉤《こう》・睫毛鑷子《しょうもうせっし》・デリケート眼科剪刀《せんとう》・結紮《けっさつ》鑷子・角膜鑷子・涙洗針・凸レンズなど

②**器械** 細隙灯顕微鏡・ゴールドマン圧平式眼圧計・非接触式眼圧計・直像鏡・倒像鏡・双眼倒像鏡・スペキュラマイクロスコープ・レフラクトメータ・ケラトメータ・近点距離計・大型弱視鏡・視野計・眼底カメラ・ヘルテル眼球突出計・超音波検査器・網膜電位記録装置など

1 診察時の看護

環境の整備● 診療に使用される器械には電気光学機器が多い。それらにぶつかったり，コードにつまずいたりしないように整備する。また，器械類は精密なものが多いため，取り扱いは慎重に行い，ほこりなどが入らないように清潔の保持に努める。

レンズの洗浄● レンズ類で，直接患者に触れたものは，少量の洗剤でよごれを落とし，よく水洗いしたあと，無水エタノールを浸した脱脂綿で清拭し，完全に乾燥させる。そのほかのレンズはレンズ部分を直接手で触れないように注意し，よごれている部分は同様に洗浄を行う。アルコール綿などの消毒用エタノールの使用は，レンズが傷つくため厳禁である。

器材の消毒● 鑷子や開瞼器などの器材は，使用後，消毒液に一定時間つけおき，洗浄を行う。つくりが精巧なものが多いため，ていねいに取り扱い，鑷子類のかみ合わせなどに不都合がないか確認する。なお，長時間の消毒液へのつけおきは腐食の原因となるため，注意する。

■患者の誘導

基本的誘導方法● 暗室内ではとくに見えにくくなるため，患者に十分に注意をよびかけ，適切な誘導を行う。患者に自分が看護師であることを伝え，患者の片手をとって，腕あるいは肩につかまらせ，患者の半歩前を歩くようにする(➡図3-1-a)。暗室内ではとくに見えにくくなるため，患者に十分に注意をよびかけ，適切な誘導を行う。

進行方向をかえるときや階段・段差では，事前に「右へ曲がります」「段

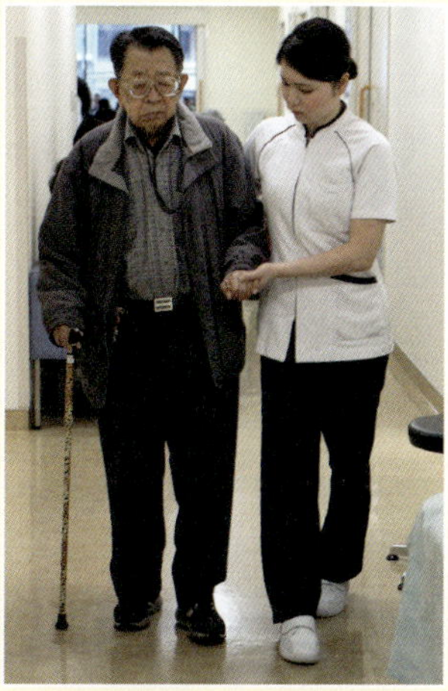

a. 片手をとって半歩前を歩く

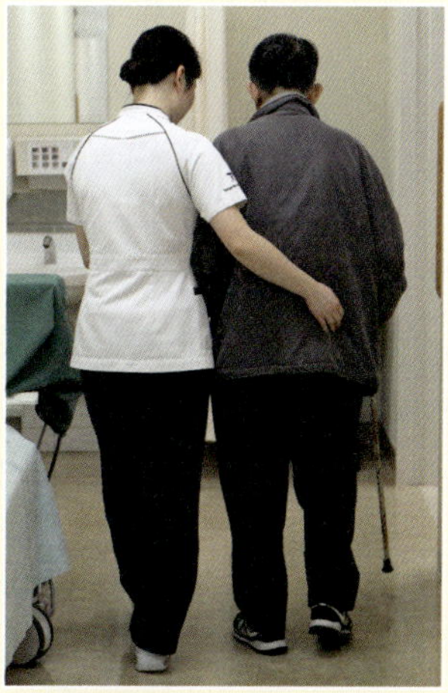

b. 腰部を支えて歩行を介助する

➡図3-1　患者の誘導方法の例

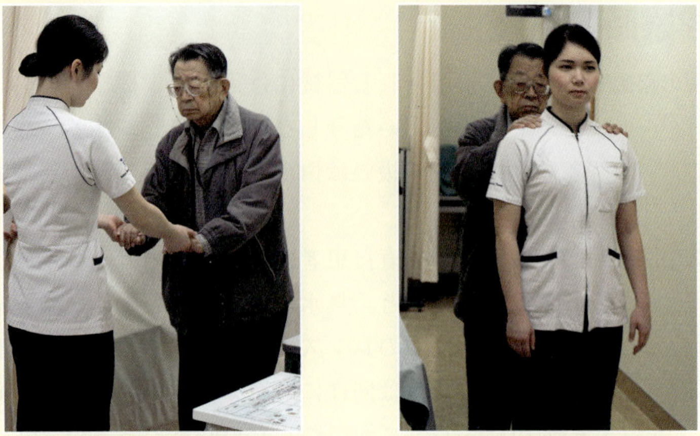

a. 前から手をとる場合　　b. 肩につかまらせる場合

図 3-2　狭い場所での患者の誘導

差を上がります」などと具体的に指示を行う。狭い場所での誘導は，前から患者の手をとって看護師が後ろ向きに歩くか，両肩に後ろからつかまってもらい前向きに歩く(図 3-2)。

椅子やベッドへの誘導● 患者の手をとって，椅子の肘掛けやベッドの背もたれなどを触らせ，位置を確認してもらい，座るまでそばを離れない。ベッドに仰臥位になるときは，同様にベッドに触れて幅を確認してもらい，頭の方向や踏み台の位置などを指示したのち，介助しながら側臥位から仰臥位へと移動させる。

■患者の介助

高齢者の介助● 高齢者の介助の方法は，視力障害の程度や，耳が不自由でないか，杖を使っているかなどの身体的状況，また理解力の程度によって左右される。説明は大きな声で，はっきりと行うことが大切である。

歩行の介助を行うときは，必要に応じて片手で患者の手を持ち，もう一方の手で患者の腰部を支えて介助を行う(図 3-1-b)。検査や診療時の移動では危険防止に努め，医師や検査技師にも患者の状況を伝えて連携をはかる。

乳幼児の診療の介助● 検査や処置のために，一時的に体動を抑制することがある。事前にその必要性と内容を保護者に十分に伝え，同意を得てから行う。

強く泣いてしまうと嘔吐する場合があるため，診察前の1時間くらいは飲食を控えるように説明する。また，乳児の場合は泣くことにより呼吸状態がわるくなり，チアノーゼをおこすこともあるため注意を要する。

スムーズな検査や診察ができるよう，音の出るおもちゃで注意を引きつけたり愛称で呼ぶなどして，なるべく泣かせないようにする。

①**診察室で行う場合**　看護師と医師が向かい合って座り，患児の頭を医師の膝にのせ，看護師の両手で患児の頭部をはさむようにして固定する(図

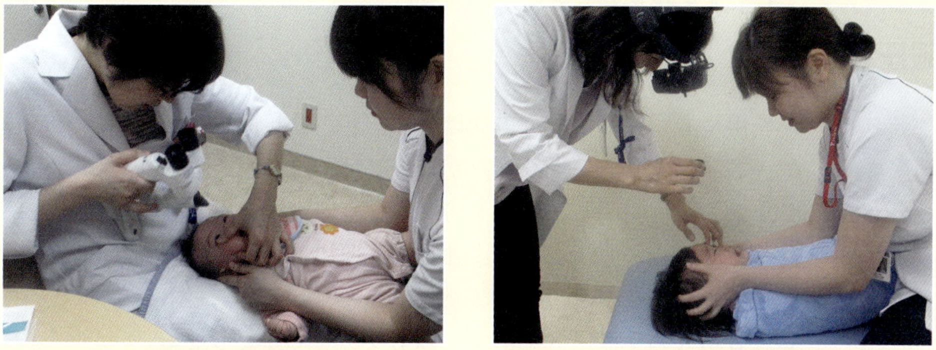

a. 診察室での検査の介助　　b. ベッドでの検査の介助

図 3-3　乳幼児の診療の介助

3-3-a)。

②**ベッドを用いる場合**　ベッドに寝かせて，バスタオルや抑制帯を用いて四肢をくるむ。頭部を両手で押さえ，バスタオルごと両肘でかかえ込むようにして固定する(図 3-3-b)。

2 検査時の看護

眼科は検査の種類が多いため，説明や声かけを十分に行い，患者の確認はフルネームで名のってもらい行う。また，気分不快がないかなどの一般状態の観察を忘れてはならない。

1 視力検査

視力表から5mの位置に，視力表に向かってまっすぐに座らせ，顎《あご》を上げたり目を細めたりしないように注意する。片眼を遮閉《しゃへい》し，一眼ずつ，視標を1つずつ示して検査を行う。一般的に，9歳以下の子どもには「字ひとつ視力」を用いる。子どもの場合，集中力が持続しないので段取りよく行う。

裸眼《らがん》視力の測定は容易であるが，そのほかの視力検査には専門の知識が必要となる。視力検査は体調や主観などによって値が変動することを理解して行う。

2 視野検査

暗室で，顎台《がくだい》に顎をのせて患者の頭部を固定し，一眼に眼帯をして行われる。視野計を用いた検査は，1回に30〜40分を要する。患者の体調や集中力，練習効果などによって測定誤差が生じることを認識したうえで検査を行う。脳疾患や神経疾患などとも関連が深い検査であり，これらの疾患の疑いのある患者の場合には，全身的な観察が必要となる。検査中，固視や頭部の固定が困難な場合は介助し，検査が終わるまであとどれくらいか，具体的な説明を行いながら検査を進めるとよい。

3 眼圧検査

使用する器械によって方法は異なるが，直接眼球に測定具をあてる方法では，事前に，麻酔により痛みがないこと，まばたきをしないこと，目を動かさないことを説明し，同意を得てから点眼麻酔を行う。指などを使い固視させると，検査が容易となる。非接触式眼圧計で測定する場合は，痛みはなくてもいきなり音とともに空気が目にあたり，驚くこともあるので，あらかじめ患者本人の手に空気をあててみるなどして安心させる。

小児の眼圧測定では，泣くことにより眼圧が高値となるので，測定時に眠くなるように時間を調整し，眠っている間に測定するなど，保護者の協力が必要となる。不可能な場合には，薬剤を使用して眠った状態で測定する。

4 細隙灯顕微鏡検査

顕微鏡をはさんで，医師と対座した状態で検査が行われる。暗室内で行われるため，椅子までの移動は危険防止に努め，誘導を行う。顎台と額《ひたい》あてに顔を固定し，医師の指示どおりにするように声かけを行う。小児の場合は，身長が低いため，立位のまま診察を行う場合もある。診察後，顎台と額あてはアルコール綿でふき，清潔の保持に努める。

5 眼底検査

散瞳《さんどう》薬を点眼し，散瞳を確認してから暗室内で行われる。強い光を目にあてて行うため，非常にまぶしく，医師の指示に従い固視することがむずかしい。顔をそむけたりしないように声かけを行って協力を得る。散瞳薬を点眼するにあたり，アレルギーの有無を聴取する。点眼後散瞳するまで30〜40分の時間を要し，4〜5時間は効果が持続するため，その間は物が見えにくく，車の運転は不可能となること，階段の昇降にも注意が必要なことを説明する(➲ 図3-4)。また，散瞳には個人差があり，糖尿病網膜症やぶどう膜炎の患者は散瞳しにくいため，散瞳の確認はきちんと行うようにする。

6 涙液分泌検査

涙液の分泌を測定し，ドライアイやシェーグレン症候群などの診断を行う。涙液量は環境などの要因により変動しやすいので，繰り返し検査することによって涙液量の傾向を的確にとらえることができる。

シルマー法● 試験紙を両眼の下眼瞼にのせるようにして，先端部を結膜嚢に入れる。試験紙が角膜に触れないように，やや上目使いになるように目標を設定する。検査終了までの5分間はまばたきは自由とし，開瞼状態を保持してもらう。時間が長いので患者にリラックスしてもらい，「あと何分で終わります」な

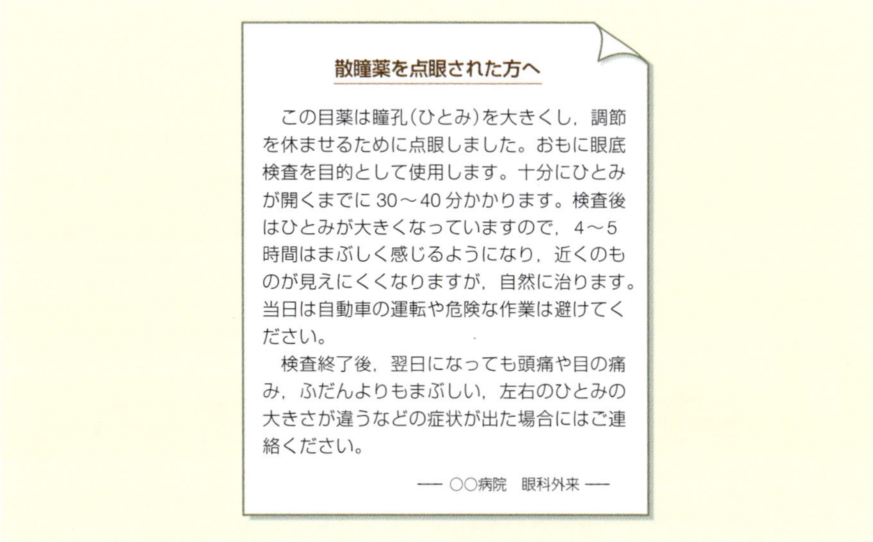

散瞳薬を点眼された方へ

この目薬は瞳孔(ひとみ)を大きくし，調節を休ませるために点眼しました。おもに眼底検査を目的として使用します。十分にひとみが開くまでに 30～40 分かかります。検査後はひとみが大きくなっていますので，4～5 時間はまぶしく感じるようになり，近くのものが見えにくくなりますが，自然に治ります。当日は自動車の運転や危険な作業は避けてください。

検査終了後，翌日になっても頭痛や目の痛み，ふだんよりもまぶしい，左右のひとみの大きさが違うなどの症状が出た場合にはご連絡ください。

── ○○病院　眼科外来 ──

図 3-4　散瞳薬を点眼した患者へのパンフレットの例

どの声かけを行うとよい。正常は 10～30 mm で，異常は 5 mm 以下である。

綿糸法　片眼ずつ，検査糸の先端 3 mm の折り目を下眼瞼の結膜嚢に入れ，15 秒で外す。10 mm 以下が異常である。シルマー法と比較すると時間も短く，患者の負担が少ない。時間は正確に測定する。

7 蛍光眼底造影検査・デジタル眼底検査

蛍光眼底造影検査は，蛍光物質であるフルオレセインナトリウムを静脈内注射し，網膜・脈絡膜の血管を造影する，眼底疾患の診断と経過観察には不可欠な検査である。デジタル眼底検査は，インドシアニングリーンを静脈内注射し，脈絡膜循環の観察や脈絡膜新生血管の検出を目的として行われる。施行前後の注意点について，以下に述べる。

(1) 施行前に検査の目的や必要性について，医師より説明してもらい，患者の同意を得る。
(2) 散瞳薬を点眼し，十分に散瞳しているか確認する。
(3) アレルギーの有無と既往歴を確認し，気分不快がないか観察を行ってから，血圧を測定する。

①フルオレセインナトリウムを使用する場合
- 腎疾患や透析中の患者は，内科医と連絡をとり，許可を得てから行う。
- 検査後は皮膚が黄染したり尿が黄色くなるが心配ないということを，あらかじめ患者に説明しておく。

②インドシアニングリーンを使用する場合
- ヨードアレルギーと甲状腺疾患の有無を必ず確認する。

・検査時に少量の薬液を静脈内に注入した時点で，患者の一般状態の観察を行い，副作用の有無を確認する。

(6) 被験者の5〜20％ に，吐きけ・嘔吐《おうと》，冷感，蕁麻疹《じんましん》，ショックなどの副作用がおこると報告されている。緊張のための気分不快や副作用などを考慮し，声かけや一般状態の観察を行って，異常の早期発見に努める。また救急時の対応について，準備・点検をしておく。

(7) 検査は暗室で行われるため，危険防止に努める。

D 治療・処置を受ける患者の看護

1 処置・小手術時の看護

どのような処置を行うにしても，施行前に医師から患者に対して，処置の目的・必要性・手技について十分に説明を行う。看護師は適切な準備と介助，そして患者の苦痛や不安の軽減に努める。

1 洗眼

目的● 処置・手術前の消毒，異物の除去。

必要物品● 洗眼液(生理食塩水)，消毒液(0.05% グルコン酸クロルヘキシジンなど)，洗眼びん，受水器，滅菌ふき綿。

手順とポイント● (1) 受水器を患者の頰部にしっかりと固定し，洗眼液がこぼれないようにする(➡ 図 3-5)。臥位で行うときは頭部下にビニールを敷き，座位で行うときは患者にタオルを持たせる。

留意点 感染防止のため，次の点に注意する。

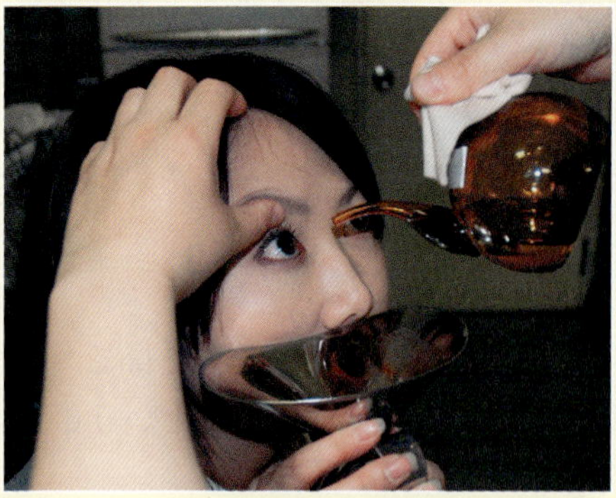

a. 座位での洗眼法

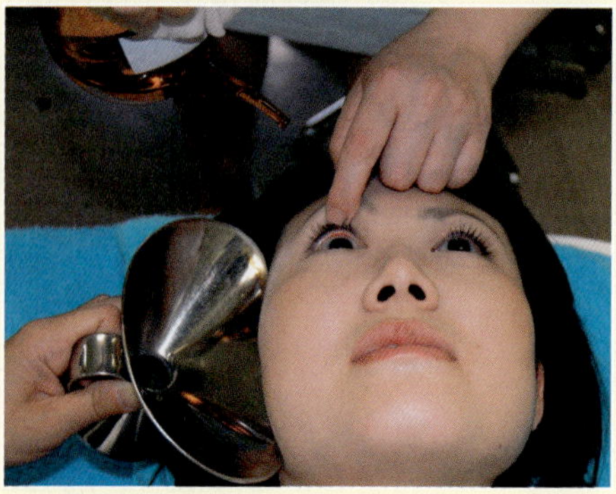

b. 仰臥位での洗眼法

➡ 図 3-5 洗眼法

- 施行前に手洗いを行う。洗眼びんの口先が患者に触れないようにする。
- 洗眼時に患部に触れる手と，洗眼びんを扱う手は最後まで区別する。
- 受水器は使用ごとに消毒する。

(2) 洗眼は，主として結膜に洗眼液があたるように行い，眼瞼《がんけん》も反転(翻転)させて洗浄する。角膜は敏感であるため，間接的に洗浄する。

(3) 洗眼液の温度は体温程度が望ましい。使用直前に看護師の手背にそそぎ，温度を確認する。

(4) 異物が誤って眼に入った場合の洗眼は，1～2Lの生理食塩水を用いて，洗浄を行う。

2 点眼

目的● 局所的治療，または検査の前処置。

必要物品● 点眼液，滅菌ふき綿。

手順とポイント● (1) 手指衛生を行い，利き手に点眼液，反対の手に滅菌ふき綿を持つ。

(2) 患者に上を向かせる。右手の人さし指で下眼瞼を軽く下げて，左手に持った滅菌ふき綿で下眼瞼を押さえながら，右手で結膜に点眼液を1滴滴下する(➲ 図3-6-a)。

留意点 点眼薬の容器の先が睫《しょうもう》毛や下眼瞼に触れないように注意する。2種類以上の点眼を行う際には，5分以上の間隔をあける。

(3) 点眼後は，滅菌ふき綿で余分な点眼液をふき取り，涙嚢部を軽く圧迫し，涙小管内への流出を最小限にする。

(4) 剤型の異なる点眼薬を数種類点眼する場合は，水溶性点眼薬→懸濁《けんだく》性点眼薬→油性点眼薬→眼軟膏の順に行う。

(5) 点眼薬容器に開封日を記入し，使用期限内に使用するように診察室や薬品棚の点検を行う。

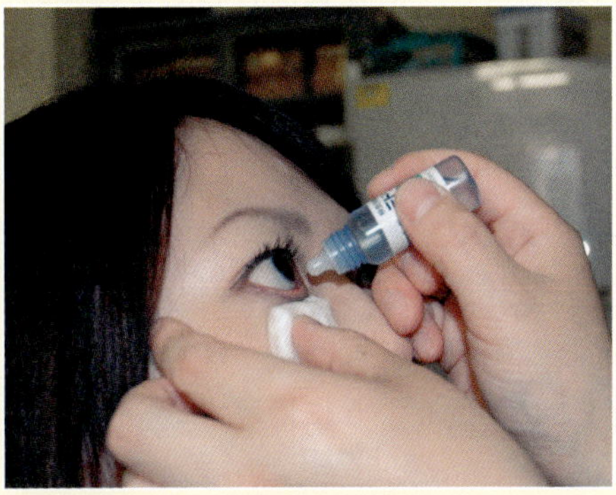

a. 点眼液の点眼

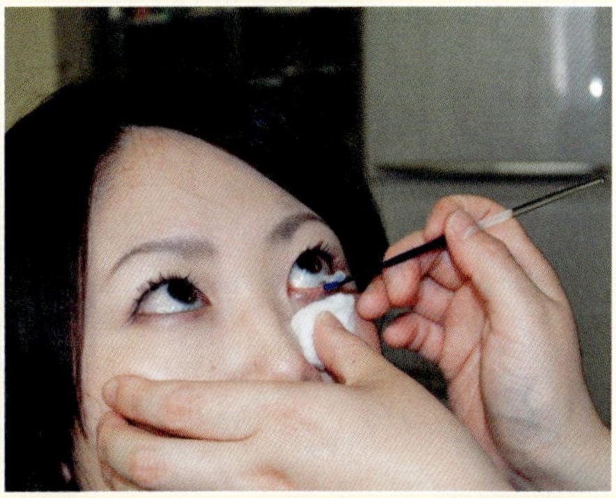

b. 眼軟膏の点入

➲ 図3-6　点眼法

効果的な目薬のさし方

1. 下まぶたを下に引き，容器の先がまぶたのふちやまつげに触れないように1滴点眼します。
2. 目がしらを押さえ，1～5分間目を閉じます。

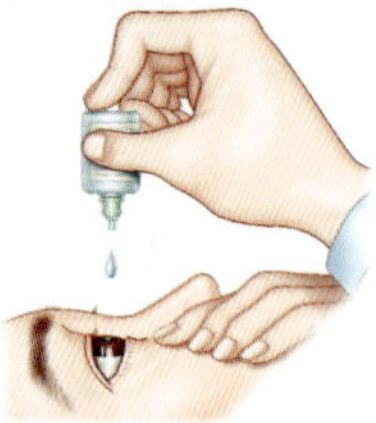

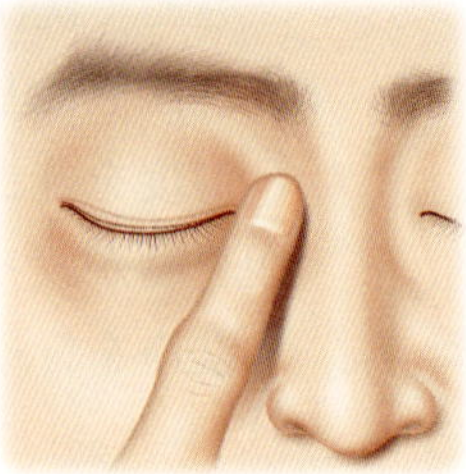

★他人の目薬や古くなったものは使用しないでください。
★手を石けんと流水でよく洗ってください。
★決められた点眼滴数と回数をまもってください。
★2種類以上の目薬を使用する場合，間隔を5分以上空けてください。
★保存方法をまもってください。
★使用前に振って使うものは，よく振ってください。

➲ 図3-7　点眼指導のためのリーフレット

留意点　アトロピン点眼薬は，おもに小児の屈折検査に用いられるが，劇薬のため，発熱や顔面紅潮などの症状が出現する場合がある。点眼の前に保護者を含めて十分な説明を行い，症状の出現時には連絡をしてもらうようにする。

点眼指導●　指導の際は，パンフレットやリーフレットを用いて説明を行うと，よりよい理解を得ることができる(➲ 図3-7)。

(1) 点眼薬は1滴で0.03～0.07 mLであり，結膜嚢で保持できる量は約0.03 mLといわれている。滴下数は1滴でよいこと，1日の点眼回数をまもることを説明する。回数は患者の生活様式に合わせて具体的に指導する。
(2) 2種類以上の点眼薬を行うときは，5分以上の間隔を空けて，順番は医師の指示どおりにする。
(3) 点眼前によく振る必要のある点眼薬や，溶解して使用する点眼薬の場合は，使用方法についてよく説明を行う。
(4) 保存方法は，遮光・冷所保存などの指示に従うように説明する。
(5) 点眼薬は自分専用とし，清潔に取り扱うように指導する。

3 眼軟膏点入

目的●　局所的治療。

必要物品● 眼軟膏《なんこう》，硝子《しょうし》棒，滅菌ふき綿。

看護のポイント● (1) 硝子棒の先に軟膏をつけ，点眼時と同様に準備する。

(2) 下眼瞼を下に引いてそこに硝子棒を水平に動かして入れる(➲ 図3-6-b)。硝子棒を使わないときは，下眼瞼にチューブの先が触れないように注入する。

(3) 施行後，視界がぼやけて見えるため，眼の上から軽くマッサージを行うとよい。

4 眼帯貼用

目的● 手術後の感染防止，眼の安静の保持，眼の保護。

必要物品● 眼帯(ガーゼ眼帯・金属眼帯・メパッチ®など)，紙絆創膏《ばんそうこう》(必要時)。

看護のポイント● (1) 眼帯貼用時に，目的や必要性，貼用期間について説明を行う。

(2) 眼帯により片眼をおおうことになり，視野が狭くなったり，立体感覚が低下するため，歩行の状況や行動に注意し，危険防止に努める。

5 結膜下注射

目的● 結膜下に直接注射することで，薬剤を結膜内に十分移行させ，治療する。

必要物品● 1 mL 注射器，27 G 注射針，開瞼《かいけん》器，注射薬，点眼麻酔薬，滅菌ふき綿。

看護のポイント● (1) 施行中は一点を固視してもらい，眼を動かさないように介助する。

(2) 施行後，まれに結膜下出血をおこす場合もあるが，1 週間くらいで消失することを説明する。

6 硝子体注射

目的● 顕微鏡下で薬剤を硝子体内に注射し，治療する。

必要物品● キャリパー，無鉤鑷子《むこうせっし》，開瞼器，1 mL 注射器，30 G 注射針，0.05%グルコン酸クロルヘキシジン綿球，局所麻酔薬，滅菌ドレープ，滅菌手袋，洗眼用具一式。

看護のポイント● (1) ドレープの使用時には，患者が息苦しくないように配慮する。

(2) 施行中は一点を固視してもらい，眼を動かさないように介助する。

7 麦粒腫・霰粒腫切開

目的● 麦粒腫・霰粒腫の除去。

必要物品● 角板，鋭匙《えいひ》，挟瞼《きょうけん》器，メス(尖刃・メス柄)，モスキートペアン，2.5 mL 注射器，27 G 注射針，洗眼用具一式，ガーゼ，局所麻酔薬，滅菌《めっきん》手袋，0.05%グルコン酸クロルヘキシジン綿球，穴布，眼帯，滅菌ふき綿・抗菌薬眼軟膏。

看護のポイント● (1) 穴布を使用するため，患者の訴えが聴取しにくくなる。施行前に，なにかあったら手を上げるように説明する。

(2) 施行中は緊張することが多いので，声かけや一般状態の観察に努める。

(3) 施行後は片眼帯となるため，階段などに気をつけるように説明し，車の運転やスポーツなどは禁止する。
(4) 感染防止のため，当日の洗顔は禁止し，眼帯は翌日まで外さないように説明する。

8 涙囊洗浄・涙管ブジー

目的● 涙囊内の膿・粘液の排出，鼻涙管の通過障害の確認。

必要物品● 涙洗針(曲・直)，2 mL 注射器，生理食塩水，涙管ブジー，涙点拡張針，点眼麻酔薬，滅菌ふき綿。

看護のポイント● (1) 施行前に点眼麻酔を行うが，処置中に痛みを伴う場合もある。適宜，声かけを行い緊張の緩和に努める。
(2) 施行後，軽度の血性流涙や鼻出血がみられることもあるが，一過性の出血であることを説明する。

9 レーザー光凝固

目的● レーザー光線は，種類によって光線を吸収する組織が異なる。光線により発生する熱で組織を凝固させて治療する。

必要物品● ゴールドマン三面鏡，角膜保護剤，点眼麻酔薬，滅菌ふき綿。

看護のポイント● (1) 頭部は固定用バンドで固定するが，不安定な場合は看護師が介助する。
(2) 医師の指示する方向を両眼で見るように説明する。
(3) 施行時間が長引いた場合，患者が疲労するので，一般状態の観察に努め，治療を継続できるように励ます。
(4) 施行後に，眼痛や霧視《むし》を訴えた場合は，安静臥床させて様子を観察する。
(5) 糖尿病網膜症の治療として行う場合，数回に分けて実施されることが多い。光凝固治療をきちんと受けているかによって予後を左右されることもあるため，継続した治療の必要性について指導を行う。
(6) 加齢黄斑変性の治療で，光線力学療法としてレーザーを照射することがある。施行後は強い光線を浴びることが禁忌となるため，注意を促し，6 日間はサングラスを使用するように指導を行う。

2 眼鏡・コンタクトレンズに関する看護

視力を矯正《きょうせい》する手段として，眼鏡やコンタクトレンズが使用されるが，それぞれに長所・短所がある。患者の社会的背景・生活様式などを聞きとりいずれを選択するか，併用するかなどを医師が提案する。

眼鏡● (1) 眼鏡は装用練習後，処方箋《しょほうせん》を用いて眼鏡店などでつくることができる。
(2) 着脱が容易で，プリズム・調光・遮光などを加えやすい。
(3) 近視では対象が実際よりも小さく見え，遠視では大きく見えるため，眼精疲労をきたしやすい。

(4) コンタクトレンズよりも視野が狭くなりやすい。
(5) 矯正眼鏡のほかに，紫外線や異物から眼をまもる保護眼鏡がある。

コンタクトレンズ
(1) コンタクトレンズは基本的に処方箋がなく，実際に装用して合わせる。
(2) 一般的に眼鏡の矯正度数よりも，近視では弱く，遠視では強くなる。
(3) コンタクトレンズは基本的に異物であるため，角膜障害をきたす場合もある。
(4) 長期装用によって眼瞼下垂を発症することがある。

E 眼疾患患者の看護

1 白内障患者の看護

白内障は加齢によるものが大半であり，高齢社会を背景に眼科で最も多く手術を行う疾患である。したがって，眼科手術看護の基本となる疾患といえる。薬物治療として点眼薬や内服薬があるが，これらは進行を抑制するだけで，根本的治療は手術となる。

近年，手術方法の目ざましい進歩により，手術侵襲の少ない安全性の高い手術が可能となった。手術の適応は拡大し，入院を必要としない日帰り手術を行う施設も多い。

入院の適応は，眼合併症はないか，ほかの慢性疾患で治療を受けているか，また患者の希望によっても異なる。15～20分程度で終わる手術とはいえ，患者に与えるストレスは大きい。慢性疾患の悪化や認知症の症状の出現などを引きおこすこともあるため，患者に合わせた手術様式を選択することが大切となる。

情報収集のポイント
(1) 視力障害の程度
(2) 慢性疾患の有無と治療の状況
(3) 身体的な加齢性機能障害の有無
(4) 家族の協力体制

看護目標
(1) 入院，手術による環境の変化への適応をはかる。
(2) 手術後合併症の予防をはかる。
(3) 身体的・精神的な負担を最小限にする。

看護の実際
①入院における看護
(1) 入院および手術のオリエンテーション：病棟内の構造や当日の日程について説明を行う（➡表3-1）。患者の理解力に合わせて，必要に応じて家族を交えて行う。質問しやすい雰囲気をつくるなどして，緊張の緩和に努める。手術についてはパンフレットやクリニカルパスを用い，わかりやすい言葉で説明して理解を得る。患者の個別性に合わせて行うように

表 3-1 白内障術前オリエンテーションの内容

手術前の説明
• 手術 3 日前から感染防止を目的として抗菌薬の点眼を行うこと • 散瞳薬の点眼を行うこと • 手術前投薬として点滴や注射を行う場合があること • 食事は手術前 1 食が禁食となること • 手術衣の着用の仕方と準備 • 手術の開始時刻
手術後の説明
• 手術後 2 時間は床上安静の必要があること • 手術後の食事は通常であること • 洗顔・入浴・洗髪は，医師の指示が得られるまで不可能であること • 手術後に点眼・内服薬が投与されることと，その必要性

努力する。

(2) 手術後の危険防止：手術後は片眼帯となるため，平衡感覚が変化したり視野が狭くなり，思わぬ転倒事故などがおこる可能性がある。看護師は患者の状態を十分に把握し，危険防止に努める必要がある。

(3) 手術後合併症の予防：慢性疾患をかかえる患者には，全身的な観察を手術前・手術後を通して行う。眼合併症に対しては眼症状の観察はもちろんのこと，確実な点眼と内服により予防をはかる。患者の状況をみて点眼指導を行い，退院後の生活に備える。

②日帰り(外来)手術について ➲表 3-2 に示すように，基本的な診察の形態は入院・日帰り手術に大差はない。自己管理能力のある患者には，入院することによるさまざまな負担がないぶん，有益な方法である。基本的な看護は入院手術と同様であるが，とくに留意する点について以下に述べる。

(1) 外来診療中に疾患や手術についての理解を得なければならない。十分なインフォームドコンセントをはかるため，パンフレットやクリニカルパス(➲図 3-8)を用いて，手術の方法・時間，安静の必要性，点眼や内服の説明を行い，理解を得る。

(2) 手術前までに行う検査と処置のチェックリストを作成し，確実に行うようにする。

(3) 当日は家族に同伴してもらい，帰宅後に眼痛や気分不快などの異常が生じたときの緊急連絡先を必ず伝える。

(4) 手術前に，患者が正しく点眼できるように指導を行う。

(5) 当日，患者が来院して手術を行うまでの間は非常にあわただしく，患者は緊張感をもちやすい。看護師は落ち着いた態度で患者に接し，余計な不安を与えないように配慮する。

日帰り白内障手術を受けられる患者様へ

病日	手術当日			手術翌日
	病院に来るまで	病院到着から手術まで	手術後	
食事	● 朝食はふつうに召し上がってください。 ● 昼食は召し上がらずに来院してください。	● 昼食は召し上がれません。	● 帰宅後，夕食からふつうに召し上がれます。	● とくに制限はありません。
安静	● とくに制限はありません。	● とくに制限はありません。 ● 待機中に眼科外来から離れるときは，必ず看護師に声をかけてください。	● まっすぐご自宅にお戻りいただき，できるだけ静かにしておいてください。	● 仕事，運動，旅行の再開については，診療時に医師に連絡して確認してください。
清潔	● 爪は短く切り，マニキュアは落としてください。 ● 来院される前に洗顔を行い，化粧はなさらないようにお願いいたします。 ● 手術翌日の診察後までは入浴ができませんので，当日の朝か前日の夜に入浴をすませておいてください。		● 洗顔，入浴，洗髪はできません。 ● 歯みがき，ひげそり，顔ふきはできます。 ● 顔をふくときは，手術した眼のまわりを避けてください。	● 入浴は診察後から可能になります。首から下だけで，眼をぬらさないように注意してください。 ● 洗顔，洗髪は手術後3日目から可能になります。それまではふくだけにしてください。 ● 朝の点眼時はガーゼ眼帯を外してかまいません。
処置・検査		● 手術後に，体温・脈拍・血圧の測定をします。 ● 来院後から手術室に行くまでの間に，瞳を開く目薬を3回さします。 ● 手術室へは13時30分ごろに行きます。		
点眼・内服薬	● 朝，クラビット点眼薬をさして来てください。 ● ふだん服用している薬のある方は，朝の分を内服して来院してください。 ● 昼に内服している薬がある場合は持参してください。		● 手術当日は，目薬はありません。	● 医師の指示どおりに点眼，服薬をしてください。
注意・説明事項	● 手術承諾書は，記名・捺印をして持参してください。 ● 貴金属類は身に着けずに来院してください。 ● ご家族の同伴をお願いします。 ● 手術着に着がえますので，着脱の簡単な服を着用してきてください。 ● 万が一到着が遅れた場合は，手術が行えない場合があります。	● 手術室まで歩いて行きます。 ● 手術室で手術着に着がえます。頭髪のピン，腕時計，指輪，入れ歯，貴金属類などは外していただきます。 ● 自宅持ち帰り用の眼帯とテープを購入していただきます。 ● 手術後のお薬を受け取りに行っていただきます。 ● 手術室入室時や処置の際，確認のために名前・手術する眼をお聞きしますので，ご協力をお願いします。	● 手術室からは車椅子で帰ってきます。 ● 手術後はガーゼの眼帯をして帰ってきます。翌日の診察のときまでつけておいてください。 ● 付き添いの方に会計に行っていただきます。 ● 飲酒は控えてください。 ● 眼や頭をぶつけないように注意してください。 ● 痛みが気になるときには痛みどめ(ロキソニン)を飲んでください。	● 翌日以降の診察につきましては，診察の際に次回の予約をしてください。 ● 手術した眼が見えにくくなったり，痛むような場合，緊急に治療が必要なことがあります。眼科外来もしくは救急外来にご連絡ください。 ● 眼鏡・コンタクトレンズは，視力が落ち着いたころに処方いたします。 ● もし眼に水が入ってしまったら，クラビット点眼薬を点眼してください。

図3-8　白内障日帰り手術のクリニカルパス(患者用)

表 3-2　白内障手術における日帰り（外来）と入院の比較

<table>
<tr><th></th><th>日帰り（外来）手術</th><th>入院手術</th></tr>
<tr><td rowspan="2">診察
〜
手術決定</td><td colspan="2">• 診察
• 治療中の全身疾患についてかかりつけ医に相談
• 手術日の決定
• 眼科的・全身的検査
• 検査結果の説明
↓
問題があれば入院で手術，あるいは手術中止</td></tr>
<tr><td>手術前後の説明
点眼指導</td><td></td></tr>
<tr><td>前日</td><td></td><td>入院
入院・手術前後の説明</td></tr>
<tr><td rowspan="3">当日</td><td>2 時間前に来院</td><td></td></tr>
<tr><td colspan="2">• 手術前処置
• 全身状態のチェック
• 手術
• 床上 2 時間程度の安静</td></tr>
<tr><td>手術後指導</td><td></td></tr>
<tr><td>1 日目</td><td>診察</td><td>診察・点眼指導</td></tr>
<tr><td>2 日目</td><td></td><td>診察・退院</td></tr>
<tr><td>3 日目</td><td>診察</td><td></td></tr>
<tr><td>1 週間目</td><td>診察</td><td>診察</td></tr>
<tr><td>2 週間目</td><td>診察</td><td>診察</td></tr>
<tr><td>1〜3 か月後</td><td colspan="2">• 眼鏡合わせ</td></tr>
</table>

2 緑内障患者の看護

緑内障の治療は，眼圧コントロールが基本となる。定期的に診療を受けて眼圧測定や視野検査を行い，点眼治療を継続する。コントロールが不良の場合は内服治療や手術の適応となる。緑内障が進行したり発見が遅れたりした場合は，視神経の萎縮《いしゅく》により視野狭窄を生じ，失明にいたることもある。

情報収集のポイント
(1) 眼圧上昇症状による苦痛の有無（急性緑内障発作時）
(2) 緑内障以外の全身性疾患の有無
(3) 視野障害の程度とそれによる ADL 障害の有無
(4) 疾患や治療に対する理解と受容度
(5) 社会的背景と疾患のかかわり

看護目標
(1) 定期的な受診，薬物または手術療法の必要性を理解し実践できる。
(2) 視野が狭くなっていることによる危険防止に努める。
(3) 疾患に対する理解と予後の受容ができる。

看護の実際
(1) 視野障害および，点眼薬を使用することによる縮瞳《しゅくどう》によって，暗い所が見えにくくなる。注意を促して危険防止に努める。

(2) 緑内障治療薬としてのβ遮断薬は，高血圧や狭心症の治療に用いるβ遮断薬・カルシウム拮抗薬などとの併用で徐脈をおこす危険性が高いため，循環器疾患の有無には十分に注意する。

(3) 定期的な受診が必要なため，社会生活への大きな負担となる場合がある。治療を継続することの重要性について理解を得る。

(4) 点眼効果を持続させるため，時間ごとの点眼が必要となることを理解してもらい，確実に点眼できるように生活様式に合わせた説明を行う。

(5) 治療を怠れば失明にいたる可能性のある疾患であるため，精神的な負担が大きく，眼圧の値に神経質となることもある。患者の不安を察し，思いやりのある態度で励ますことにより，精神的な援助に努める。

(6) 患者の個別性に合わせて実行可能な生活指導を行う。感情の起伏や不規則な生活などが，眼圧変動の要因となりうることを理解してもらう。

(7) 手術療法が必要な場合，手術後の眼圧の状況により，入院期間が長引いたり，何度も手術を行うこともあり，患者の精神的・社会的負担は大きい。患者の訴えに耳を傾け，闘病意欲を失わないように援助する。

(8) 急性緑内障発作時の看護：眼痛のほかに，頭痛，吐きけ・嘔吐の症状があり，患者は非常に苦痛である。点眼や点滴後にレーザーによる虹彩《こうさい》切除術が行われる。

①全身的な観察を行い，介助・誘導による苦痛の軽減をはかる。

②すみやかに処置が行われるように準備する。

③苦痛が強い場合は，処置の合間は臥床して様子を観察する。

④処置後に入院の必要性がある場合は，患者の状態をみながら医師に説明を行ってもらい，不安を増強させないように配慮する。

3 網膜剝離患者の看護

網膜剝離《はくり》にいたる原因は，強度の近視や外傷，特発性のもの，アトピーなどによる網膜裂孔《れっこう》の発生によるものが多い。視力低下や視野欠損を生じ，突然の症状の出現に患者は大きな不安をいだく。レーザー治療のみで経過をみることができる場合もあるが，そのほとんどが手術の適応である。網膜剝離患者の看護は，網膜・硝子体疾患患者の看護の基本となる。

情報収集のポイント
(1) 視力低下・視野障害の程度とADL障害の有無
(2) 疾患に対する理解度と，入院・手術に対する受容度
(3) 社会的背景と疾患のかかわり

看護目標
(1) 疾患や治療方針を理解でき，スムーズに手術が受けられる。
(2) 手術後合併症をおこすことなく回復する。

看護の実際
(1) 急な入院と手術の決定により，患者は動揺している場合が多い。十分なオリエンテーションを行い，入院・手術の必要性を理解してもらう。ま

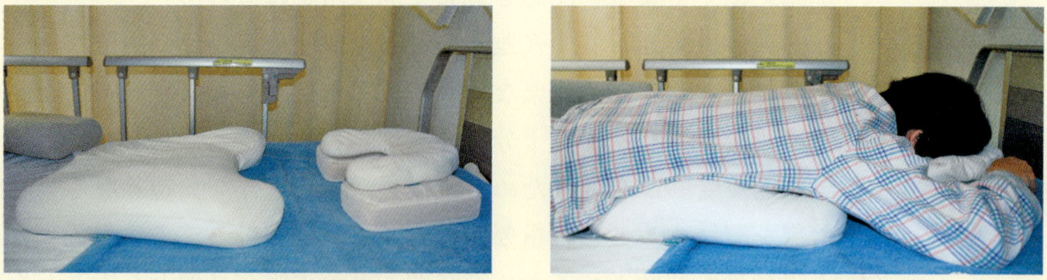

a. 体位の保持に用いる用具
胸あてのクッション(左)と，うつむき用安楽枕(右)。

b. うつむき体位
患者が安楽な状態となるように工夫する。

➲ 図 3-9　うつむき体位

た，不安を表出しやすいように精神的援助を行う。

(2) 網膜剝離の手術後の合併症として，感染や炎症，眼内タンポナーゼ物質による眼圧上昇などがあげられる。点眼薬を確実に投与して回復を促す。眼痛・頭痛・吐きけなどの症状に注意し，異常の早期発見に努める。

(3) 手術前に網膜下液の吸収を促進させたり，網膜剝離の進行を防止するため，安静が必要となる。予後を左右することを理解してもらい，安静の保持に努める。

(4) 長時間の手術や手術後の疼痛《とうつう》は，身体的・精神的に大きなストレスとなる。一般状態の観察を行いながら，すみやかな対応を心がける。

(5) 手術後の体位規制(**うつむき体位**)により，体部痛や不眠が出現することがある。円座やクッションを使用したり，湿布薬を貼用するなど，少しでも苦痛が軽減されるように援助する(➲ 図 3-9)。

(6) 体位規制によってコミュニケーションがとりにくくなったり，ストレスによってうつ傾向となることもある。患者の顔の位置に自分の顔の高さを合わせてコミュニケーションをとるなどして，精神的看護に努める。

(7) 難治性の場合，数回の手術が必要となったり，視力の回復が望めないこともあり，患者の不安や失望は想像以上である。思いやりのある言葉をかけ，頻回の訪室を心がけて，患者の受容度に合わせた援助を行う。

(8) 退院後の安静については，医師の指示どおりまもるように注意を促し，再剝離防止に努める。

4 糖尿病網膜症患者の看護

糖尿病網膜症は，糖尿病の3大合併症の1つであり，これにより失明にいたる場合もある。治療は，初期の場合はレーザー光線による治療を行うが，進行してくると手術の適応となる。

原疾患である糖尿病のコントロールの状況を把握し，内科と連携した治療が必要となる。手術時の看護は，網膜剝離の看護と共通した部分が多く，糖尿病網膜症で特記すべきところを以下に述べる。

情報収集のポイント
(1) 糖尿病のコントロールの状況と糖尿病網膜症の進行状況
(2) 患者の病識の程度
(3) 社会的背景と家族の協力の有無

看護目標
(1) 糖尿病網膜症の認識を高め，適切な治療が継続できるようにする。
(2) 信頼関係を確立し，患者・家族指導や精神的援助ができる。

看護の実際
(1) ほとんどの患者は糖尿病と診断を受けた時点で，内科医より合併症についての説明があり，眼科受診をすすめられる。眼症状の有無によらず，定期的な眼科受診を行い，経過観察を行うことが望ましいが，症状が出現していないと，意識づけが非常に困難である。
　早期発見・早期治療によって進行を防いでいくことが可能であること，進行してからは視力回復がむずかしいことを理解してもらい，定期的な受診ができるように援助する。
(2) 視力障害のほかに，視野障害・夜盲を伴っている場合がある。検査・診察時の誘導などではそれらに配慮し，危険防止に努める。
(3) 内科医と連絡をとり，糖尿病の治療状況を把握し，それについての患者本人の認識度を確認する。本人・家族の認識度に合わせた説明を行い，患者指導に努める。
(4) レーザー治療は，何度か回数を重ねて行うことが多い。レーザー施行後，一時的に視力が低下することがあり，たびたびの通院に根気をなくし，治療を中断したり，レーザー治療が終了して治癒したと思い込んだりすることもある。糖尿病のコントロールが良好であっても，糖尿病網膜症は進行していくという認識を深め，治療が継続できるようにはたらきかける。
(5) 手術が必要な状態では，手術前の禁食や手術によるストレスにより，血糖値が変動しやすい。全身的な観察を行い，低血糖などの異常の早期発見に努める。
(6) 手術を行っても視力回復が困難なこともあり，患者の予後に対する不安は大きい。訪室を頻回にするなど，信頼関係の確立に努め，精神的に援助する。

5 眼外傷患者の看護

　穿孔性外傷の場合は入院・手術の適応となることが多く，非穿孔性では，異物の除去や角膜への治療が行われる。穿孔性・非穿孔性で眼痛を伴う場合は，患者の苦痛が大きい。

　眼打撲は，眼窩底骨折や前房出血，硝子体出血，網膜剝離など，受けた衝撃の強さとその部位により，さまざまな症状を伴う。また，眼球自体の損傷はなくとも，眼瞼裂傷や涙小管断裂を伴っている場合もある。いずれの状況でも，迅速な対応が必要となる。

情報収集のポイント
(1) 受傷時刻，経過，眼症状の程度
(2) 全身状態と気分不快の有無
(3) 最終飲食
(4) 妊娠の有無(女性の場合)
(5) 緊急連絡先

看護目標
(1) 感染防止に努める。
(2) 患者の動揺を最小限とし，スムーズな診療が受けられるように援助する。
(3) 適切に処置が受けられるように援助する。

看護の実際
(1) 患者は，外傷を受けたことにより，精神的に不安定な状態となっていることが多く，必要な情報が正確に聴取できないこともある。治療にあたり，受傷の原因，受傷時刻，そのときの様子，現在の症状などが非常に大切であるため，正確に聴取できるように患者を落ち着かせ，誘導的な問いかけを行うなどする。
(2) 意識レベルの低下や嘔吐，眼以外の外傷を伴う場合など，他科との連携が重要なこともある。全身的な観察を行い，異常の早期発見とその対応に努める。
(3) 打撲などで眼窩底骨折が疑われる場合は，鼻をかまないように指導する。眼瞼の腫脹を伴う場合では，冷罨法を行うと効果がある。
(4) 各種検査を行うときは，適切な誘導と介助により危険防止に努める。
(5) 縫合が必要なときは，すみやかに準備を行い，頻回に声かけをして安心感を与える。裂傷の原因により，破傷風トキソイドの投与を行う。
(6) 眼外傷はほかの一般的外傷と比べ，一見元気にみえることもあるが，安静の重要性などの注意事項は，家族を含め，本人にも十分に説明する。
(7) 次回受診日や生活上の注意事項などを患者が理解してまもれるように援助する。メモや書面を渡すなどして，治療や検査を中断しないように配慮する。時間が経過して目の異常に気がつくこともあるため，そのようなときは早期に受診するように説明しておく。
(8) 入院や手術が必要な場合は，医師から十分に説明を行い，看護師は病棟や家族への連絡など，スムーズに対応する。
(9) 患者の精神状態に配慮し，検査結果や予後について，不用意な言動を行わない。

6 フォークト-小柳-原田病患者の看護

フォークト-小柳-原田病は，入院して薬物療法を行う代表的な疾患である。両眼に急激な視力低下がおこり，難聴や耳鳴のほか，皮膚の白斑などの全身的な症状を伴う。ステロイド薬の局所および全身投与が行われる。

情報収集のポイント
(1) 視力低下の状況
(2) 全身的な症状

(3) 疾患に対する認識と理解度
(4) 心理的状況および社会的背景

看護目標● (1) 視力低下による危険を回避して，安全に過ごせる。
(2) ステロイド薬による副作用が最小限にとどまり，回復する。
(3) 不安を言葉で表現でき，治療に対して前向きな言動ができる。

看護の実際● (1) 両眼に急激な視力低下をきたしていることが多いので，入院による環境の変化もふまえ，適切な誘導と環境整備により危険防止に努めていく。難聴が出現している場合には，視覚と聴覚の障害によって危険回避能力が低下するため，症状の有無に留意する。
(2) ステロイド薬の副作用として，易感染性，消化管出血，満月様顔貌《がんぼう》(ムーンフェイス)，女性では月経異常などもあり，注意して観察する。易感染性に対しては，身体の保清に努め，感染防止を行う。
(3) 急な発症と入院で，患者は精神的に不安定な状況であること，視力回復への不安や家庭生活・社会復帰への不安があることを理解し，あたたかい態度で接する。
(4) 退院後はステロイド薬の内服治療を行うこともあり，点眼薬とあわせて自己管理できるように指導を行う。

F 低視力者の看護

1 中途失明者の看護

中途失明にいたる疾患としては，緑内障・糖尿病網膜症・加齢黄斑変性(症)が多数を占め，ほかにも遺伝性疾患や網脈絡膜硝子体疾患，外傷などがあげられる。

視力を失うことは，死に匹敵するともいわれ，患者の受ける精神的苦痛は，察するに余りある。いままで果たしてきた社会的・家庭的役割は，視力を失うことにより変更を余儀なくされるであろう。役割を失った患者は，不安や恐怖，そして悲しみにおそわれ，なにごとにも虚無の状態に陥る。現実を受けとめ，自分のおかれている状況に，前向きに取り組めるようになるまでには，時間がかかるのは当然である。

看護のポイント● 本来，視力が残されているうちに，失明によりこれからおこりうる，さまざまな問題に対処できるようにアプローチしていくことが望まれるが，失明の受容過程にある患者にとっては非常に困難である。看護師は患者の心理状態の理解に努め，日ごろよりコミュニケーションをはかることにより信頼関係を確立したうえで，失明の受容ができるまで，あたたかな態度で接することが重要である。

患者が失明を受容したのち，身体障害者手帳の交付や障害者センターへの紹介など，社会資源を活用し，日常生活や職業的自立へのはたらきかけを行う。そのために看護師はほかの職種との連携をはかり，十分な知識をもって対応にあたる必要がある。

2 ロービジョンケア

ロービジョンの定義

ロービジョンとは，世界保健機関（WHO）の定義では，矯正視力で0.05以上0.3未満とされている。しかし，ロービジョンケアの対象を，なんらかの活用可能な残存視力を有する者と考えると，その適応は広がる。

ロービジョンケアの導入は，患者が日常生活に不自由を感じたときに行われるのが適切である。現在，ロービジョンクリニックやロービジョンルームなど，ロービジョン患者を対象として専門にケアを行う医療施設もある。ロービジョンへのサービスは，医学・心理・社会・職業・教育に大別される。

ロービジョンケアの役割

ロービジョンケアの役割には，以下のようなものがあげられる。

(1) 疾患についての理解をはかる。

(2) 読み書きについて視覚的補助具を導入し，使用訓練を行う。

(3) ADLの訓練を行う。

(4) 社会的・経済的適応をはかる。

(5) 精神的な援助を行う。

これらの役割のうちには，ケースワーカーを通して市町村の福祉課に相談を行うもの，視覚障害のリハビリテーションワーカーに訓練を依頼するものもある。患者のかかえる問題とそのニーズを的確にとらえ，患者に多くの選択肢を提供できる知識が必要となる。

眼科外来でよく行われる視覚的補助具の使用訓練については，視能訓練士が担当する。ルーペ・単眼鏡・弱視鏡・拡大読書器など，種類も多く，患者の残存視覚に合わせて訓練が行われる。

当然のことであるが，同様の疾患の患者でも残された視機能は個々に異なり，それに伴う日常生活上での不自由さもさまざまである。ロービジョン患者のケアでは，患者の不便さを理解できる知識と想像力が望まれる。そして，視力が低下しADLに支障をきたしている患者の苦悩を理解して精神的にサポートできる，患者の生活の質 quality of life（QOL）向上のために患者の立場になって援助ができる人間性が重要である。

まとめ

- 眼科看護では，患者がなんらかの視機能障害をもっていることを念頭におかなくてはならない。
- 角膜や結膜は外界と接しているため，感染による疾患が多い。看護師自身が媒介となる可能性もあり，感染対策は重要である。
- 眼疾患から引きおこされる症状はさまざまであるが，症状と疾患の関連を理解することにより，適切な診察の補助・患者介助を行うことができる。
- 待合室・検査室・病棟など，患者は移動する機会が多い。視機能障害をもっていることを念頭において，誘導・介助にあたる。
- 検査・処置のいずれにおいても，あらかじめ医師からの説明を必ず行い，看護師は補足したり，適切な声をかけるなど，患者の不安を取り除くように努める。

復習問題

1 次の文章の空欄を埋めなさい。

▶歩行介助では，看護師は患者の腕をとり，患者の(①　　　　)を歩く。

▶点眼容器の先が(②　　　　)や(③　　　　)に触れないように注意する。

▶点眼薬と眼軟膏を併用する場合は(④　　　　)を最後に使用する。

▶アトロピンの点眼後は(⑤　　　　)などの副作用がおこることがある。

▶眼鏡は，白内障手術後(⑥　　　　)程度経過してから処方される。

▶網膜剝離手術後は(⑦　　　　)の体位規制がある。

▶アデノウイルスの感染予防のためには，(⑧　　　　)による手洗いが有効である。

▶粘液膿性眼脂は(⑨　　　　)で多くみられる。

2 〔　〕内の正しい語に丸をつけなさい。

①洗眼には〔 温かい・体温程度の・冷たい 〕生理食塩水を使用する。

②洗眼時は，おもに〔 角膜・結膜・眼瞼 〕に洗眼液をあてる。

③瘙痒感や眼打撲は〔 温・冷 〕罨法を行うことで症状がやわらぐことがある。

④点眼後は眼を閉じて〔 目がしら・目尻 〕を押さえる。

⑤眼底検査終了後2時間では，車の運転が〔 できる・できない 〕。

⑥白内障の手術では日帰りが〔 できる・できない 〕。

⑦眼手術当日の洗顔は推奨〔 される・されない 〕。

⑧緑内障や糖尿病網膜症では〔 症状出現後の・定期的な 〕受診が望ましい。

耳鼻咽喉疾患患者の看護

看護の役割

耳鼻咽喉科は，聴覚・嗅覚・味覚や，呼吸，発声などに関する部位を対象としており，人が人としてその人らしく生きていくうえで必要不可欠な器官を扱う診療科である。解剖学的にはそれほど広い範囲ではないが，それぞれの機能が複雑であるため，疾患の種類が多く，患者の年齢層も幅広い。

患者の特徴 **①感覚器の機能障害** 私たちが生命活動を維持していくためには，外界からの刺激(情報)をすばやく感じとって適切に対応しなければならない。こうした刺激をキャッチするアンテナのはたらきをしているのが感覚器である。感覚器には受容細胞という独自の細胞があり，耳は聴覚や平衡感覚，舌は味覚，鼻は嗅覚をつかさどっている。

感覚機能の障害は，生活の質(QOL)の低下に直結する。聴覚が障害されると，周囲の危険の察知やコミュニケーションなどに不全をきたす。平衡感覚が障害されると，めまいを感じ，立っていることもむずかしくなる。また嗅覚や味覚が障害されると，おいしさが感じられなくなり，食欲や消化機能の低下にもつながる。食事ではパリパリといった食べるときの音が食欲をかきたてたり，以前にかいだにおいや聞いた音楽が，思い出とともによみがえってくるなど，感覚は密接に関係し，私たちの生活と深くつながっている。

②呼吸器としての機能の障害 呼吸器というと，まず肺や気管が思い浮かぶかもしれないが，気道の一部である鼻腔や咽頭にも，有害物質の侵入を防ぐ大きな役割がある。鼻腔は，体外から吸い込んだ空気の温度や湿度の調整をしている。鼻毛でほこりを取り除き，湿度を80～95％に，温度を35～37℃に調整する。そして咽頭は，微生物の侵入に対する防御機能をもつ。かぜをひいたときにのどが痛んだり，赤くはれたりするのは，生体防御機構がはたらいている証拠である。

これらの防御機構が十分に機能できない状態にある患者に対しては，治療を行う必要がある。また，過剰な気道の炎症や粘液の分泌によって呼吸が困難になっている場合は，その症状を緩和する。

③発声の障害 人が社会生活を営むために必要な機能として，発声する機能がある。発声とは，喉頭部にある声帯で，肺から押し出される気流を利用して音を生み出すことをいう。発声することは，会話する，歌うなど，他者

とのコミュニケーションにおいて重要な機能である。急性の扁桃炎などにより，気道確保のために気管切開をする場合があるが，そのとき一時的に発声ができなくなる。また，喉頭がんの手術により喉頭摘出をした場合は，永久的に発声ができなくなる。

なお，耳鼻咽喉科領域の治療においては，外観の変化や顔面に大きな傷あとが残ることも少なくない。声や顔貌は，個人のアイデンティティに深く関係するため，精神的なダメージも大きい。

④嚥下機能の低下　加齢や神経系の障害によって，飲み込む機能(嚥下機能)が低下することがある。高齢化に伴い誤嚥性肺炎患者も増えている。これは，空気の通り道と食べ物の通り道が喉頭で交わる構造からきており，嚥下機能の低下によって気管に食塊や唾液が垂れ込むために肺炎がおきている。

誤嚥性肺炎を予防するには，食事のときの姿勢と口腔ケアが重要となる。

看護の役割●　耳鼻咽喉科における疾患は，かぜのようにとても身近なものから，人として生きていくうえで，直接的に大きく影響するものまでさまざまである(➲図)。患者の状態に合わせて，QOL を維持・向上できるように，処置や指導などの援助を行う。

看護のポイント●
(1) それぞれ疾患の理解のために，まず障害された部分の機能を知り，その機能が全身とどのように影響し合っているのかを知る。
(2) 呼吸や食事，会話など，生理的・社会的なニードを満たせるように援助する。呼吸の困難感は非常に不快であり，高齢者の場合，いくつになってもおいしく食事ができるということは，消化器や脳のはたらきを活性化し，生きがいにもつながる。
(3) 患者が治療の過程で生活様式の変更を余儀なくされた場合，新しい機能を獲得して生活するための指導と，精神的支援がとても重要である。そのためには，患者が主体的に治療に参加できるように，外来から入院，そしてまた外来・地域と，継続したかかわりが求められる。

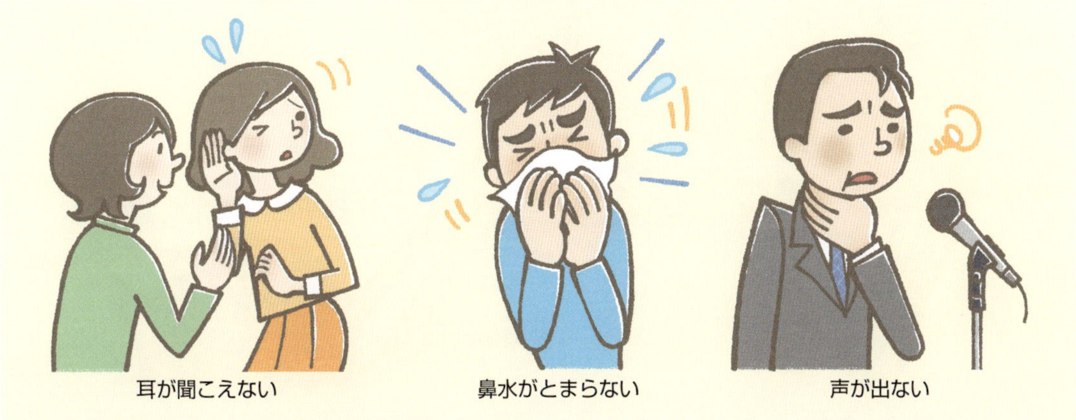

➲図　耳鼻咽喉疾患をもつ患者のすがた

第1章 基礎知識

A 耳鼻咽喉のしくみとはたらき

1 耳のしくみとはたらき

耳は，**外耳**・**中耳**・**内耳**の3部分に分けられる(➲図1-1)。**外耳**は，頭の外側に突出する**耳介**《じかい》と，**外耳道**からなる。**中耳**は，側頭骨錐体《すいたい》部にある**鼓室**《こしつ》とよばれる空洞《くうどう》が中心となり，鼓室の後上方からは乳突洞《にゅうとつどう》につながり，乳様突起にある空気を含んだ小空洞群(**乳突蜂巣**《ほうそう》)にいたる。外耳道との境は**鼓膜**で，鼓室は耳管を通して上咽頭に開口している。鼓膜の振動は，ツチ骨・キヌタ骨・アブミ骨の3つの耳小骨《じしょうこつ》を経て**卵円窓**《らんえんそう》(前庭窓)に導かれる。**内**

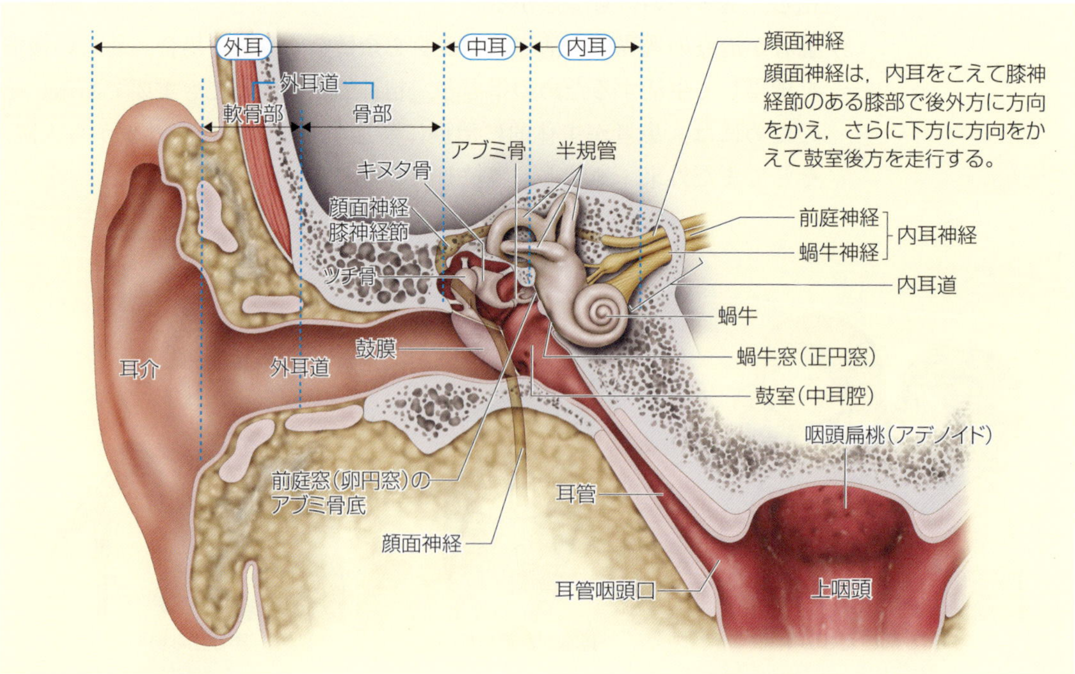

➲ 図1-1　耳の解剖

耳は，**前庭**・**半規管**《はんきかん》(外・後・上，３つを合わせて三半規管)・**蝸牛**《かぎゅう》から構成される。これらからの情報は，内耳道を通る内耳神経(蝸牛神経・前庭神経)を介して伝達される。

耳には**聴覚器官**・**平衡器官**《へいこう》としての２つの役割がある。耳介は集音器としてはたらき，音波は外耳道を通って鼓膜を振動させる。これは耳小骨のてこ作用(2.5 dB 増強)とアブミ骨底板と鼓膜との面積比(1：17，25 dB 増強)などで増強され，卵円窓から蝸牛の外リンパに伝えられる(**〔空〕気伝導**)。外リンパに伝えられた振動は蝸牛の基底膜を振動させ，内耳の有毛細胞，内耳神経を経て聴覚中枢《ちゅうすう》に伝えられる。外界の音が内耳に達するのは，**(空)気伝導**と，鼓膜を介さないで直接頭蓋骨から伝わる**骨伝導**とによる。

平衡器官としてのはたらきは，直線加速度・重力・遠心力などを**前庭**(耳石器〔卵形嚢・球形嚢〕)が感受し，回転加速度は**三半規管**が感受する。

2 鼻のしくみとはたらき

鼻は，外鼻《がいび》・鼻腔《びくう》・副鼻腔から構成されている。**外鼻**は顔面から突出した部分で，前頭骨鼻部・上顎《じょうがく》骨前頭突起・鼻骨およびいくつかの軟骨よりなる。**鼻腔**は鼻中隔《ちゅうかく》によって左右に分けられた複雑な形をした空間で，前方とは外鼻孔《こう》によって外界に，後方とは後鼻孔によって咽頭に通じている。外側壁には，上・中・下の３つの**鼻甲介**《びこうかい》があり，各鼻甲介の下側がそれぞれ上・中・下鼻道である(➡ 図 1-2)。**副鼻腔**は細い開口部によって鼻腔につながった空間で，**前頭洞**・**篩骨洞**《しこつ》・**上顎洞**・**蝶形骨洞**《ちょうけい》がある(➡ 図 1-3)。

副鼻腔の位置は➡ 図 1-3 のようになっている。前頭洞・上顎洞・蝶形骨洞は左右１対であるが，篩骨洞は隔壁《かくへき》によって数個から十数個ずつに分かれているので，篩骨蜂巣《しこつほうそう》ともいう。前頭洞・前部篩骨洞・上顎洞は中鼻道と交通があり，後部篩骨洞と蝶形骨洞は上鼻道とつながっている。下鼻道には鼻涙管が開口する。

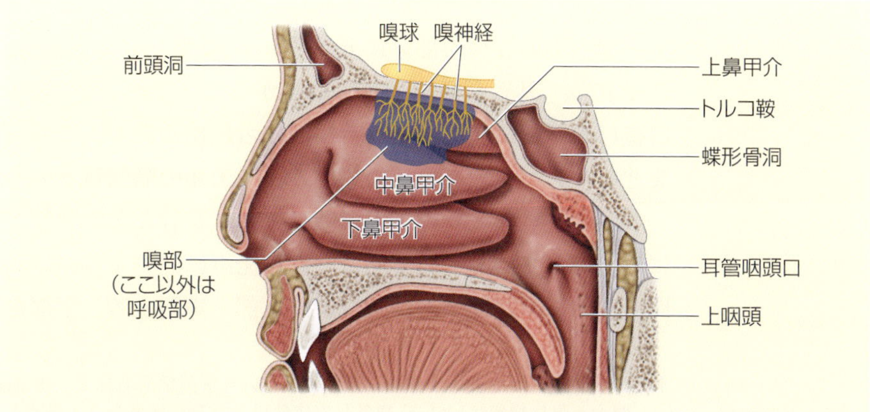

➡ 図 1-2　鼻の解剖

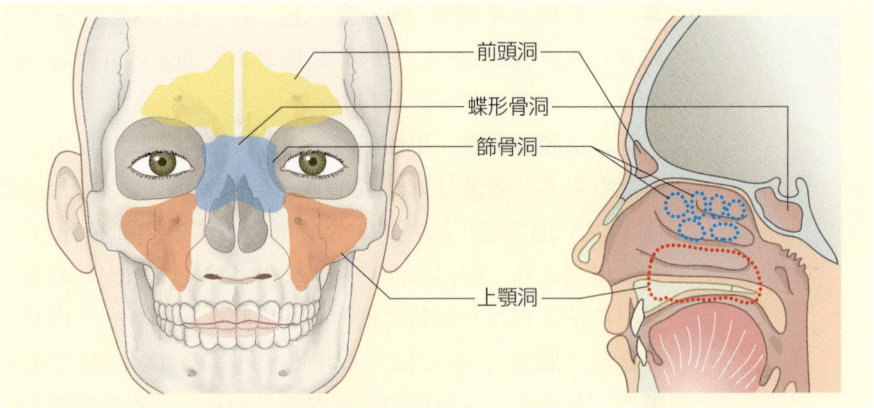

図 1-3　外鼻・鼻腔・副鼻腔の相互関係

鼻の機能は，嗅覚《きゅうかく》作用，呼吸道としての作用，共鳴作用の3つに大きく分けることができる。**嗅覚**を感受する嗅細胞は上中鼻甲介内側とそれに対応する鼻中隔の一部に限局していて，嗅部という。**呼吸道**としての作用は下気道に対する保護で，吸気の加温・加湿，塵埃《じんあい》(ちりやほこり)の除去，局所免疫などが考えられている。**共鳴腔**としては音質の調整に役だち，これがうまくいかないと鼻声となる。

3 口腔と唾液腺のしくみとはたらき

口腔《こうくう》は，舌・硬口蓋《こうがい》・軟口蓋・頬《きょう》粘膜で囲まれ，口峡《こうきょう》を境として咽頭《いんとう》と連絡している(➡ 162ページ，➡ 図1-1)。**耳下腺《じかせん》**・**顎下《がくか》腺**・**舌下《ぜつか》腺**(以上，三大唾液《だえき》腺)および多数の小唾液腺は，唾液を分泌する。

咀嚼《そしゃく》・味覚・構音(語音構成)などの機能があるほかに，鼻閉塞《びへいそく》などがあって鼻呼吸ができない場合には呼吸道にもなる。

4 咽頭・喉頭のしくみとはたらき

咽頭《いんとう》は，鼻腔・口腔から連続し，喉頭《こうとう》・食道につながっている空間である。上・中・下の3つの部分に分けられる(➡ 図1-4)。上咽頭には**咽頭扁桃《いんとうへんとう》**(**アデノイド**[1])・耳管咽頭口・**耳管扁桃**がある。また，中咽頭には前口蓋弓《こうがいきゅう》と後口蓋弓の間の**口蓋扁桃**と，舌根部《ぜつこんぶ》に**舌扁桃《ぜつへんとう》**がある。これらの咽頭にある扁桃などのリンパ組織をまとめて**ワルダイエルの咽頭輪**という。

喉頭は，喉頭蓋軟骨・甲状軟骨・輪状軟骨などの軟骨と内外喉頭筋を基礎にしてできている空間である。直接発声に関係するのは両側の声帯《せいたい》で，この間の空間を**声門**とよぶ。それより上部を**声門上腔**，下部を**声門下腔**という。

1）アデノイド：アデノイドは，咽頭扁桃という解剖学的名称と，咽頭扁桃増殖症(＝咽頭扁桃肥大＝腺様増殖症)という病名双方に使用される。病名をさす場合と，単に解剖学的意味で使用される場合もある。

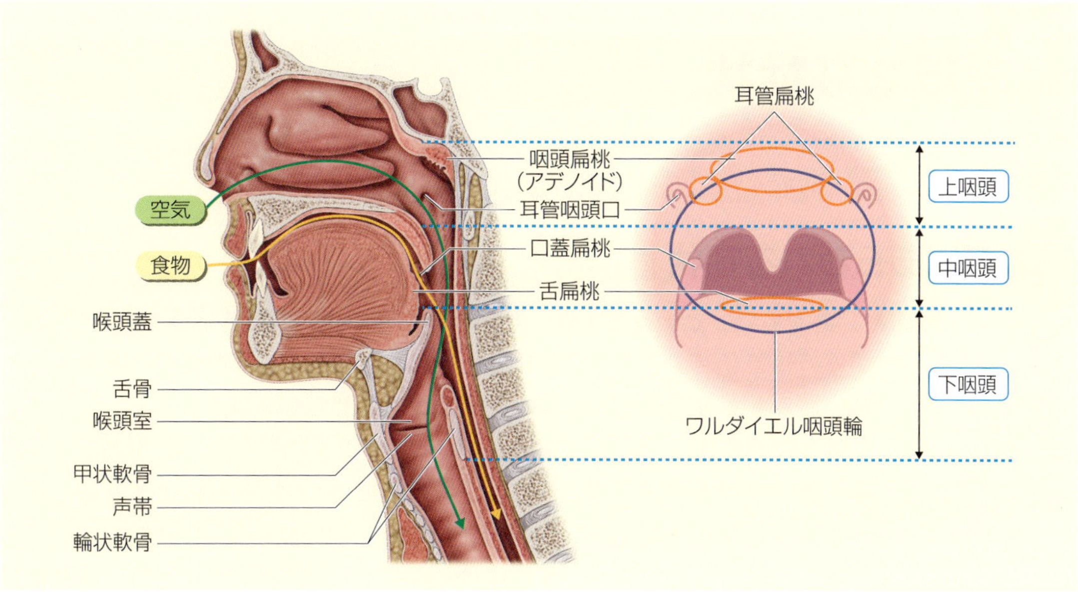

図1-4　咽頭・喉頭の解剖

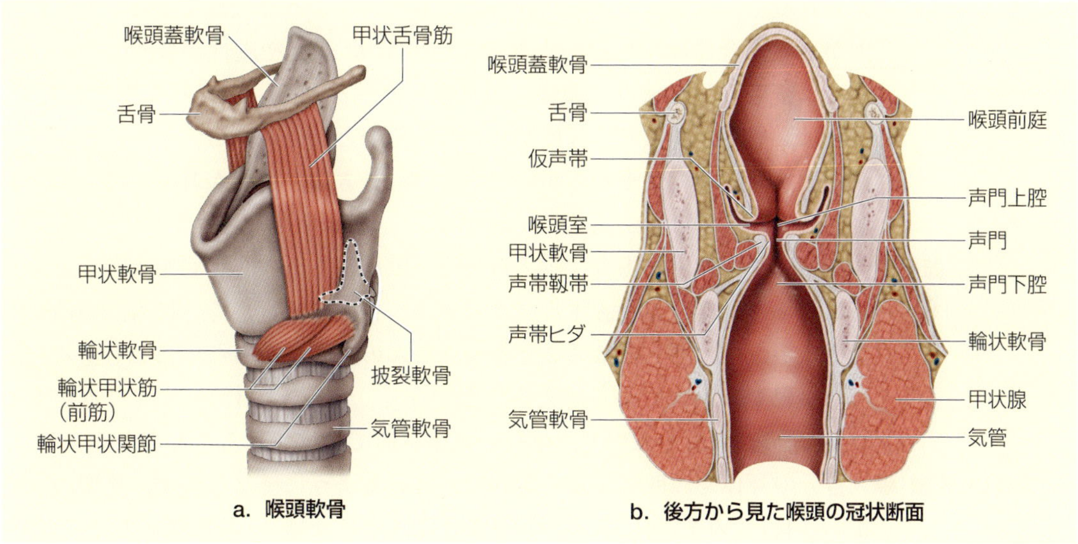

a. 喉頭軟骨

b. 後方から見た喉頭の冠状断面

図1-5　喉頭の構造

咽頭は，呼吸に際しては鼻腔と同じように下気道の保護の役割を果たしているし，食物の嚥下《えんげ》は咽頭筋などの複雑な反射運動によって行われ，発声時には共鳴作用のほかに，軟口蓋挙上による構音にも関係している。

喉頭の機能は，**呼吸**や，声帯の振動による**発声**のほかに，嚥下時には反射的に喉頭腔が閉鎖して，食物が気道に入らないようになっている(**下気道の保護**)。つまり，咽頭で空気の通路と食物の通路が交差するために，このような機能が必要である(図1-5)。

B おもな症状

症状としては，機能障害によっておこるもの，皮膚・粘膜などの障害（炎症・腫瘍など）によっておこるものがおもなものである。

1 耳にあらわれる症状

耳痛《じつう》● 「耳が痛い」という訴えは，耳の周囲や耳の奥の部分の痛みも含んでいる。痛みの種類もさまざまで，キリキリした神経痛のような激痛や，重苦しくて鈍い痛みもある。外耳・中耳の炎症・外傷などでも耳痛《じつう》を訴える。

外耳炎の耳痛は，耳前部を圧迫したり，耳介を引いたり，口を動かすと増強する。中耳炎の耳痛は，鼓膜に穿孔《せんこう》がおこって膿汁《のうじゅう》が排出されると軽減する。耳自体には病変はなくて，口蓋扁桃・上咽頭・舌・甲状腺など，身体のほかの部分に病変があっても耳が痛いように感じるので，これを**放散性耳痛**という。

耳漏《じろう》● 外耳道から液体が流れ出したり，液状物がたまっていることに気づいて訴えられる。一般的には「耳だれ」があるというような表現をする。外耳に原因がある場合には，粘液がまざらないので漿液性《しょうえきせい》や膿性《のうせい》が多く，中耳の病変では漿液性，粘液性，膿性，悪臭性，血性など，いろいろな場合がある。これは，病変がなにで，程度がどうであるかと関係がある。

幼児では，耳垢《じこう》がやわらかい（軟性耳垢）ときに，家族が耳漏《じろう》ではないかと疑い，受診することがある。

難聴● 音が聞こえにくい場合に訴えられる。家族からテレビの音を大きくしすぎることを指摘されて受診することもある。音の聞こえにくさにも，いろいろな種類がある。話し声は聞こえるが，なんの話かわからないこともある。

幼小児では，自分から訴えることがなく，ふだんの行動（すぐに返事をしないなど）から疑われたり，学校の健康診断で指摘されることもある。

めまい（眩暈）● 自分の身体や周囲がぐるぐる回転しているように感じるのが，典型的なめまい（回転性めまい）であるが，身体が浮《う》くような感じ（浮動《ふどう》性めまい），目の前が暗くなるような感じ（眼前暗黒感），身体が一側に引っぱられるような感じ，倒れそうな感じも，めまいである。吐きけや嘔吐《おうと》を伴うものも少なくない。耳の機能の1つである平衡《へいこう》覚と関連して出現する場合が一般的であるが（**前庭性めまい**），直接の関係はない場合もある（**非前庭性めまい**）。

耳鳴《じめい》（耳鳴《みみな》り）● 周囲に音の発生源がないのに，音が聞こえる現象である。多くは本人だけに聞こえて不快感を与えるものである。難聴と合併しておこることが多いが，耳鳴《じめい》だけが単独におこる場合もある。オトスコープという管《くだ》を用いて，検者と被検者との耳をつなぐと音が聞こえることもある（他覚的耳鳴）。これは，筋肉の収縮音や血流雑音が音源になっている場合が多い。

以上の症状のほかに，耳閉塞感・拍動感・**自声強聴**《じせいきょうちょう》(自分の声が耳に響く)・かゆみなどを訴える場合もある。

2 鼻にあらわれる症状

鼻閉塞《びへいそく》**・鼻閉**《びへい》● 鼻で呼吸がしにくい，まったくできない，鼻で呼吸すると苦しくなって口で呼吸するようになる，というような状態である。しかし，慣れてしまうと苦しく感じなくなり，自覚的な訴えのないこともある。

鼻疾患は両側性におこることが多いので，両側性あるいは交代性の鼻閉《びへい》が一般的であるが，左か右かの鼻閉を訴える場合には，そちら側に病変が限局していることを示す。鼻閉のために口呼吸をするようになると，乳児では哺《ほ》乳《にゅう》障害をおこし，成人では咽喉頭や気管支の炎症をおこしやすくなる。

鼻漏《びろう》● 鼻腔中に粘液の分泌が多くなってたまったり，分泌液が外鼻孔から流れ出たりすることを鼻漏《びろう》という。鼻漏の性質や，一側性か両側性かは，疾患の診断の参考になる。分泌物が後鼻孔から咽頭にまわることを**後**《こう》**鼻漏**という。

鼻出血● 鼻をかむ，くしゃみをする，咳《せき》をするなどの軽微な機械的刺激による出血が鼻出血全体の約80%を占める。このように出血の原因がはっきりしたものを**症候性鼻出血**といい，アレルギー性鼻炎や副鼻腔炎などの鼻疾患や，血液疾患(血友病・白血病など)などの全身疾患に伴うものもある。局所的にも全身的にも原因不明の出血を**特発性鼻出血**という。

嗅覚障害● 主として，においがわからない(嗅覚脱失)，あるいはわかりにくい(嗅覚減退)ことである。においのすることはわかっても(検知)，なんのにおいかがわからないこともある(認知不能)。

共鳴障害● 鼻閉塞が高度になると，共鳴器官としての鼻の機能が失われて**閉鼻声**(閉塞性鼻声)をおこす。逆に，軟口蓋麻痺《まひ》・穿孔《せんこう》・口蓋裂《れつ》などで鼻咽腔と口腔との間が閉じられないと**開鼻声**(開放性鼻声)となる。

くしゃみ● アレルギー性鼻炎・急性鼻炎によくみられる症状であるが，特別な鼻疾患がなくても，異物や温度変化などの刺激によって反射的におこってくる。

視器の症状● 蝶形骨洞の炎症が視神経に波及して視力低下をおこしたり(球後視神経炎)，前頭洞・篩骨洞の炎症が眼窩《がんか》内に広がったり，あるいは機械的に眼球を圧迫して眼球突出・複視をおこしたりすることがある。

神経症状● 頭痛・頭重感は鼻疾患患者ではしばしばおこってくる。鼻閉患者で口呼吸が習慣性になると顔つきがかわったり，注意力が散漫となり，記憶力減退を伴う場合もある(**鼻性注意不能症**)。

3 口腔・咽喉頭にあらわれる症状

疼痛《とうつう》**・嚥下痛**《えんげつう》● 舌・咽頭・口腔粘膜の炎症では自発痛の強いことが多く，食事の際にはさらに強くなる。嚥下運動のときにも，軟部組織の収縮がおこって炎症部位が動くので，痛みは増強される(嚥下痛《えんげつう》)。扁桃周囲膿瘍《のうよう》や潰瘍《かいよう》性疾患では嚥下痛はとくに強い。

嚥下障害 嚥下しようとしても，うまくできないことである。飲み込もうとしても咽頭圧が上昇しないために食塊《しょっかい》が進んでいかなかったり，気道に誤って入ってむせたり，途中になにかつかえていて通過しなかったりする。

音声・発音・言語障害 声を出す部分，すなわち声帯に異常があるときには声の音質が変化する。これは**嗄声**《させい》(かすれ声)とよばれるもので，その性質によって，**気息性**《きそく》，**無力性**，**粗糙性**《そぞう》，**努力性**，さらに**失声**《しっせい》などに分けられる。

喉頭炎や喉頭運動麻痺《まひ》のような疾患ばかりでなく，機能的な障害でも声の調子，声域，声の持続，声の性質がかわってくる。機能的な音声障害には，①**音声衰弱**《すいじゃく》**症**，②**心因性音声障害**(**失声症**)，および③**痙攣**《けいれん》**性音声障害**がある。

上咽頭に閉塞《へいそく》性の変化があると閉鼻声となり，軟口蓋麻痺のときには開鼻声となる。また，咽頭後壁がはれていたり，扁桃腫瘍《しゅよう》・扁桃周囲膿瘍などがあると，発音は不明瞭《ふめいりょう》となる。舌の障害でも，構音がうまくいかないために発音ははっきりしなくなる。

言葉を正しく話すためには複雑な過程が共同してはたらく必要があるから，この過程のうちどの部分に障害があってもうまく話すことができなくなる。言語障害には次のようなものが含まれる。

(1) 言語発達が聴力障害や知能障害のために遅れたもの
(2) 構音に障害があるもの
(3) 早口・吃《きつ》などのリズム障害があるもの
(4) 言語中枢に障害があるもの(失語症)

呼吸障害 上咽頭や中咽頭が狭くなるような疾患があると，鼻呼吸がうまくできなくなり，就寝時にいびきや無呼吸を伴うことがある。気道の狭窄《きょうさく》をきたす疾患でも，呼吸困難がおこって**喘鳴**《ぜんめい》が聞かれる。喘鳴は気道が狭くなるためにおこる狭窄部雑音である。

粘膜に炎症がおきていたり，異物による粘膜の刺激があると**咳嗽**《がいそう》(咳)が出る。

喉頭の知覚異常 知覚過敏になっているとわずかな刺激でも咳嗽発作がおこるし，逆に知覚鈍麻《どんま》では，正常な喉頭反射がおこらずに誤嚥《ごえん》の原因となることがある。また，原因と思われるような変化がはっきりしないのに，乾燥感・異物感・狭窄感・瘙痒《そうよう》感など雑多な異常感を訴える場合がある(**喉頭神経症・咽喉頭異常感症**)。

C おもな検査とその介助

1 耳鼻咽喉科の一般検査

外来受診時に問診後最初に行うのが耳鼻咽喉領域の視診である。必要によっては疑わしい部位の触診も行う。

1 耳鏡検査

耳鏡にはいろいろな型のものがあり，外耳道深部や鼓膜の観察をしやすくするために用いる。拡大して観察する場合には，ルーペ付きのものやブリューニングス拡大耳鏡を用いる(➡ 図 1-6-b)。詳細な観察には顕微鏡や内視鏡も用いる。外耳道に耳垢や分泌物などがあって観察がよくできないときには，前もって巻綿子《けんめんし》，吸引，鉗子《かんし》などを用いて取り除いておく。小児や神経質な患者では頭を動かさないように，看護師が後ろから支える(➡ 図 1-6-c)。耳前部を押さえると，外耳道の可動性がなくなり診察がしにくくなるため，頬部は押さえないようにする。

鼓膜は正常では➡ 図 1-7 のように見えるが，色がかわっていたり，穿孔があったり，陥凹が強いものは疾患があることを示す。

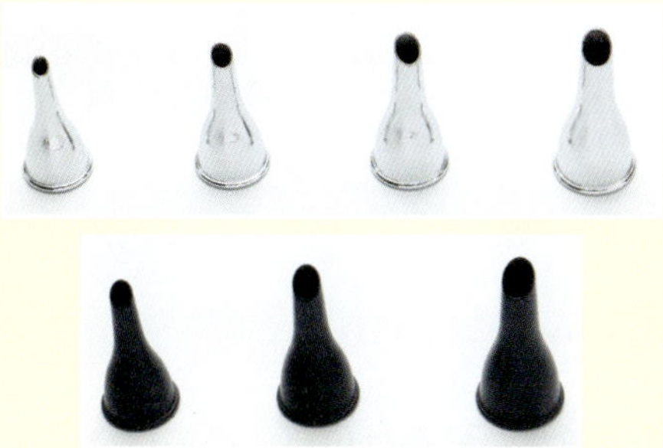

a. 一般的な耳鏡

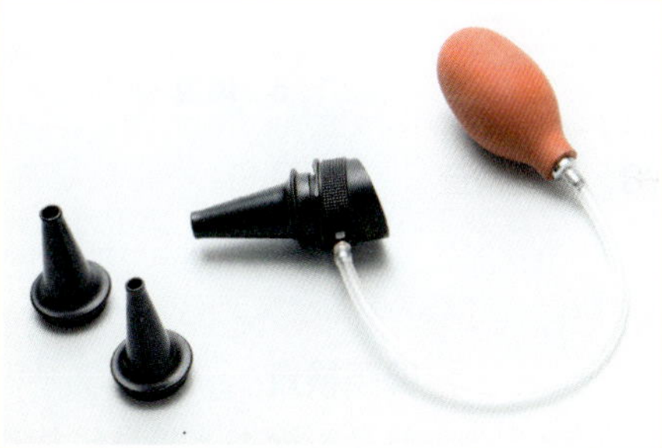

b. ブリューニングス拡大耳鏡

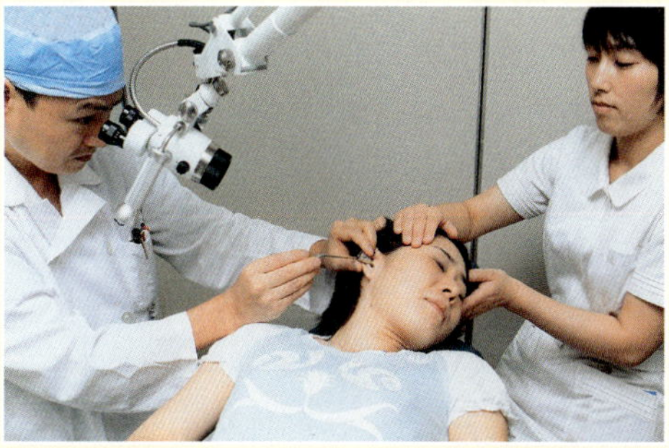

a. 検査の介助(診察中に頭を動かさないように押さえる)

➡ 図 1-6　耳鏡検査

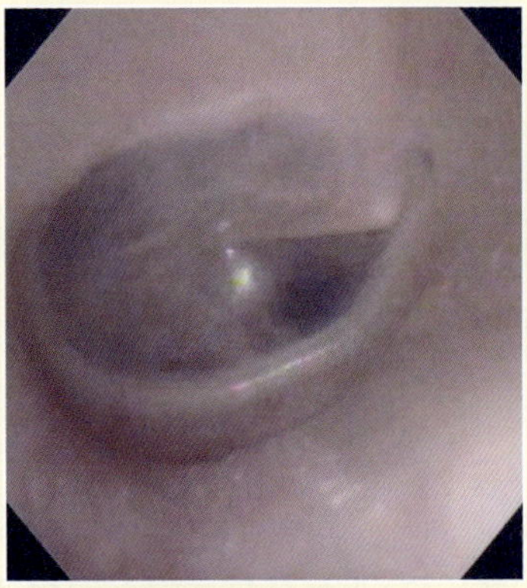

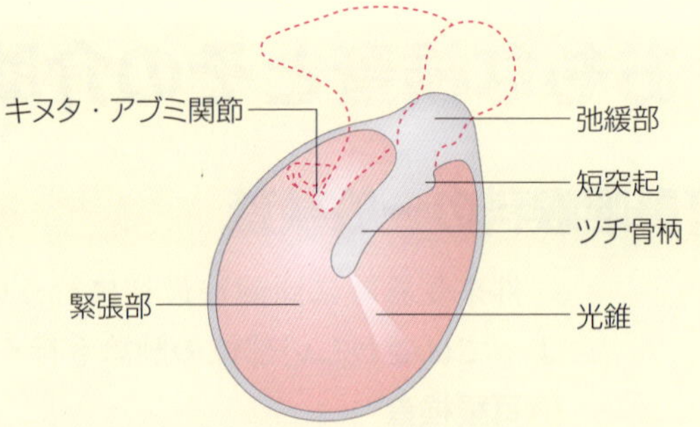

外耳道を通して鼓膜が見えるが，鼓膜を通して耳小骨は一部しか透見できない。点線上方部分は，骨でおおわれている。

➲ 図 1-7　正常鼓膜像（右）

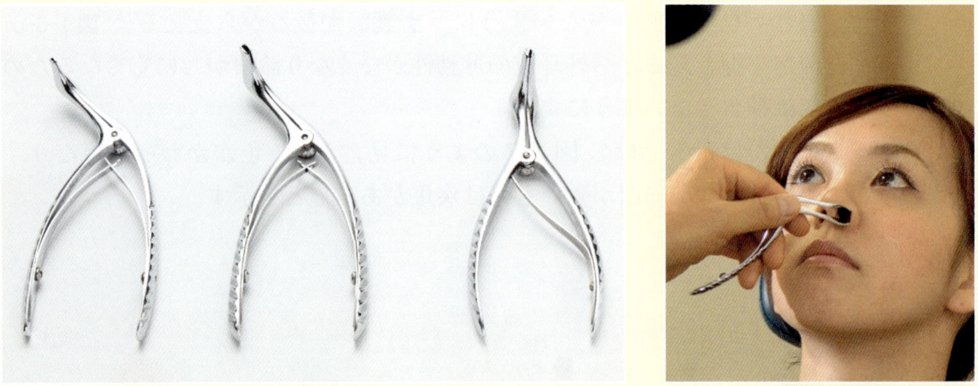

a. 鼻鏡　　b. 鼻鏡の使用法

➲ 図 1-8　鼻鏡検査

2 鼻鏡検査

前鼻鏡検査と後鼻鏡検査がある。前鼻鏡検査に用いる鼻鏡にはいろいろな型のものがあり（➲ 図 1-8），鼻甲介《びこうかい》・鼻道《びどう》・鼻底・鼻中隔などの状態，分泌物の有無・性状，新生物の有無などを観察する。鼻腔内をよく観察するためには，患者の頭位をいろいろとかえなくてはならない。患者が上を向くとき（第 2 頭位）は鼻腔上部がよく見えて，正面を向くとき（第 1 頭位）は下鼻甲介や鼻底の状態がわかる。患者には，医師の指示どおりに頭を動かすように協力してもらう。

前鼻鏡検査では，鼻腔を前方から観察することになる。中鼻甲介と鼻中隔との間の空間を嗅裂といい，この部分の粘膜のみに嗅細胞が分布している（嗅部）（➲ 図 1-9）。

後鼻鏡検査は，舌圧子と後鼻鏡を用いて行う。後鼻鏡は柄《え》の部分と，円形

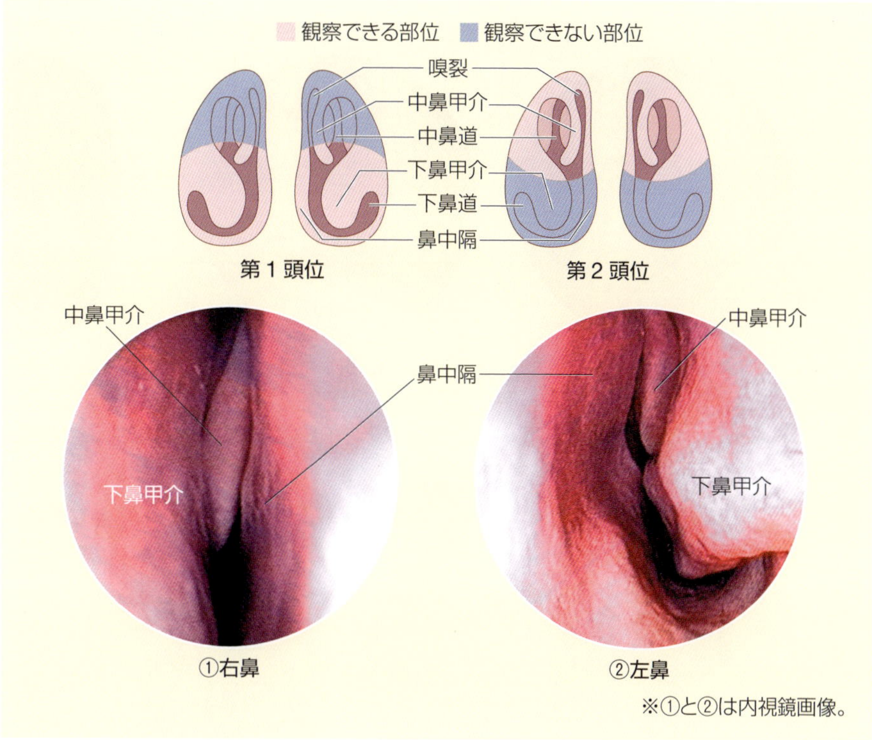

図1-9　前鼻鏡検査と所見

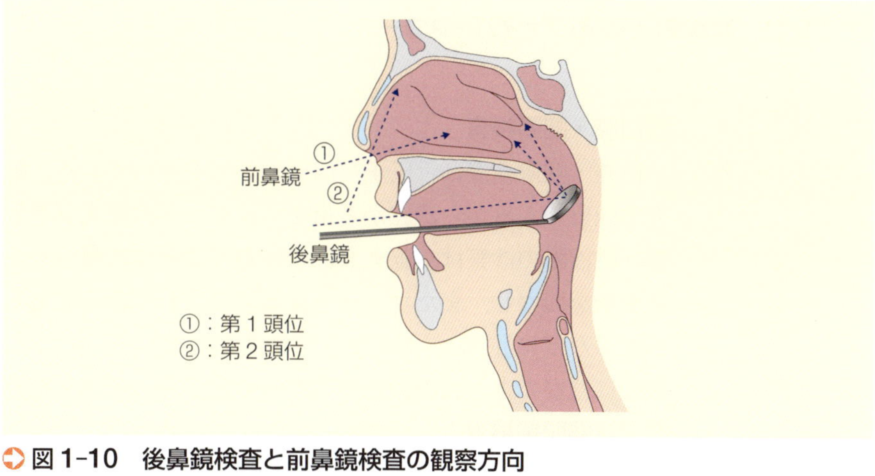

図1-10　後鼻鏡検査と前鼻鏡検査の観察方向

の平面鏡のついた部分からできていて，この鏡に映して鼻中隔および鼻甲介の後部，耳管隆起，上咽頭，分泌物の性状・付着状態など鼻腔や上咽頭を後方から観察する（図1-10）。

後鼻鏡は小さいので，一度に全体は映らないため，角度を少しずつかえて観察する。**図1-11**は鼻咽腔（上咽頭）ファイバースコープにより撮影したものである。

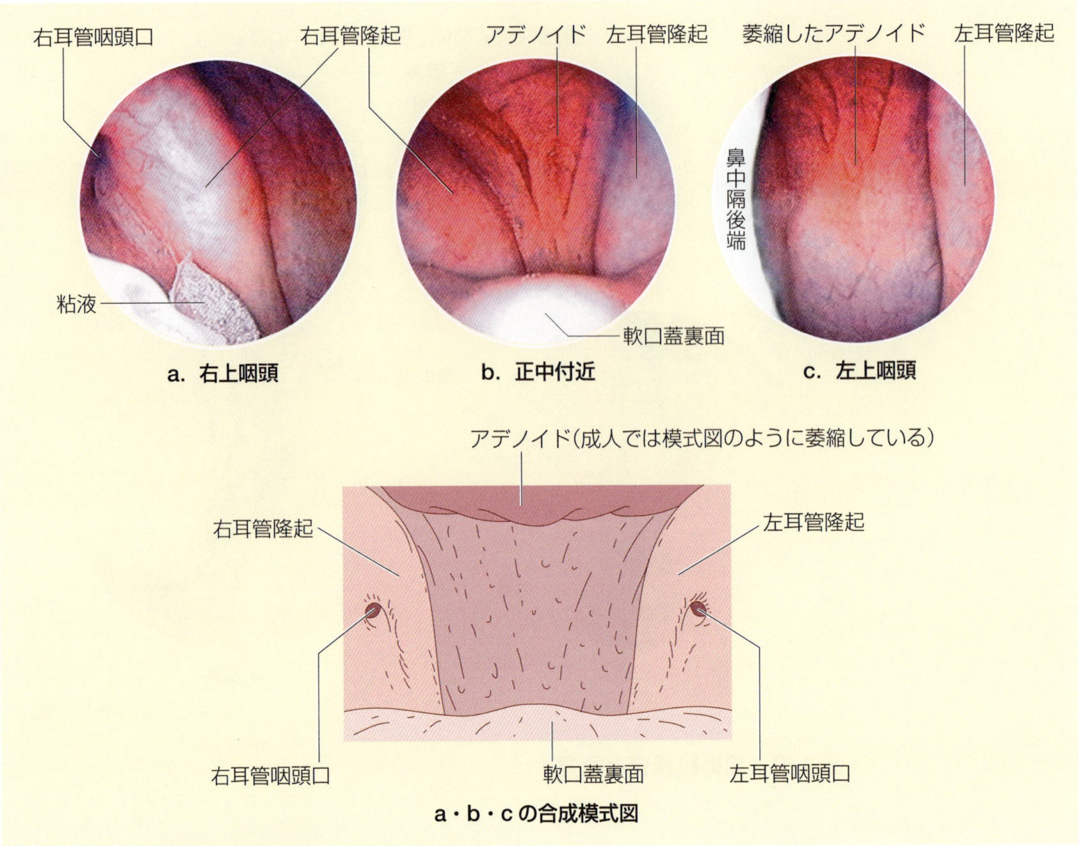

図 1-11 鼻咽腔(上咽頭)ファイバースコープ

3 口腔・咽頭検査

口腔・咽頭検査は舌圧子・口唇鉤《こうしんこう》などを用いて行う。咽頭扁桃《いんとうへんとう》は後鼻鏡検査で観察できるが，口腔から指を入れて，その肥大度を触診することもできる。唾液腺の診察は，腺実質部の圧迫によって排泄《はいせつ》管[1)]から出てくる液の性状や量を観察し，またブジーを排泄管に入れてみることもある。舌・口蓋・唾液腺などに腫脹《しゅちょう》があるときは触診も必要になってくる。口腔と中咽頭は同時に観察でき，舌の動きや発声時の軟口蓋の動きを観察もする。

4 間接喉頭鏡検査

間接喉頭鏡検査で用いる喉頭鏡は，後鼻鏡検査に用いられるものと同じ構造で，鏡面に映して観察を行う。舌根部・喉頭蓋・仮声帯・声帯・下咽頭などを観察する(➡ 図 1-12)。声を出させたり，吸息を行わせたりすると，声帯の運動を観察できる(➡ 図 1-13)。

1）唾液腺の排泄管：ワルトン管(顎下腺)，ステノン管(耳下腺)がある。

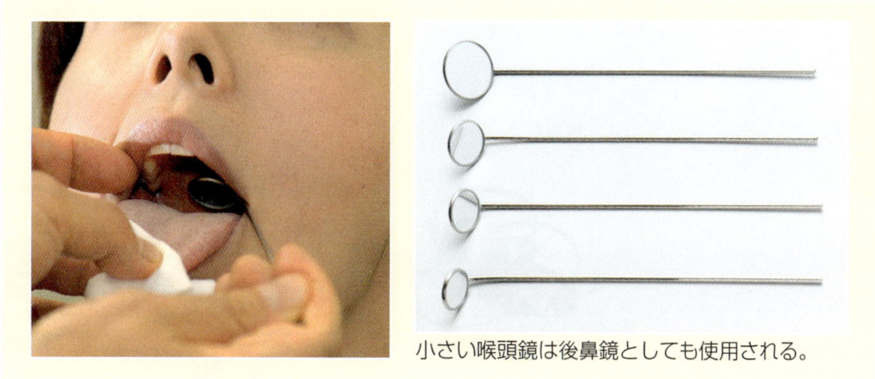

小さい喉頭鏡は後鼻鏡としても使用される。

図 1-12　喉頭鏡検査

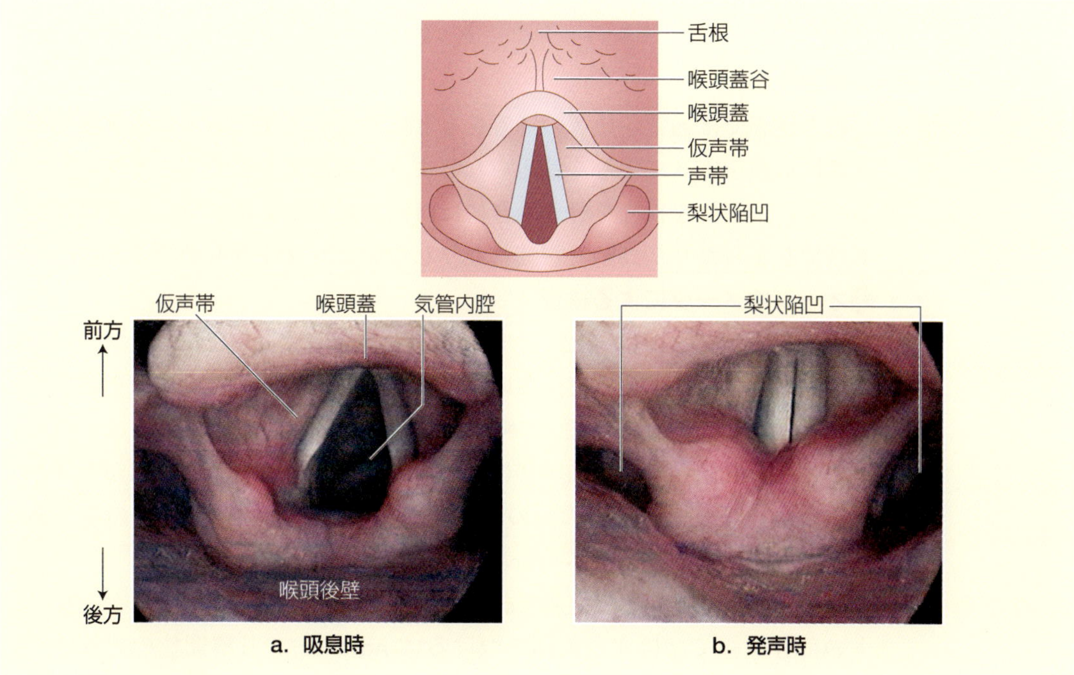

図 1-13　喉頭像

2 聴力検査

聴力検査は，難聴《なんちょう》がどの程度にあるのか，その原因がどこにあるのか，中耳・内耳の機能がどうなっているのかを知る重要な検査である。

鼓膜・耳小骨など音を伝える部分に障害があって聞こえにくい状態が**伝音《でんおん》難聴**であり，内耳や聴神経に障害があって聞こえにくい状態が**感音《かんおん》難聴**である。両方ともに障害のある場合を**混合性難聴**という。感音難聴は，内耳に障害がある**内耳性（迷路性）難聴**とそれより中枢部に障害のある**後迷路性難聴**に

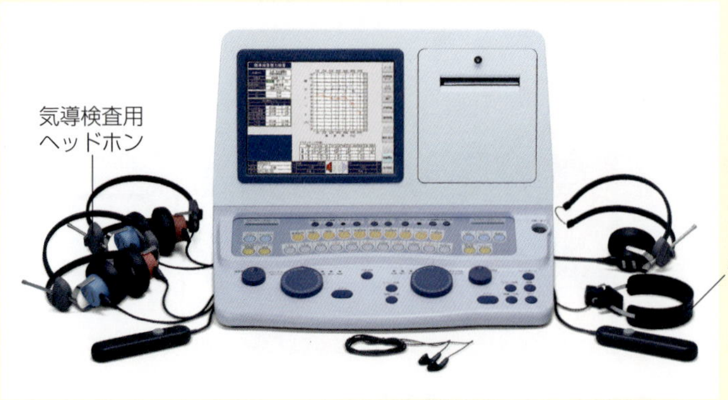

（写真提供：リオン株式会社）

➲ 図 1-14　オージオメータ

分類される。

聴力検査では通常，患者の応答をもとに判定を下すため，患者が検査を行う者に信頼を寄せて正しく答えられるような雰囲気をつくることが重要である。また，複雑な検査を行う場合には時間が長くかかるので，小児が途中であきてしまったり，高齢者が疲れたりしないような注意も必要である。

1 オージオメータによる検査

オージオメータでは，125 ヘルツ(Hz)の低い音から 8,000 ヘルツの高い音までの間を段階的に分けて，おのおのについて，気導値と骨導値を測定する(➲ 図 1-14)。この検査を(標準)**純音聴力検査**という。音が聞こえはじめる最小の強さを**閾値**《いきち》という。強い音にしないと聞こえない場合を閾値が上昇しているという。聴力は，その耳の閾値と基準の 0 デシベル(dB)との差であらわされる。これを聴力レベル hearing level(HL)という。

気導閾値は右側を○で実線で結び，左側は×で点線で結ぶ。スケールアウトの部分は線で結ばず，矢印をつける(➲ Advance)。骨導閾値の記号は，右が⊏，左が⊐である。500，1,000，2,000，4,000 ヘルツの聴力レベルを，それぞれ a，b，c，d として平均聴力を数値で示す場合は $\frac{a+b+c}{3}$，$\frac{a+2b+c}{4}$，$\frac{a+2b+2c+d}{6}$ のようにあらわし，それぞれを **3 分法**，**4 分法**，**6 分法**という。

気導値を測定するときには気導レシーバを，骨導値を測定するときには骨導レシーバを用いるが，左右の聴力の差が大きくて，わるいほうの耳の聴力測定をしているときに，よいほうの耳に聞こえてしまう場合は，騒音発生装置を健側に用いる(**マスキング**)。

2 音叉による検査

c(128 ヘルツ)などの音叉《おんさ》を用いて，聴力検査を行うことがある(**ルーツェの音叉**)(➲ 図 1-15)。また，音叉によって気導・骨導を調べる方法として，ウェーバー法・リンネ法が用いられることがある。

3 語音による検査

囁語《じご》(ささやき語)による検査は，器械を使う必要がまったくないので手軽に行うことができる。正確に調べるには，あらかじめ録音されたいくつもの試験語をいろいろな強さで聞かせ，その正解率を曲線であらわす方法がある(**語音明瞭度検査**)。

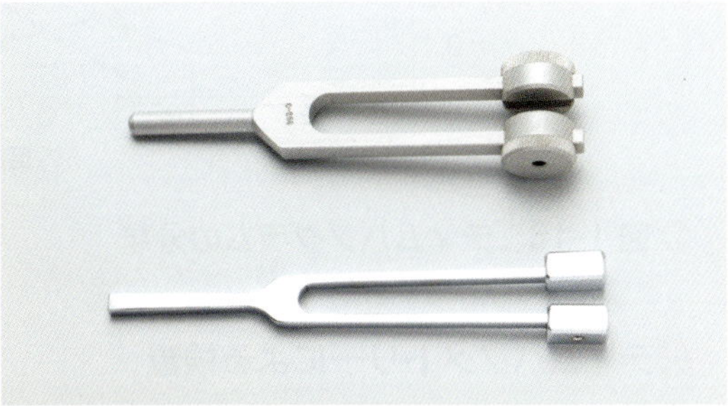

上が c-128 Hz，下が c-256 Hz

図 1-15　ルーツェの音叉

Advance

オージオメータによる難聴の種類の判定

純音聴力検査の結果から，気導骨導差をもとに難聴の種類を判定する。

骨導閾値・気導閾値ともに同じように上昇しているものは**感音難聴**(**下左図**)であり，骨導値は正常で気導閾値だけが上昇しているものは**伝音難聴**(**下右図**)，骨導閾値上昇もあるが気導閾値はさらに上昇しているものは**混合性難聴**である。

感音難聴の内耳(迷路)性あるいは後迷路性の障害部位を推定する方法としては，補充現象(レクルートメント)の検査や，自記オージオメトリーなどの特殊な聴力検査方法がある。

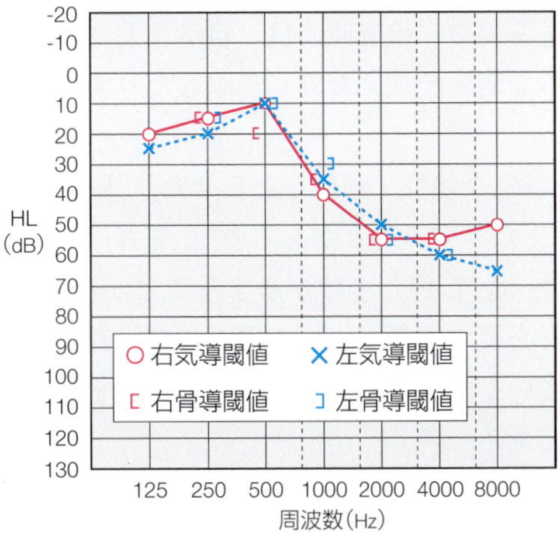

両側感音難聴のオージオグラム

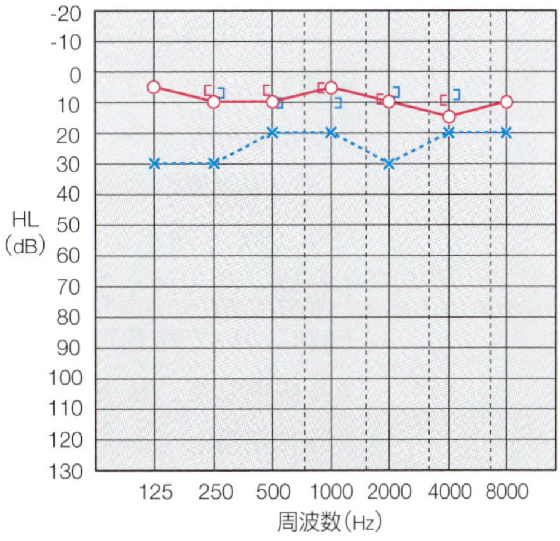

左伝音難聴のオージオグラム

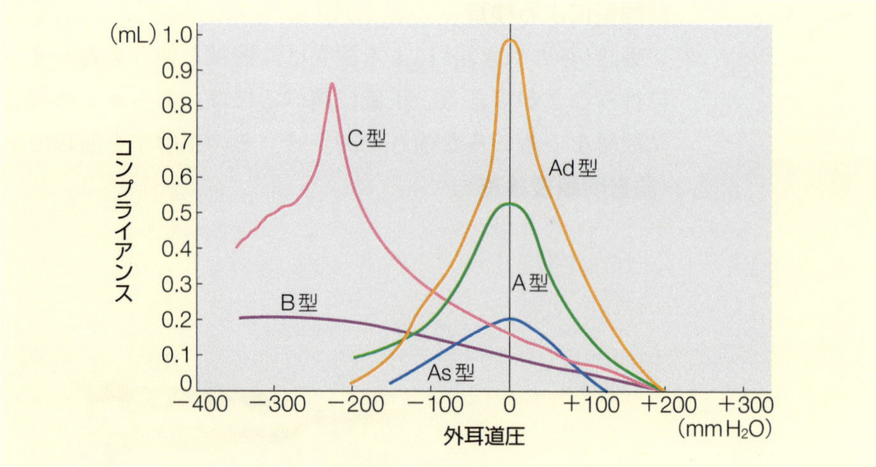

➲ 図 1-16　ティムパノグラムの分類

4 ティムパノメトリーによる検査

ティムパノメトリーとは，鼓膜や耳小骨の音響インピーダンスを測定して，伝音機構の良否を判定する方法である。外耳道に陰陽圧を加えながら測定し，結果は自動的に記録されるようになっている。A 型は正常のことが多く，B 型，C 型は異常耳であることが多い(➲ 図 1-16)。

5 その他の聴力検査

聴力検査には，そのほかに拍手・鈴・笛などを用いたり，遊戯を組み込んだり，脳波(聴性脳幹反応 auditory brainstem response〔ABR[1]〕など)や皮膚電気反応を利用したりして測定する場合がある。

3 平衡機能検査

身体の平衡を維持するためには，迷路(内耳)ばかりでなく，視覚や深部知覚も共同してはたらいている。迷路が障害を受けていても，視覚や深部知覚によって代償されている場合もあるので，検査時には，自然におこる状態を観察するばかりでなく，いろいろな刺激を加えたり，遮眼《しゃがん》したりすることも必要となってくる。

前庭平衡機能検査では，患者に特別な体位・頭位をとらせたり，眼をおおったり，回転・冷水などの刺激を加えたりすることがあるので，患者はめまい・不快感・吐きけを訴える場合がある。転倒してけがをすることがないよう，そばについて注意していることも必要であるが，検査前にこの検査の意義をよく説明して，検査の途中でめまいや吐きけがおこっても不安感をもたないように準備しておくことが大切である。

1）ABR：聴性脳幹反応は，通常の聴力検査が施行できない乳幼児や神経学的検査および詐聴《さちょう》の検査としても使用できる。

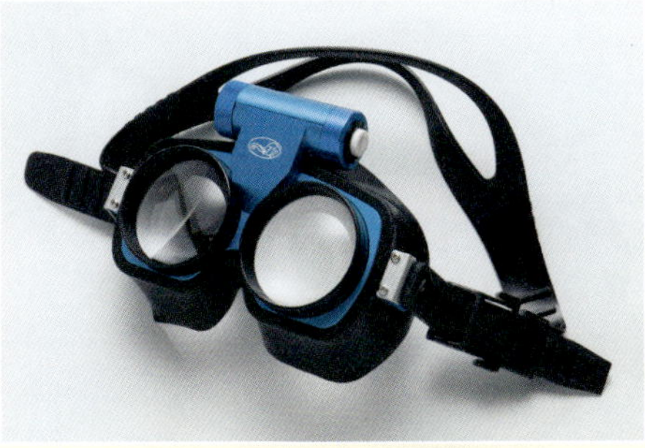

a. フレンツェル眼鏡

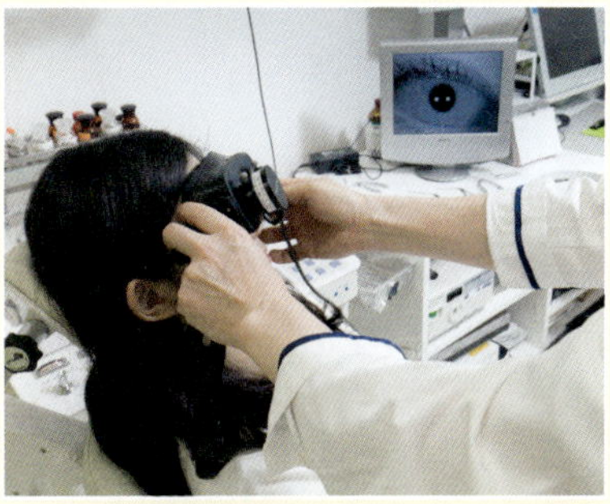

b. 赤外線カメラ付きフレンツェル眼鏡

図 1-17　フレンツェル眼鏡

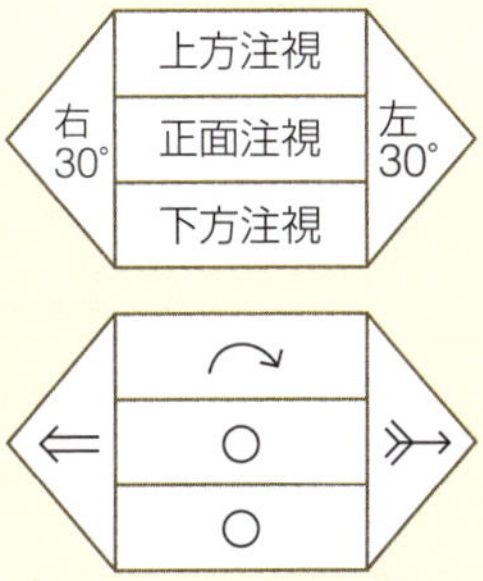

記号	意味
○	眼振がない
≈○	眼振の有無がはっきりしない
⟶	水平，左向き
⟹	振幅が大きく，水平，左向き
⟵《	頻打性，水平，右向き
↑	垂直性，上眼瞼向き
↓	垂直性，下眼瞼向き
↷	回旋性（時計まわり）
↶←	回旋，右向き混合

図 1-18　眼振の記入方法

1 自発眼振の検査

眼振の検査では，**フレンツェル眼鏡**（図 1-17-a）を用いて観察する。最近では赤外線カメラ（図 1-17-b）を使用したもので眼振をチェックすることもある。眼振の多くは，一方向には速く（**急速相**），他の方向にはゆっくりした動きを示す（**緩徐相**）。急速相の方向を眼振の向きにする。

一方向を注視させたときだけにおこるものを第Ⅰ度の眼振，正中位でもおこるものを第Ⅱ度の眼振，どちらの方向を注視させてもおこるものを第Ⅲ度の眼振という。

注視の方向，眼振の方向や性状は，**図 1-18** のように矢や矢羽根を用いてあらわす。電気眼振計（図 1-19）を用いて記録をとることもできる。また，頭を傾けたときにあらわれるものを**頭位眼振**といい，変換時におこるものを**頭位変換眼振**という。

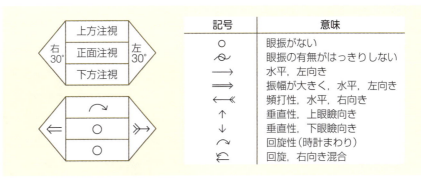

2 上肢・下肢の偏《へん》倚《い》現象の検査

左右の迷路は同等の緊張を骨格筋に与えているので，一側の迷路に障害がある場合にはかたよりの現象があらわれる。これは眼をふさいだり，頭位をかえることによって，はっきりとあらわれる。これらの検査には，指示検査・遮眼《しゃがん》書字法・歩行検査・足踏み検査などがある。足踏み検査では，遮眼して

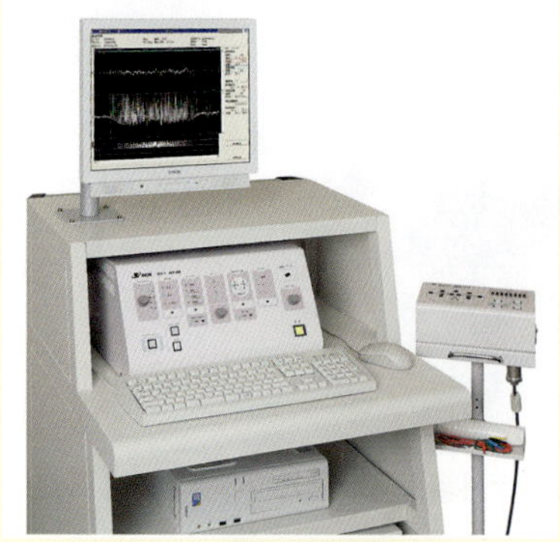

a．電気眼振計

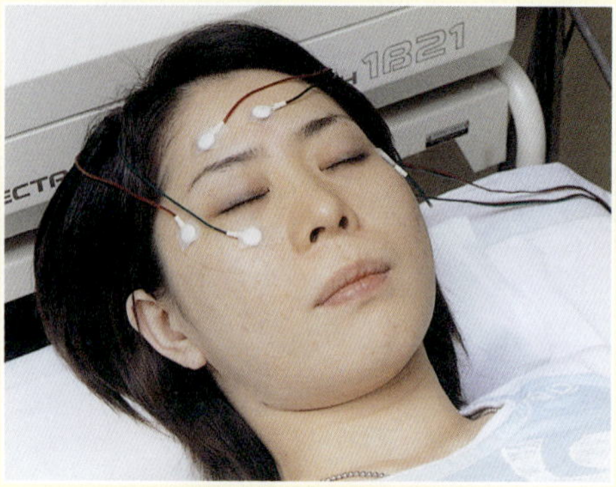

b．検査の様子

（写真提供〔a〕：リオン株式会社）

図 1-19　電気眼振計による記録

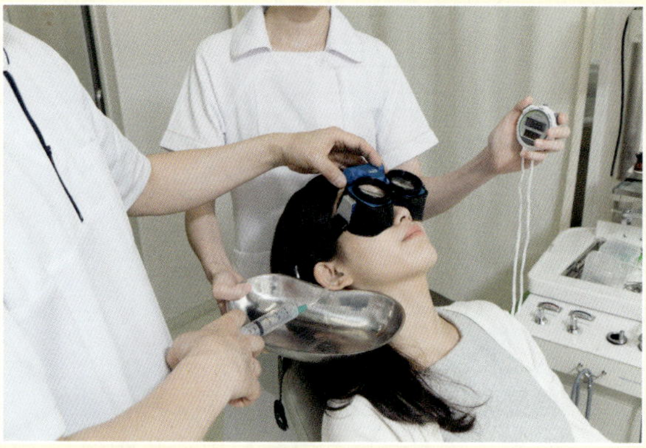

図 1-20　温度眼振の検査（カロリックテスト）

足踏みをしている間にどのように移動するかを測定する。

3 立ちなおり検査

立ちなおり検査の場合も，眼を開いていると視覚によって代償されるので遮眼しても行う。**ロンベルグ検査**や**マン検査**という起立検査が用いられる。

4 実験的眼振の検査

いろいろな刺激を与えたときにあらわれる眼振を観察する方法には，次のようなものがある。回転刺激を与える場合（**回転後眼振**），体温と異なる温度の水を外耳道に注入して刺激する場合（**温度眼振，カロリックテスト**[1)]）（➡図 1-20），圧刺激を用いる場合（**瘻孔《ろうこう》症状の検査**），直流電気で刺激する場合（**電気眼振**）などである。

1）カロリックテスト（温度眼振検査）：体温との温度差による眼振を利用して，左右別に半規管機能を評価する検査法。

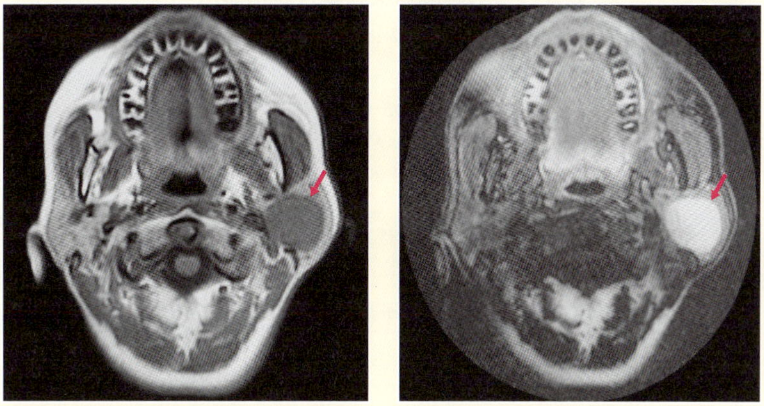

➡ 図 1-21　左側耳下腺腫瘍患者の MRI 画像(水平断)

4 画像検査

画像検査では，単純 X 線撮影以外に，断層撮影や高圧撮影，造影剤を使って行う撮影もよく用いられる。疾患によって，CT・MRI・シンチグラフィ・超音波画像も用いられる。これらの代表として耳下腺腫瘍の MRI 画像を➡図 1-21 に示す。

耳では耳鏡検査によって，外耳道・鼓膜などの所見は直接目でみることができるが，鼓室・乳突蜂巣・迷路・錐体などの変化を調べるためには X 線撮影や CT での検査が必要である。

鼻では，鼻腔内の変化からある程度は副鼻腔の病変を推測することができるが，正確に知るためには X 線撮影や CT での検査を行う。

とくに腫瘍《しゅよう》などではその進みぐあいを正しくとらえなくてはならないので，いろいろな方法で撮影することが必要である。➡**表 1-1** のような撮影法がよく用いられる。最近では，CT・MRI を使用する頻度が高い。

5 副鼻腔検査

1 自然口洗浄による判断

鼻腔に洗浄管を挿入し，副鼻腔との交通路(自然口)を経由して洗浄液を注入する。洗浄液中の浮遊《ふゆう》物から，膿汁が洞内にたまっていることを確かめる。まず，表面麻酔薬や血管収縮薬を鼻粘膜に噴霧・塗布して，十分に収縮させてから洗浄管を副鼻腔の開口部に入れる。洗浄液は生理食塩水などを体温(約 37℃)程度にあたためてから用いる。開口部がはっきりしないときにはゾンデを用いることもある。

2 上顎洞穿刺・洗浄

自然口洗浄の場合と同じように，まず表面麻酔薬や血管収縮薬を噴霧・塗

➲ 表 1-1　耳鼻咽喉疾患の X 線撮影法

	撮影法	観察部位
耳	シュラー法・ゾンネンカルプ法	乳突部・鱗部・鼓室・S 状静脈洞・中頭蓋底・下顎関節など
	ステンバース法	錐体部蜂巣・迷路・内耳道・乳様突起先端など
鼻	後頭前頭撮影法	鼻腔・副鼻腔・眼窩縁など
	後頭オトガイ撮影法（ウォーターズ法）	前頭洞・上顎洞・篩骨洞など
	後頭オトガイ下撮影法（軸位撮影法）	蝶形骨洞・後部篩骨洞・上顎洞後壁
	両側頭撮影法	蝶形骨洞・トルコ鞍
	斜位撮影法（レーゼ法）	視神経管
咽喉	単純撮影	正面や側面から形態の検査

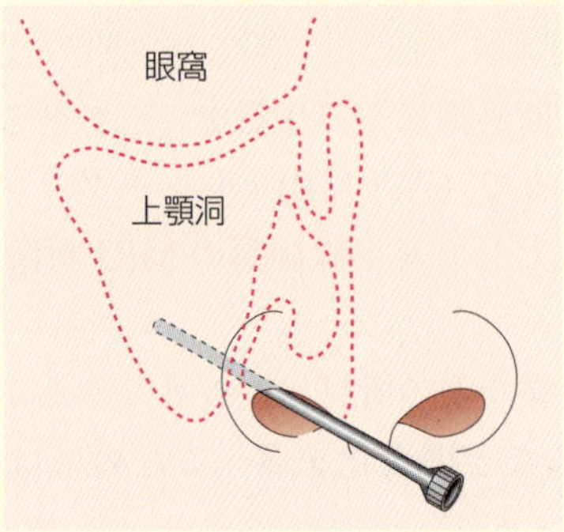

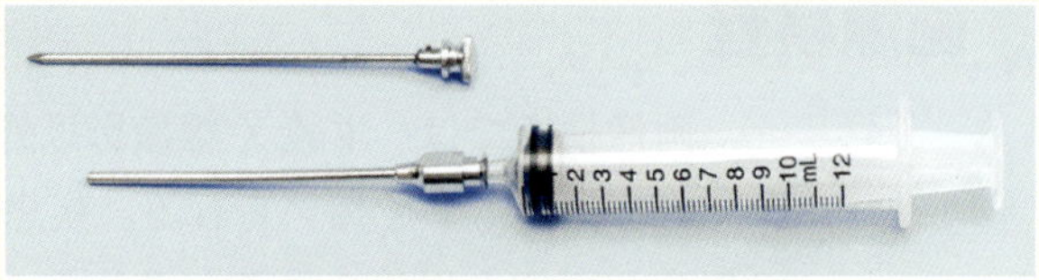

上顎洞穿刺針とディスポーザブル注射器

外筒（下）は中空になっており，内空に穿刺針（上）が挿入される構造になっている。

➲ 図 1-22　上顎洞穿刺針

布し，さらに表面麻酔薬と血管収縮薬をつけたガーゼを，下鼻道に入れる。10〜15 分間放置して麻酔が十分きいたところで，**上顎洞穿刺《じょうがくどうせんし》針**を用いて下鼻道から上顎洞を穿刺・吸引し，洞内に膿汁がたまっているかどうかを吸引して確かめる（➲ 図 1-22）。

また，洗浄を行って液中の浮遊物も観察する。洗浄後に造影剤を注入して X 線撮影を行うと，粘膜の肥厚の程度や腫瘍の存在を知ることができる。時間を追って X 線検査をすれば，粘膜の線毛運動に基づく排泄機能がわかる。

治療の目的で穿刺針から薬液を注入することもある。穿刺・洗浄中に脳貧血をおこすことがあるため注意する。穿刺後はしばらく安静を保たせ，当日の入浴は禁止する。

6 その他の検査

耳管通気検査●　耳管通気検査では，耳管より空気を鼓室内に送って，オトスコープを用いて聴診する。鼻と口を閉じ，力強く呼気させると空気が耳管から鼓室に入る

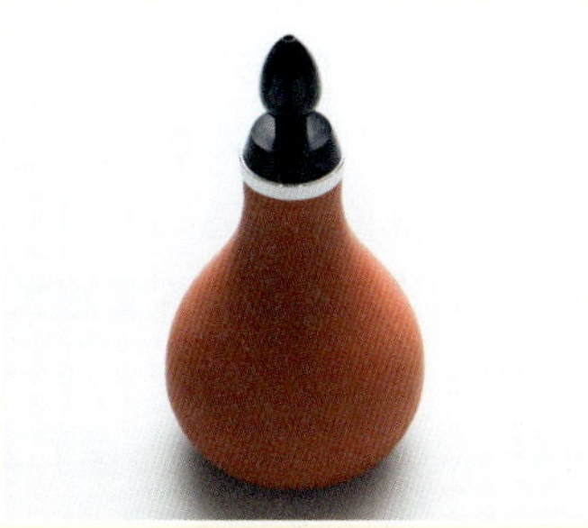
小児用だが，プレッツ置換法
で使用されることもある。

図 1-23 耳管通気用ポリツェル球(小児用)

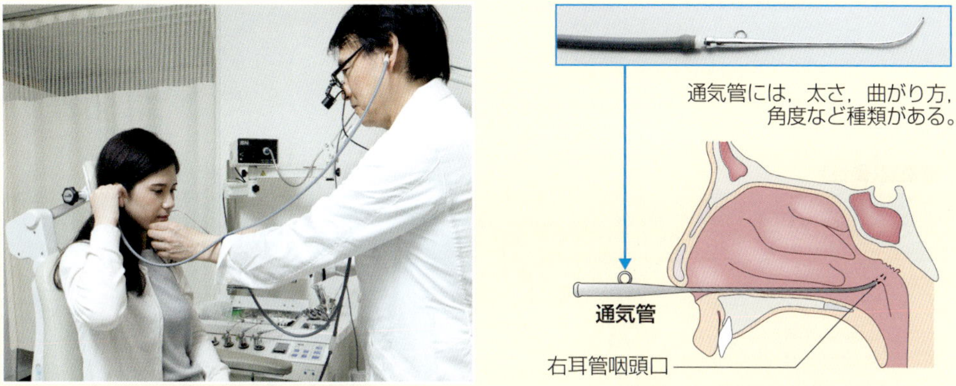

a. カテーテル通気法実施の様子

b. カテーテル通気法の模式図

図 1-24 カテーテル通気法

ので，そのときの音を聞く方法(**バルサルバ法**)，ポリツェル球(図 1-23)を用いて空気を送る方法(**ポリツェル法**)，カテーテルを耳管口に入れて(図 1-24)空気を送る方法(**カテーテル通気法**)などがある。

嗅覚検査 嗅覚検査では，いくつかの基準となる嗅素が入手できるので，それを用いて行う。10倍希釈法で薄めた溶液を薄いほうからかがせると，どの濃度でにおいがしたかがわかる(**T&T オルファクトメトリ**)。このほか，アリナミン®を静注して嗅覚を測定する**静脈性嗅覚検査法**[1)]もある。

嗅覚の伝わる経路は，嗅上皮—嗅糸—嗅球—中枢という順である。嗅素を含んだ空気が嗅上皮に到達しないためにおこるものを**呼吸性**嗅覚障害，嗅上皮から嗅球までの障害を**嗅上皮性**(**末梢神経性**)嗅覚障害，それより中枢側のものを**中枢性**嗅覚障害とに分類している。判断できる最小濃度を閾値という。

1）静脈性嗅覚検査法：アリナミン®注射液 10 mg (2 mL) を等速度で左肘正中静脈に 20 秒かけて静注する。体内循環で心臓から肺胞にいたり，肺で気化して呼気に移行したアリナミン®臭(ニンニク臭)が，呼気時に後鼻孔側から嗅粘膜に到達し，においを感じる。嗅粘膜にいたるまでの時間が潜伏時間で，正常者は 7〜10 秒，また持続時間の正常値は 1〜2 分。

味覚検査 味覚検査は，電気味覚計(**電気味覚検査**)を用いたり，甘味・塩味・酸味・苦味について行う(**濾紙《ろし》ディスク味覚検査**)。舌の前 2/3 は鼓索神経，後ろ 1/3 は舌咽神経から味覚線維がきているから，部位別の味覚を検査することによって，神経障害の種類や部位を知ることができる。

内視鏡検査 直接喉頭鏡・気管支鏡・食道鏡は，硬性で管状のものが昔から用いられていたが(➡図 1-25-a, b)，現在はファイバースコープがよく使用されており，用途により種々のものがつくられている(➡図 1-25-c)。必要によっては写真やビデオ撮影をし，組織採取や異物の摘出も行う。

睡眠時無呼吸症候群(SAS)検査 気道の形態を確認するための顔面側面 X 線撮影，内視鏡検査などとともに，睡眠ポリグラフ検査などを行う。また，閉塞性・中枢性・混合性などの鑑別を行う。

a. 食道鏡(硬性)

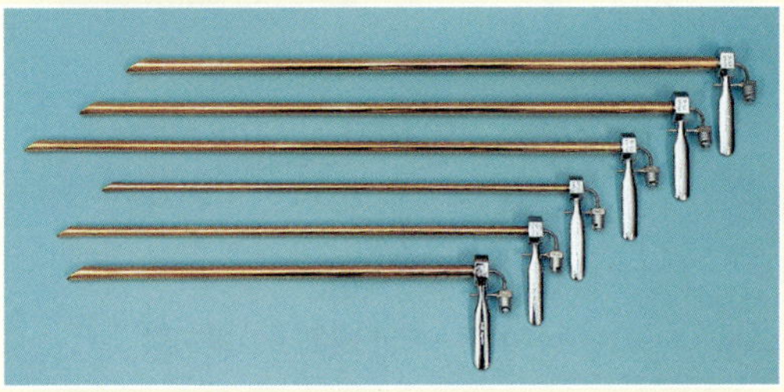

b. 喉頭鏡(硬性)

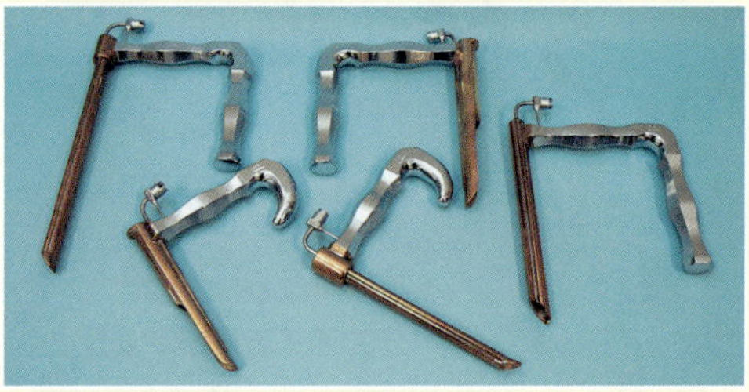

c. ファイバースコープ

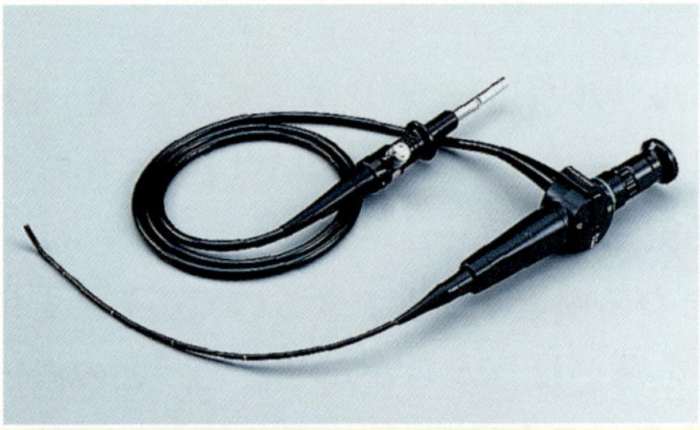

①軟性鏡(鼻・副鼻腔用)

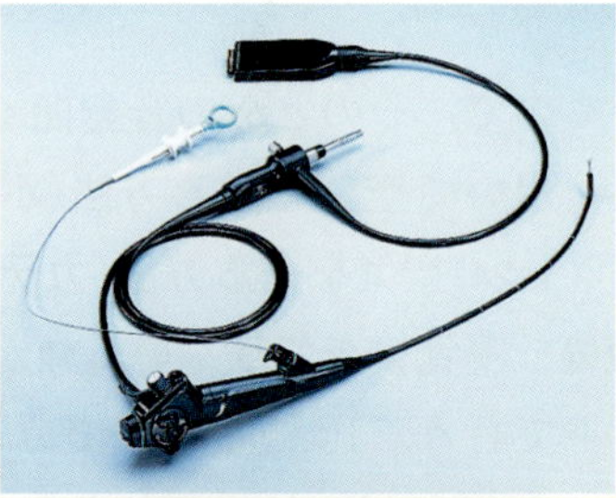

②軟性鏡(咽頭・喉頭異物用)

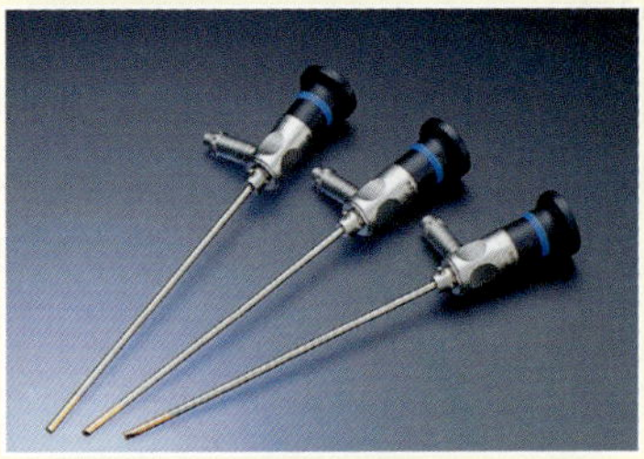

③硬性鏡(鼻・鼻咽頭用)

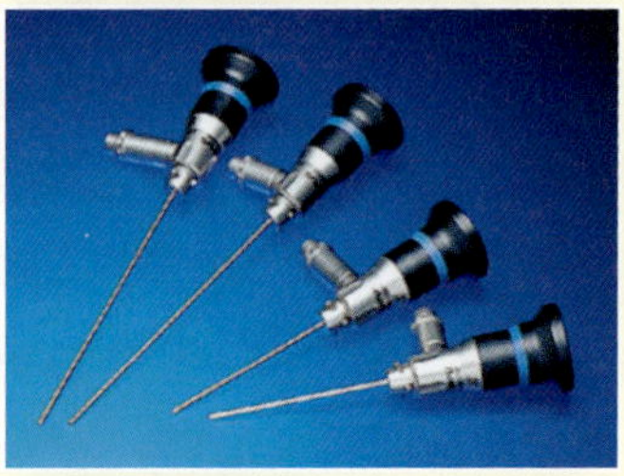

④硬性鏡(鼓膜鏡)

(写真提供〔c〕：オリンパス株式会社)

➡ 図 1-25　耳鼻咽喉内視鏡

表 1-2　耳鼻咽喉科領域の解剖生理・症状・検査のまとめ

部位	区分	おもな構成	機能	症状		検査
				機能障害	その他	
耳	外耳	耳介 外耳道	音を集め伝える	難聴	耳痛，耳漏	視診，触診 耳鏡検査
	中耳	鼓膜 鼓室 耳小骨 乳突蜂巣 耳管	音を伝える	難聴	耳痛，耳漏 発熱 耳拍動感，閉塞感	耳鏡検査 聴力検査 ティムパノメトリー 耳管機能検査 画像検査
	内耳	蝸牛 前庭 三半規管	音を感じる 平衡をつかさどる	難聴 平衡失調 （めまい）	耳なり 嘔吐，吐きけ	聴力検査 平衡機能検査 画像検査
鼻	外鼻	外鼻孔 鼻前庭	呼吸の出入り口	鼻閉	鼻痛，かゆみ 変形	視診 触診
	鼻腔	鼻甲介 鼻道 嗅裂 鼻中隔	呼吸（温，湿，塵） 嗅覚 共鳴 構音	鼻閉 嗅覚障害 鼻声	鼻痛 鼻漏 いびき 神経症状	前鼻鏡検査 後鼻鏡検査 嗅覚検査 鼻腔通気度検査
	副鼻腔	前頭洞 上顎洞 篩骨洞 蝶形骨洞	共鳴		頭部痛 頰部痛，歯痛 鼻漏 複視，視力障害	鼻鏡検査 内視鏡検査 穿刺・洗浄検査 画像検査
口腔	舌 歯牙 小唾液腺		呼吸，咀嚼， 嚥下，味覚， 構音，消化	呼吸障害 咀嚼障害 嚥下障害 味覚障害 構音障害	舌痛 歯痛 口内乾燥	視診，触診 味覚検査
唾液腺	耳下腺 顎下腺 舌下腺		消化		口内乾燥 耳下腺腫脹 頸部腫脹	画像検査 唾液腺内視鏡
咽頭	上咽頭	耳管開口部 咽頭扁桃	呼吸 構音	呼吸困難 構音障害 耳管障害	疼痛 乾燥感 いびき，SAS*	後鼻鏡検査 ファイバースコピー 画像検査
	中咽頭	口蓋弓 口蓋垂 口蓋扁桃 舌扁桃	呼吸 嚥下 構音	呼吸困難 嚥下困難 構音障害	疼痛 いびき SAS*	視診 ファイバースコピー
	下咽頭	梨状陥凹 披裂部	嚥下	嚥下困難	疼痛 異常感	喉頭鏡検査 ファイバースコピー
喉頭	声門上腔	喉頭蓋 仮声帯 喉頭室	嚥下（誤嚥防止） 呼吸	呼吸困難 嚥下困難 発声困難 嗄声	疼痛 異常感 咳嗽 いびき 喘鳴	喉頭鏡検査 ファイバースコピー 画像検査
	声門	声帯 内喉頭筋	呼吸 発声			
	声門下腔	輪状軟骨	呼吸			

＊：SAS（睡眠時無呼吸症候群）：習慣性のいびき，日中の眠け，起床時の頭痛などの症状を有し，かつ睡眠ポリグラフ検査にて，一晩の 7 時間の睡眠中に 10 秒以上続く無呼吸，および低呼吸が 1 時間あたり 5 回以上出現する場合を一般にいう。

D おもな治療法とその介助

1 外来診療一般

1 診療室の準備

耳鼻咽喉疾患の診療では，光源・吸引装置・噴霧装置・器械台・薬品台などを兼ねた診療用ユニットを用いることが多い(➡図1-26)。鼓膜などを詳細に観察するために顕微鏡をつけたり，内視鏡の観察録画装置をつけたユニットもある。診療のためには，耳鼻咽喉の奥深くまで光を到達させる工夫が必要である。このために額帯鏡《がくたいきょう》(➡図1-27)を用いることが多く，同じ目的で額帯電灯や電池付き把持耳鏡も用いられる。

診療椅子は，患者の座高に応じて適当に上下できるようになっている。診療時，患者には診療椅子に深く腰掛けてもらう。

額帯鏡を用いる場合の光源は昼光色電灯がよく，患者の右肩後方に置く。部屋が明るすぎると集光がうまくいかないので，窓にカーテンやブラインドを用いて，部屋全体の明るさを適当に調節する。

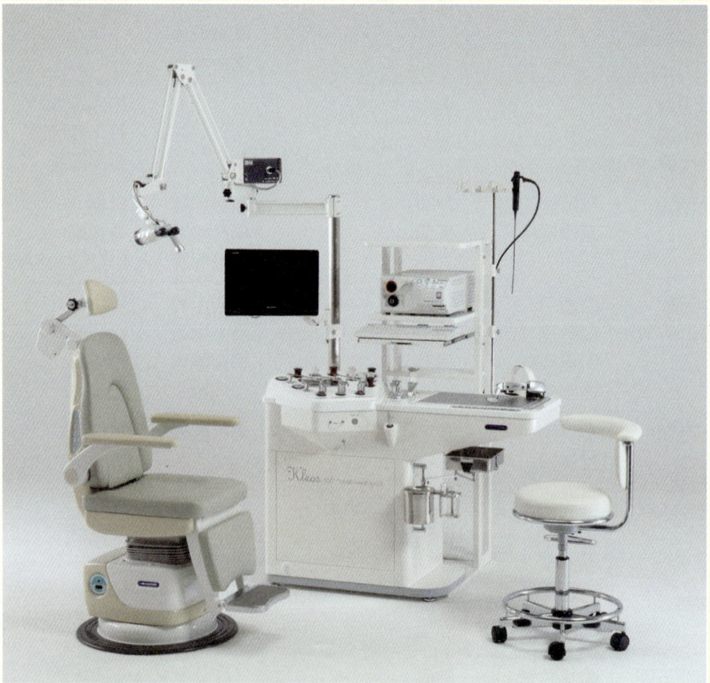

(写真提供：永島医科器械株式会社)

➡図1-26　診療用ユニット

a. 額帯鏡　　b. 額帯電灯

（写真提供〔b〕：永島医科器械株式会社）

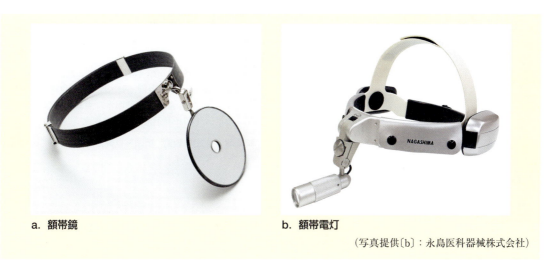

図 1-27　額帯鏡

2 診療の介助

耳鼻咽喉疾患の診察・治療は，手技が細かいうえに感覚の鋭敏な場所に対して行うので，医師の熟練だけでなく，看護師の熟練も大きく関係してくる。したがって，次のようなことに，とくに注意をはらうことが大切である。

(1) 患者の無用の緊張や不安感をできるだけ取り去るようにする。とくに難聴や言語障害のある患者では意思が通じなかったり，めまいのある患者では身体を動かすことによって症状が強くなったりするので，不安感を軽減するように努めると同時に，患者の動作・態度にまで十分に気を配っていることが大切である。

(2) 診療の途中で患者が急に動くと，傷つけたり痛みを与えたりするので注意する。

(3) 医師は患部から目を離せないので，次々と器械や薬品を必要とする場合には，手ぎわよく渡せるようにする。

3 診療用器械・薬品

額帯鏡は直径約 8 cm，焦点距離約 20 cm の凹面鏡で，光源からの光を反射集光して中央の穴から観察する（図 1-27）。

一般に用いられる器械・薬品は，表 1-3, 4 のようなものである。常用薬品は，ラベルの貼付を慎重に行って間違えることがないようにし，1 週間ごとに新しいものと交換する。遮光を要するものは褐色びんを用いる。

4 治療用衛生材料

脱脂綿・ガーゼ（込めガーゼ・ばらガーゼ・たたみガーゼ・舌押さえ用ガーゼ）・巻軸包帯《かんじくほうたい》・油紙・絆創膏《ばんそうこう》・耳帯・防水布などがある。巻綿子《けんめんし》はディスポーザブル製品を使用することが多いが，用途によって異なるので巻き方を理解しておくとよい（図 1-28, 29）。次のことを注意して巻く。

表 1-3　外来診療用器械

耳	耳鏡，耳用巻綿子，耳用ピンセット，耳垢鉗子，音叉，異物鉤，耳用ゾンデ，ローゼン型吸引嘴管，耳管通気用器具，耳洗浄用器具，鼓膜マッサージ器
鼻	鼻鏡，鼻用巻綿子，鼻用ピンセット，後鼻鏡，舌圧子，鼻用噴霧器，吸引嘴管，鼻用ゾンデ，鼻洗浄器具，洗浄管(自然口・対口)，上顎洞探膿針，プレッツ置換法器具，ネブライザー
咽喉頭	舌圧子，喉頭鏡，咽頭巻綿子，喉頭巻綿子，軟口蓋挙上器，喉頭蓋挙上器，喉頭注入器，喉頭鉗子，喉頭用噴霧器，ネブライザー

表 1-4　常用薬品

液剤	4% リドカイン液，3,000～6,000 倍エピネフリン液，0.05～0.2% アクリノール液，ポビドンヨード液，過酸化水素水，消毒用エタノール，ルゴール液，1～3% 塩化亜鉛液，10～30% 硝酸銀液，耳垢水，点耳用抗菌薬溶液，ステロイド溶液，生理食塩水
軟膏剤	亜鉛華軟膏，抗菌薬軟膏，抗ヒスタミン薬軟膏，ステロイド軟膏

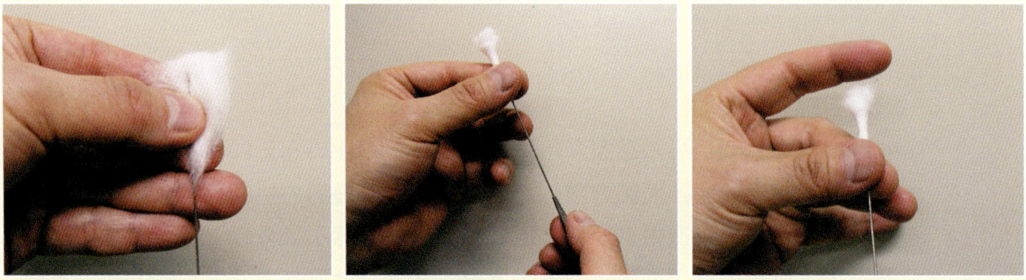

① ちぎった綿がほぼ三角形になるようにし，上端をわずかに折り返す。綿の上端から少し下の高さの左端に巻綿子をあてる。

② 左手の母指と示指で巻綿子の上端と綿を一緒に押さえ，右手で巻綿子を回転させる。このとき左手の指は動かさない。

③ 綿を巻き終わったら，綿が先端を完全におおっていることを確かめる。

図 1-28　耳用・鼻用巻綿子の巻き方

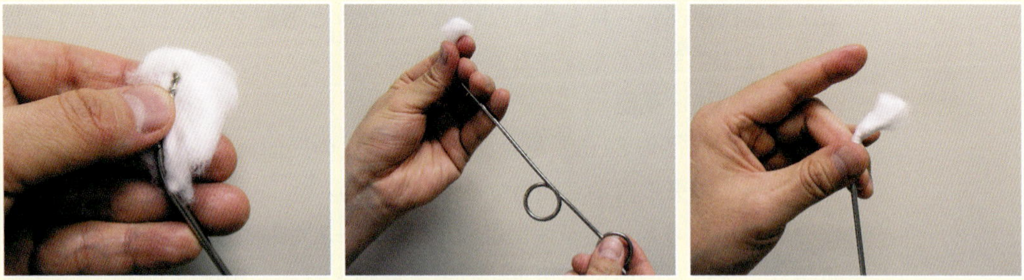

① ちぎった綿がほぼ三角形になるようにし，上端をわずかに折り返す。

② 右手で巻綿子を回転させる。左手の指は動かさない。

③ できあがった巻綿子。

図 1-29　咽頭・喉頭巻綿子の巻き方

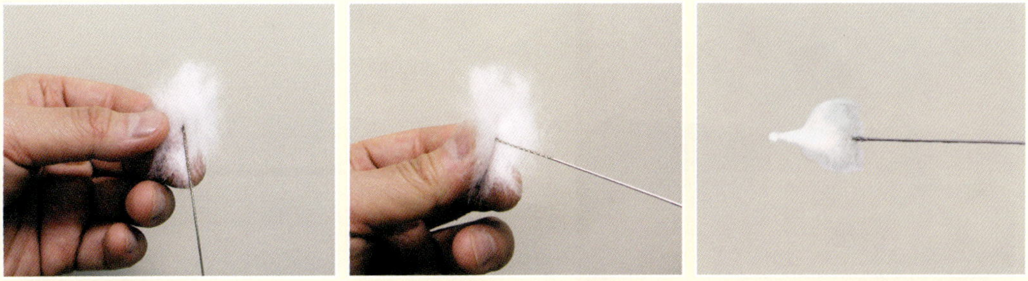

① ちぎった綿が円形になるようにし，巻綿子の先端を中央にあてる。 ② 右手で巻綿子を回転させながら，円を描くように巻きつける。 ③ できあがりは円錐形となる。

➲ 図 1-30　ゴットスタイン圧迫タンポンの巻き方

(1) 綿が巻綿子の先端を完全におおう。
(2) 巻き方がゆるくて，使用の途中で綿が抜け落ちることのないようにする。
(3) 必要に応じて，細いものや太いものもつくれるようにする。たとえば，喉頭麻酔用の巻綿子は，(1)(2)の条件を満たして，かつ細いものが必要である。

ふつうの巻綿子のほかに，ゴットスタイン圧迫タンポンも外耳道の疾患にはよく用いられている(➲ 図 1-30)。

2 耳の診療

耳の治療一般●

(1) 乾燥した耳用巻綿子を用いて外耳道の清拭《せいしき》を行う。アクリノール液・過酸化水素水を用いる場合もある。
(2) 分泌物が多い場合には吸引器を用いて除去する。吸引嘴管《しかん》はふつう金属製の細いものを用いる(**ローゼン氏〔型〕吸引嘴管**)。
(3) 軟膏《なんこう》・液剤は巻綿子を用いて塗布する。耳介に広く軟膏を塗布したり，かゆみが強かったりする場合は，たたみガーゼをあてたり耳帯を用いる。

1 点耳

外耳道や中耳の消炎・鎮痛の目的で薬剤を注入する方法である。患側を上にさせて側臥位になり，耳介を後ろ上方に引っぱり，薬液が外耳道を伝わって静かに入るようにする(➲ 図 1-31)。

点耳後はそのままの状態でしばらくおく。抗菌薬溶液やステロイド薬溶液・耳垢水[1)]などを用いる。鼓膜穿孔がある場合の点耳は，耳毒性のあるものは使用しない。

1) 耳垢水：かたい耳垢を軟化させ除去するための液体。炭酸水素ナトリウム 10 g，グリセリン 50 mL に精製水を加えて全量 200 mL として調合する。

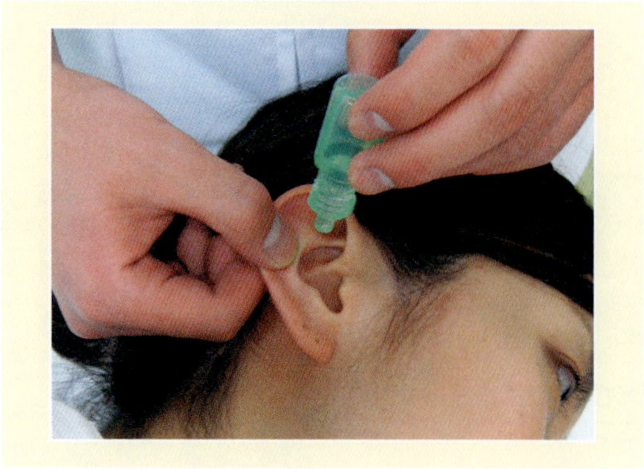

図 1-31　点耳の方法

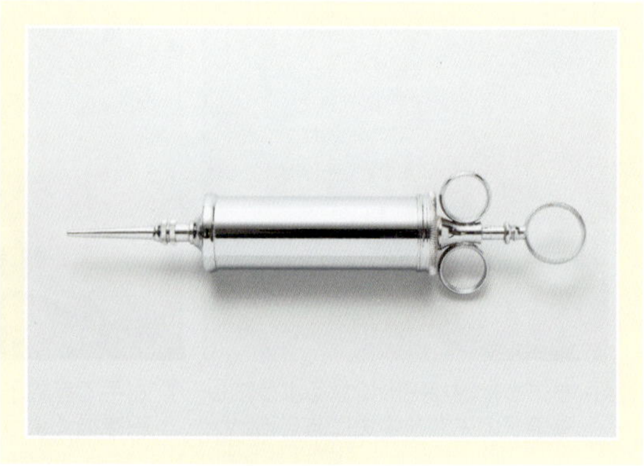

図 1-32　耳洗浄用水銃

2 耳洗浄

耳洗浄は外耳道に異物・耳垢などがあって，鉗子・鉤《こう》などではなかなか取り出せない場合に行う。耳垢栓塞の場合には，前もって耳垢水を点耳しておき，器械は耳洗浄用水銃(➡図 1-32)または 20 mL 程度の注射器，洗浄液・受水用膿盆を用意する。患者を椅子に腰掛けさせるか，ベッドに寝かせ，衣類をぬらさないよう肩に防水布を掛け，耳下部に受水用膿盆をあてる。

最も大切なことは，洗浄液を**体温程度にあたためて**から用いることである。洗浄液の温度が体温と異なると温度刺激となって，めまいや吐きけをおこすからである。

水銃の先を外耳道後上壁に沿って入れ，十分な量の水で一気に洗浄する。洗浄後は外耳道に残った水分を，吸引や巻綿子などを用いてよく取り去っておく。

3 中耳穿刺・鼓膜切開

滲出性中耳炎や急性中耳炎で鼓室内に液がたまっている場合には，穿刺や切開を行う(➡図 1-33)。器械は，耳鏡・巻綿子・吸引嘴管・穿刺針・鼓膜切開刀を用意し，局所はポビドンヨード液・過酸化水素水などを用いて消毒して，局所麻酔を行う。局所麻酔には，とくに調剤された鼓膜麻酔液を用いることもあるが，イオントフォレーゼ[1)]を利用した器械も使用する。

鼓膜切開刀には段がつけてあるが，これは指で視線がさえぎられないようにするためである(➡図 1-34)。

手術中に患者が急に動くと，不必要な場所を傷つけたりするので，頭をしっかり支えておく必要がある(➡89 ページ，「耳鏡検査」)。

1）イオントフォレーゼ：外耳道内に麻酔液を注入後，外耳道内と他の部位(腕など)に電極を置き，1 mA 程度で 5～10 分間通電して麻酔液をイオン化することで麻酔効果を増強させる方法。鼓膜切開前に使用される。

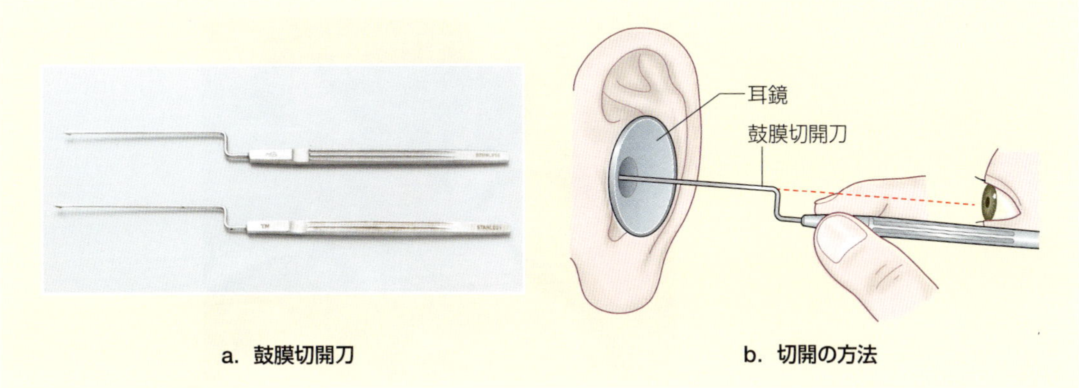

図 1-33　鼓膜切開術

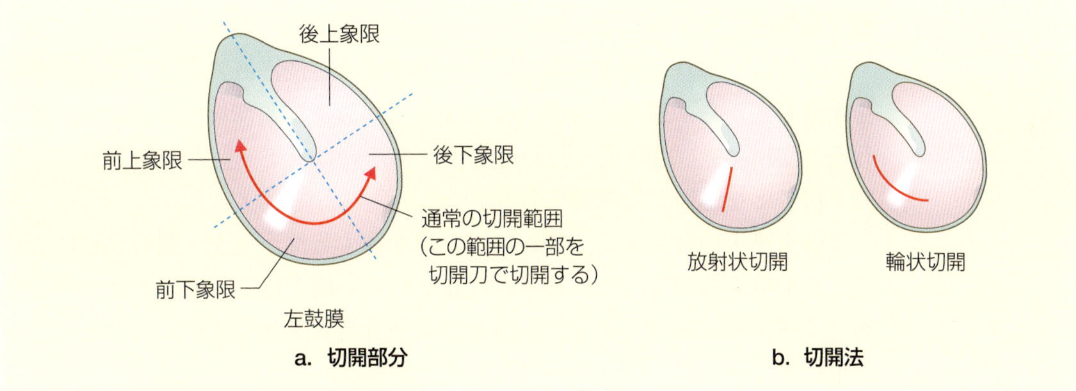

図 1-34　鼓膜の切開部分と切開法

3 鼻の診療

鼻の治療一般

(1) スプレーを用いて鼻腔内に薬液を噴霧する。鼻甲介《びこうかい》の腫脹が強くて十分に後ろまで噴霧が行われない場合や，特定の部位に薬液を塗布したい場合には巻綿子または綿棒を用いる。

(2) 鼻腔内の分泌物は吸引器を用いて除去したり，鼻をかませる。一側ずつ静かにかませる。吸引で取り切れない分泌物や痂皮《かひ》は，巻綿子(綿棒)や鼻用ピンセットを用いて取り除く。

(3) 軟膏・鼻用クリームなどの塗布は巻綿子(綿棒)で行う。

(4) 鼻出血の治療には，こめガーゼを用いることもある。ガーゼの手渡しをじょうずに行うことは重要で，医師に指示された大きさのガーゼがすぐ渡せるように準備しておく。

(5) 点鼻は，幼児などで噴霧や巻綿子(綿棒)の使用が困難なときに行う。ピペット・点眼びんなどを用いて薬液を外鼻孔から滴下する。

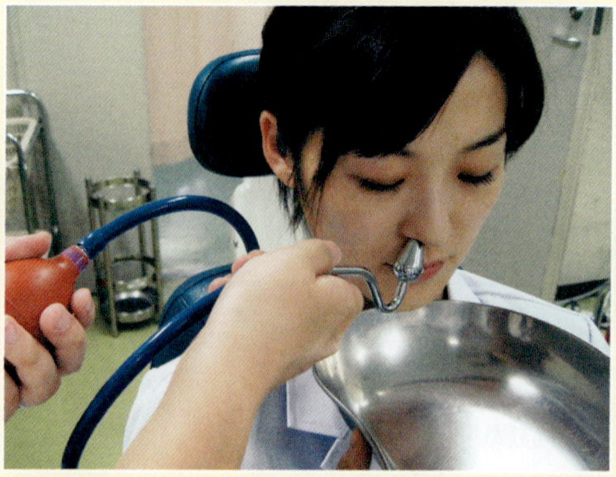

図 1-35　鼻洗浄の方法

1 鼻洗浄

鼻洗浄は，鼻洗浄用ゴム管・オリーブ型嘴管・洗浄液の容器・受水用膿盆を用意してから，患者を椅子に座らせ，上体および頭部を前屈させた位置で行う(図 1-35)。口呼吸を行わせるか，あるいは「アー」と発声させて，鼻腔と口腔とを遮断《しゃだん》した状態で行う。

嘴管を鼻入口部にあて，静かにゴム球を押すと洗浄液が一側の鼻腔に送り込まれ他側から出てくる。患者が呼息を行える間だけこの操作を繰り返したあと，洗浄を一時中止する。洗浄液は生理食塩水を体温程度にあたためてから用いる。

洗浄中に話をしたり，嚥下《えんげ》したりすると，液が耳管に送り込まれるので，この点にはつねに注意をする。また，鼻腔や鼻咽頭に急性炎症のあるときには，中耳炎をおこす危険があるので注意する。

2 プレッツ置換法

プレッツ置換法は，副鼻腔炎の治療に用いられる。表面麻酔薬や血管収縮薬を塗布・噴霧して鼻腔粘膜の腫脹を取り去り，ベッドに寝かせてから頭を**懸垂頭位**《けんすい》にして口呼吸させ，鼻腔内に薬液を注入する(図 1-36-a)。

大きく口を開けて発声させながら，一方の外鼻孔をふさぎ，他方からポリツェル球などを用いて陰圧をかけると，副鼻腔内の膿汁と鼻腔内に注入した薬液とが入れかわる(図 1-36-b)。治療中に口を閉じたり，嚥下運動を行ったりすると，鼻腔に入れた薬液を飲み込んだり，中耳炎をおこしたりするので，絶対に行わせてはいけない。

3 ネブライザー法

噴霧器の先端を外鼻孔にあて，ネブライザーのスイッチを入れると，薬液が霧状となって出てくる(図 1-37)。

副鼻腔内まで霧状の薬剤が到達するような工夫がいろいろ考えられていて，噴霧薬液に陽圧や振動を加えるようにした装置もある。鼻疾患以外に，喉頭

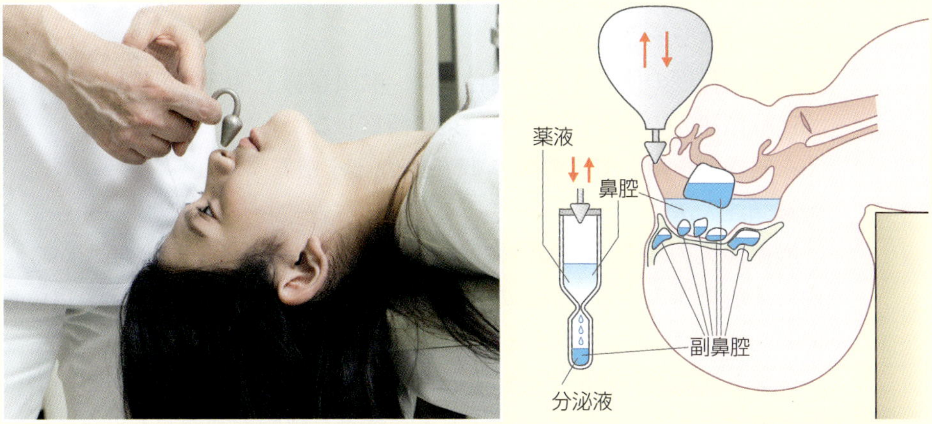

a. プレッツ置換法の頭位　　b. プレッツ置換法の原理

図 1-36　プレッツ置換法

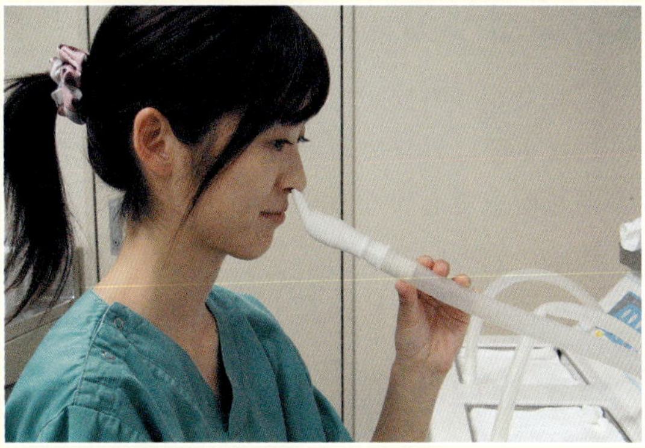

図 1-37　ネブライザー法

炎・気管炎・気管支炎などの治療にも用いられる。

薬剤としては，抗菌薬・抗アレルギー薬・血管収縮薬・ステロイド薬・界面活性薬・粘液溶解薬などを単独あるいは混合して使用することが多い。患者がこの使用方法を十分に理解しないと効果が少なくなるため，看護師は，わかりやすく説明できるように，使用法や原理を理解しておくことが必要である。

4 口腔・咽喉頭の診療

口腔・咽喉頭の治療一般

(1) 口腔・咽頭に広く薬液を塗布する場合には，咽頭巻綿子(綿棒)を用いる。
(2) アフタ性口内炎のように，小さく限局した炎症があるときには，耳用・鼻用巻綿子(綿棒)を用いる。
(3) 口腔・咽頭を清潔に保つ目的で，2% 炭酸水素ナトリウム(重曹)水・ポビドンヨード液・アズレンスルホン酸ナトリウム液などを用いて含嗽《がんそう》(うがい)をさせる。

(4) 喉頭付近の塗布を行う場合には，喉頭巻綿子(綿棒)を用いて行う。

(5) 喉頭注入の場合にも，喉頭鏡で観察しながら行う。

(6) 噴霧器を用いて麻酔薬・収斂《しゅうれん》薬などを噴霧する。

喉頭注入法

喉頭注入の場合，喉頭注入器を用いて，「エー」と発声させながら，喉頭内に薬液を注入する。消炎の目的には，1～2% 塩化亜鉛液などを用いる。麻酔のためには，4% リドカイン液などを用いる。

注入と同時に一時的に強い咳が出ることがあるから，前もって患者に説明しておく。また，咳が出て注入した薬液や分泌物が飛散しないように，ガーゼ・ハンカチを準備させておく。

E おもな手術

耳鼻咽喉の疾患では，治療法に手術が用いられることがしばしばある。簡単な手術は外来で行われるが，入院を要することも少なくない。疾患も多く，同じ疾患でも異なる手術方法が用いられることもあるので，代表的な例を述べる。いろいろと名前のついた器械があり，一見似ているようでも用途が違う場合もあるため注意する。

1 手術を要する耳疾患

耳疾患のうちで最もしばしば行われる手術は，中耳炎に対するものである。中耳炎のなかには，手術をしないといろいろな合併症をおこしてくる危険なものもあるし，またこのような危険はなくとも，手術によって伝音難聴が改善される場合も少なくない。

手術は顕微鏡下で行うことが多く，使用する器械類も精密で特殊なもので，種類も多い(➡ 図 1-38, 39)。先端の取り扱いにはとくに注意する。骨を削るときにはドリルも使用する(➡ 図 1-40)。

慢性中耳炎 慢性中耳炎の手術は，病変の除去を主目的として聴力をある程度犠牲にしなければならない場合と，病変の除去と同時に聴力改善もはかる場合とがある。病変の程度により，中耳根治手術・聴力保存根治手術・鼓室形成術が行われる。中耳根治手術では聴力が低下するため，手術後補聴器を使うことも考えておかなくてはならない。

次のような場合に手術が行われる。

(1) **内耳障害・顔面神経麻痺**や髄膜刺激症状をおこして**頭蓋内合併症**の危険があるとき

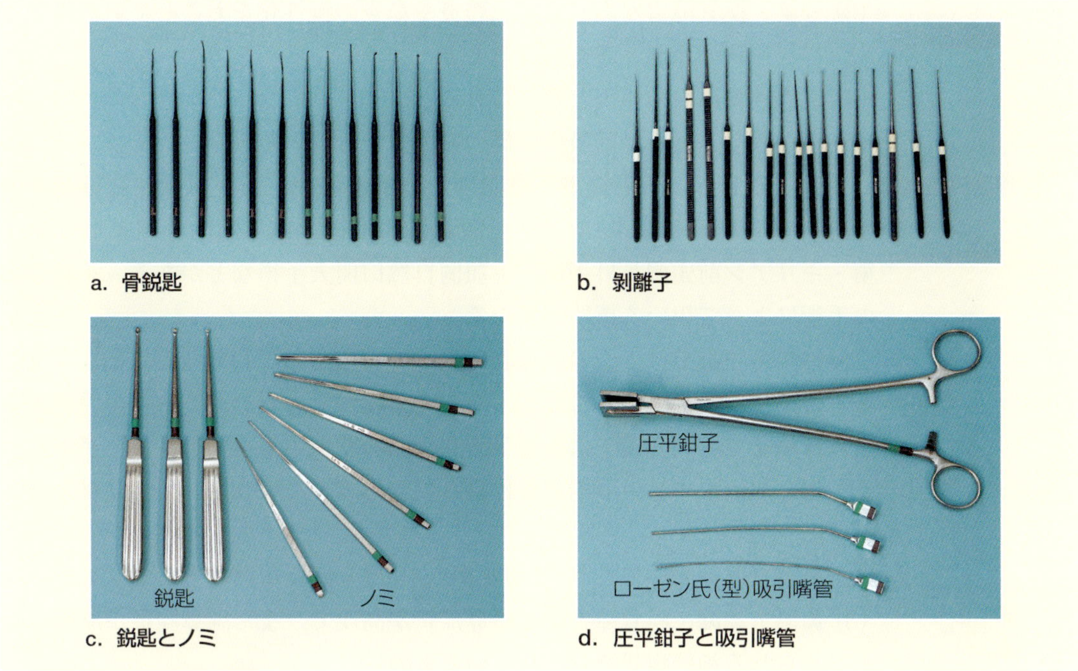

図1-38　耳手術用器械

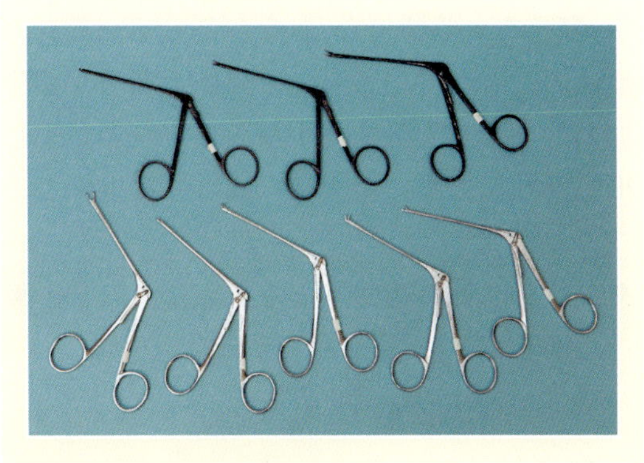

図1-39　耳手術用鉗子

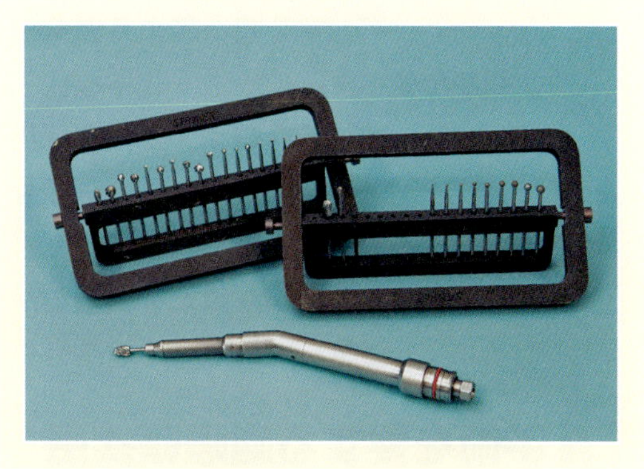

図1-40　骨削除用ハンドドリル

(2) 保存的治療では治癒せず，しばしば急性増悪を繰り返して，耳痛や耳後部の腫脹をおこすとき
(3) 真珠腫性中耳炎
(4) 伝音性難聴があって鼓室形成術によって聴力改善が期待されるとき

2 手術を要する鼻疾患

鼻中隔彎曲症　次のような場合には，鼻中隔矯正術を行うことが必要である。
(1) 鼻呼吸の障害，嗅覚障害などの症状のおもな原因が鼻中隔の彎曲によるとき

(2) 分泌・換気障害があって副鼻腔炎や鼻炎の慢性化をおこしている場合
(3) 神経症状の原因と考えられるとき
(4) 反復性鼻出血の原因と考えられるとき
(5) いびきや睡眠時無呼吸症候群の原因となっている場合

慢性副鼻腔炎 手術法としては，内視鏡下鼻内副鼻腔手術(ESS[1])・前頭洞篩骨洞鼻内手術・コールドウェル-ルック上顎洞根治手術・経上顎篩骨洞蝶形骨洞手術・キリアン前頭洞鼻外手術・上顎洞自然口開大手術などがある。それぞれの手術によって用いる機器が異なる。

慢性副鼻腔炎では1つの副鼻腔に限って炎症をおこしていることは少なく，多くの洞に波及していることがふつうである。そのため，これらの手術法を組み合わせて，内視鏡下に多洞手術や全副鼻腔根本手術を行うことが多い。

(1) 保存的治療や鼻中隔矯正術によって分泌障害を取り除いても効果のない場合
(2) 鼻茸《はなたけ》を取り除いても(鼻茸切除術)，しばしば反復再発をおこすもの
(3) 鼻閉・鼻漏・嗅覚障害などの鼻症状が高度で，また副鼻腔炎が原因と考えられる神経症状をおこしているもの
(4) 視器に影響を及ぼして，視力障害・複視・眼球突出などの眼症状をおこしたもの
(5) 副鼻腔炎により頭蓋内合併症(髄膜炎・脳腫瘍など)をおこしているもの

上顎がん 放射線療法・化学療法・手術療法の三者が併用され，手術は上顎部分切除術が多くなり，上顎全摘出術・拡大的上顎がん手術は少なくなった。しかし，口蓋を切除したり，上顎骨を摘出したり，ときには眼球も同時に摘出することもある。

失われた機能を回復し，変形を改善して社会復帰させるためには，手術後，義顎《ぎがく》を用いたり形成手術を行うことが必要となる。

3 手術を要する咽喉頭疾患

慢性扁桃炎・扁桃肥大症 次のような場合には，口蓋扁桃摘出術・咽頭扁桃切除術が行われる。

(1) 口蓋扁桃肥大では，扁桃が大きいために呼吸困難・嚥下困難などをおこしているとき，あるいは**睡眠時無呼吸症候群**の原因と考えられるとき
(2) **習慣性アンギーナ**や**扁桃周囲膿瘍**を繰り返すとき
(3) **病巣感染**が考えられるとき
(4) 頸部《けいぶ》リンパ節の慢性肥大があるとき
(5) 咽頭扁桃肥大では耳・鼻への影響が考えられるとき
(6) 鼻性注意不能症・夜尿症など，全身への影響が強いと考えられるとき

1）ESS(内視鏡下鼻内副鼻腔手術)：内視鏡を用いて明視下に行う鼻内副鼻腔手術。現在，鼻・副鼻腔手術では最も一般的な方法である。

(7) **扁桃の悪性疾患**あるいはそれが疑われるとき

気管切開術を行う疾患 ● いろいろな疾患に対して気管切開術が行われる。おもなものは次のような場合である。

(1) 上気道に狭窄・閉塞をきたす疾患：すみやかに気管切開を行って気道を確保しなくてはならない。炎症性疾患・腫瘍・神経麻痺・異物などがこの原因となる。

(2) 下気道に分泌物が多量にあって喀出が困難なとき

(3) 気道内に血液や分泌物流入のおそれがあるとき

(4) 咽頭・喉頭の手術で気管切開が必要なとき

(5) 呼吸がうまく行えない全身疾患で，死腔や抵抗の減少をはかりたいとき

気管切開用器械のセットの一例を➡図 1-41 に示した。一刻を争って手術をしないと窒息死することもあるから，器械はいつでも使えるように準備しておく。きわめて緊急を要する場合は，**輪状甲状膜(靱帯)切開**を行う。

喉頭がん・下咽頭がん ● 喉頭全摘出術・喉頭部分切除術・喉頭下咽頭全摘出術・下咽頭部分切除術などが行われる。頸部のリンパ節転移があったり，その危険が大きいときには頸部郭清術も行う。手術法によって種々の形成手術が併用される。喉頭の全摘出を受けた患者は，ふつうの発声はできないから，再び声を出せて社会復帰ができるようにするためには，人工喉頭を用いたり，食道発声で話す方法を習うことを教える(➡図 1-42-a)。また，発声ができるような手術法(気管食道瘻形成術〔T-E シャント〕など)も考案されている(➡図 1-42-b)。

放射線療法や化学療法の併用によって，発声機能を保存しながらの手術方法(部分切除術)もいろいろと工夫されているが，がんが再発しないように治療することが第一であるから，すべての症例に部分切除術を行うわけにはいかない。全摘術を行った場合でも再び話すことができることを説明して，最

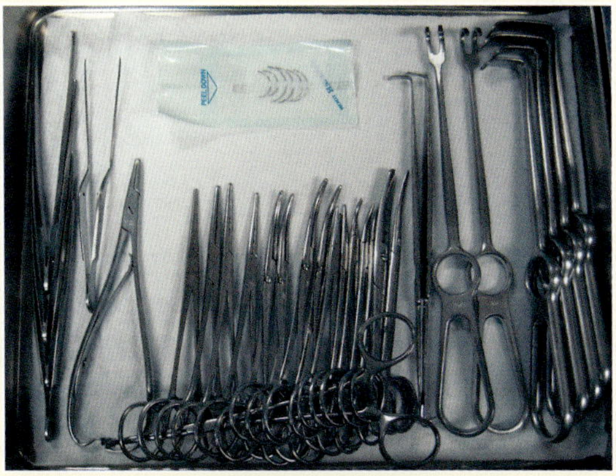

a. 気管切開術の器械

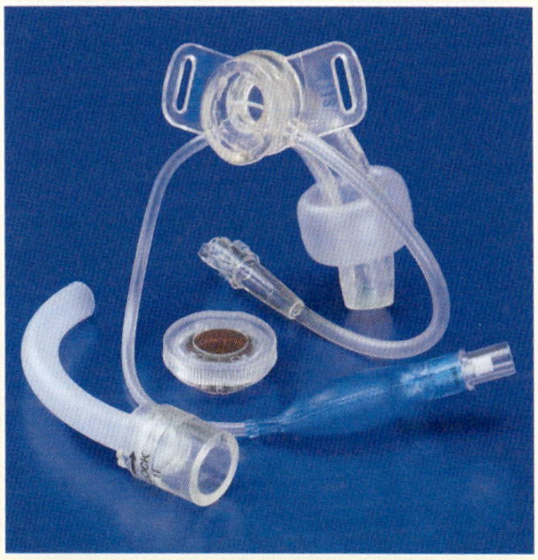

b. カフ付きカニューレ

(写真提供〔b〕：株式会社高研)

➡ 図 1-41　気管切開術の器械

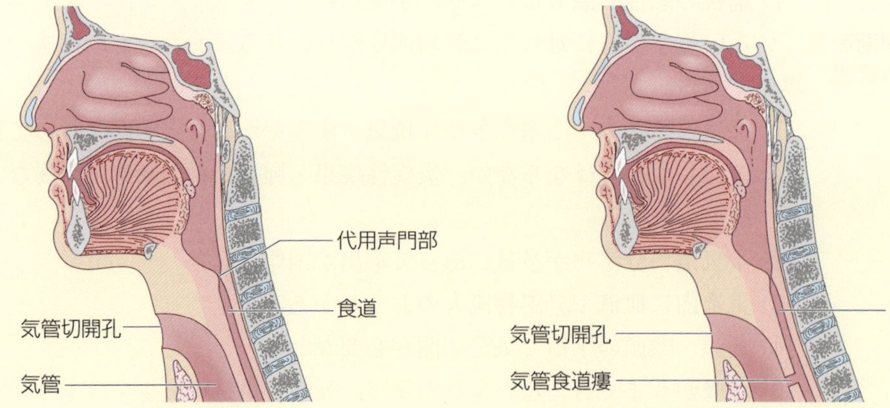

a. 食道発声
食道内に空気を吸い込むか嚥下し，空気を吐き出すときに代用声門部を振動させて音声を出す。

b. 気管食道瘻形成術(T-E シャント)後
発声時，気管切開孔を指でふさいで，気管を上行してきた呼気を食道側へ送る。

➲ 図 1-42　食道発声と気管食道瘻形成術

も適切な治療を受けるように患者にすすめることが必要である。

4 救急処置としての頸動脈結紮術

鼻・口腔・咽頭から大量の出血があって局所の止血操作でとまらない場合には，外頸動脈結紮《けっさつ》が救急処置として行われる。また，頸部手術後の再発・転移や放射線治療による壊死《えし》・感染などで血管壁が破れると大出血がおこり，総頸動脈や外頸動脈の結紮を行わなければならないこともある。この結紮は，脳循環障害をおこすこともあるから慎重に行うべきであるが，救急の場合には，止血することが第一である。頸動脈からの出血がおこったときや結紮術を行う場合には，次のような点に注意する。

(1) 気道分泌物の排泄がわるく，吸引を要する場合に咳が誘因となって出血することがあるから，気管内の分泌物は静かに吸引除去する。
(2) 出血がおきたら，その処置に際しては1人では無理であるから，できるだけ多数の人数を集める。
(3) 気道内に血液が流入する危険がある場合には，カフ付きカニューレおよび挿入に必要な器械は必需品である。
(4) 輸液・輸血の準備をし，救急薬品も用意する。
(5) すみやかに医師に連絡するが，最初にかけつけた者は出血部位を強く圧迫して止血をはかる。
(6) 処置中・処置後の一般状態の観察は大切であり，患者には絶対安静をまもらせる。結紮手術後の意識障害や四肢の運動障害にも注意する。

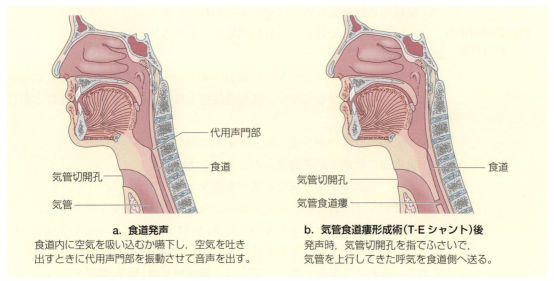

まとめ

- 外耳(耳介・外耳道)―中耳(鼓膜, 耳小骨〔ツチ骨・キヌタ骨・アブミ骨〕)―内耳(蝸牛・前庭・三半規管)
- 副鼻腔：上顎洞, 篩骨洞, 前頭洞, 蝶形骨洞
- 咽頭：上咽頭(咽頭扁桃〔アデノイド〕・耳管扁桃・耳管咽頭口), 中咽頭(口蓋扁桃・舌扁桃), 下咽頭→下方は食道
- 喉頭：声帯, 仮声帯→下方は気管
- 唾液腺：三大唾液腺(耳下腺・顎下腺・舌下腺), 小唾液腺
- 鼓膜切開術：急性中耳炎, 滲出性中耳炎などで行う。

復習問題

1 次の図の①～⑥の名称を答えなさい。

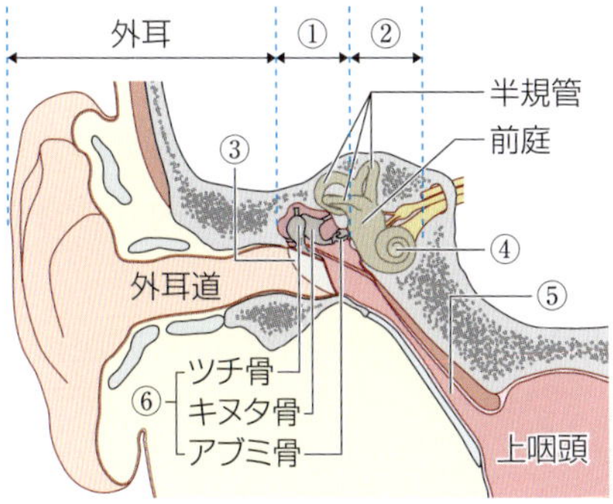

(①　　　　) (②　　　　)
(③　　　　) (④　　　　)
(⑤　　　　) (⑥　　　　)

2 次の文章の空欄を埋めなさい。

▶内耳は, 前庭と, 平衡をつかさどる3つの(①　　　)管, 聴覚をつかさどる(②　　　)からなる。中耳には(③　　　)があり内耳へ音を伝える。

▶副鼻腔は(④　　　)顎洞, 篩骨洞, 蝶形骨洞, (⑤　　　)洞に分かれる。

▶咽頭を取り囲むリンパ組織を(⑥　　　)の咽頭輪という。

▶難聴は(⑦　　　)難聴, (⑧　　　)難聴, 混合性難聴に分けられる。(⑧)難聴は, (⑨　　　)耳より中枢側に障害がある。

▶純音聴力検査は(⑩　　　)で周波数を段階的に測定する。

▶平衡機能検査中は, 嘔吐や, めまいによる(⑪　　　)に備える。

▶耳鼻咽喉の診療では, 診療室の(⑫　　　)の調節が重要である。

▶耳鏡検査では検査中に患者の(⑬　　　)を動かさないように介助する。

▶外耳道や鼻腔内の洗浄では, 洗浄液を(⑭　　　)℃程度にして用いる。

▶耳洗浄は耳垢栓塞で(⑮　　　)による耳垢除去がむずかしい場合などに行う。

▶点耳薬は(⑯　　　)薬やステロイド薬が処方されることが多い。

第2章 おもな疾患

A 耳の疾患

1 外耳疾患

1 外耳奇形

外耳奇形は先天性疾患で，耳介《じかい》の形がいろいろな程度にかわっている場合がある。**先天性外耳道閉鎖症**は，外耳道がない場合で，中耳や内耳の奇形を伴う場合もある。

治療● 耳介・外耳道ともに形成手術の適応となるが，耳介の形だけを問題にする場合には，義耳を装着する方法もある。

2 先天性耳瘻孔

外耳発育途上の癒合《ゆごう》不全による先天性疾患で，耳前部(耳珠《じじゅ》と耳輪《じりん》の移行部など)に開口している場合が多い(➡図2-1)。ふだんは開口部から少量の分泌物を出すだけであるが，感染がおこると，強い化膿《かのう》性炎症となる。

治療● 感染時には抗菌薬などの使用も行うが，根治《こんち》させるためには，炎症がおさ

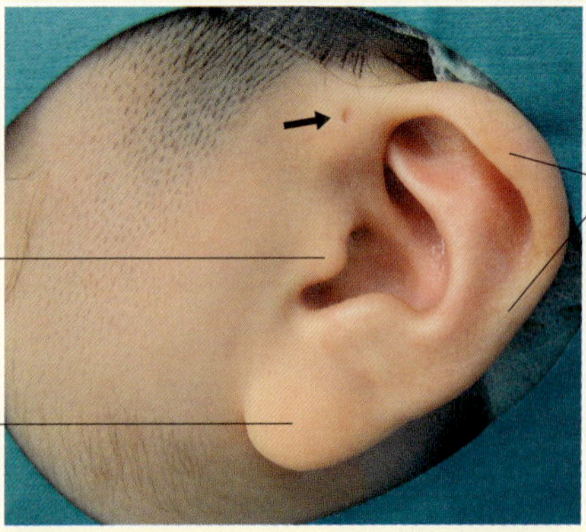

➡ 図2-1　先天性耳瘻孔

まった時期に瘻管《ろうかん》の摘出手術を行う。

3 急性外耳炎・耳癤

外耳炎の限局性のものは耳癤《じせつ》ともいう。耳垢《じこう》除去時などの損傷後，水泳後などにおこることが多く，耳湿疹《じしっしん》に合併しておこることもある。耳痛がおもな訴えであるが，軽度の発熱を伴ったり，痛みのために口が開けなくなることもある。

治療●　ゴットスタイン圧迫タンポン(➡107ページ，図1-30)に抗菌薬軟膏《なんこう》などをつけて用いるほか，罨法《あんぽう》や切開排膿《はいのう》を行うこともある。

4 耳湿疹

耳湿疹《しっしん》は，慢性中耳炎の分泌物による刺激，体質などに関係しておこり，瘙痒《そうよう》・灼熱《しゃくねつ》感・耳痛などを訴えることが多い。

治療●　巻綿子《けんめんし》(綿棒)でよく清拭《せいしき》して付着した分泌物や痂皮《かひ》を取り去り，亜鉛華軟膏・ステロイド薬軟膏などを塗布する。かゆみの強いときや，感染して痛みの強い場合には，抗ヒスタミン薬や抗菌薬を内服させることがある。

5 耳真菌症

耳真菌症は真菌の寄生《きせい》によっておこり，瘙痒《そうよう》が強く，菌塊《きんかい》が鼓膜をおおうと，閉塞《へいそく》感や難聴を伴うことがある。

治療●　耳垢のようになった菌塊を除去して，メチルロザニリン塩化物(ピオクタニン®)水溶液・抗真菌薬などを塗布や点耳する。

6 耳垢栓塞

耳垢栓塞《じこうせんそく》とは，耳垢が大きくて，外耳道をふさいでしまったものである。

治療●　鉤《こう》・鉗子《かんし》(➡図2-2)および吸引などにより機械的に除去できることもあるが，困難なときは耳垢水(➡107ページ)で軟化させたあと吸引除去したり，耳洗浄によって洗い流す(➡108ページ)。

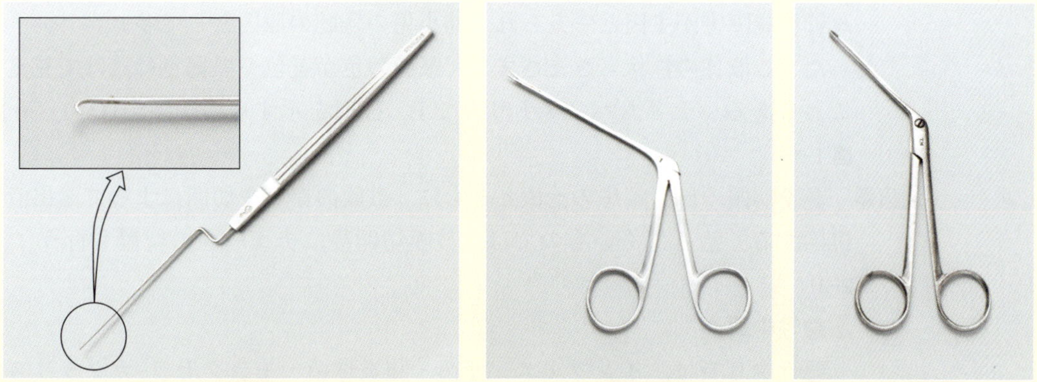

a. 異物鉤　b. 麦粒鉗子　c. 耳垢鉗子

➡ 図2-2　異物鉤・麦粒鉗子・耳垢鉗子

7 外耳道異物

外耳道をはじめ，鼻腔・咽頭・喉頭・気管・気管支・食道などに，ふつうには存在しないものが腔内にとどまっていたり，腔壁に刺さっていたりする場合，これを異物という。

治療● 外耳道異物の場合，無生異物は耳垢栓塞に準じて除去するが，昆虫などの有生異物は強い衝撃痛を与えることがあるので，グリセリンなどを点耳して昆虫などを殺してから取り出す。

2 中耳疾患

1 鼓膜損傷

鼓膜損傷には，耳かき，マッチの軸，鉛筆などが直接鼓膜に達しておこる場合(直達性)と，平手打ちや爆風など圧の急激な変化によっておこる場合(介達性)とがある。難聴以外に耳鳴や耳痛も伴うことがある。

治療● 陳旧《ちんきゅう》性のものに対しては穿孔《せんこう》縁の腐食を行うこともあるが，新しいものは二次感染をおこさないように，自分で触れたり，水を入れたりしないように注意する。

2 耳管狭窄症

耳管自体の変化や，上咽頭の耳管開口部に周囲からの圧迫などがあると，鼓室内圧の調整がうまくいかなくなり，耳閉塞感・難聴・耳鳴・自声強聴などの症状がおこる。進行すれば，鼓室内に滲出液《しんしゅつえき》がたまるようになる。耳管狭窄《きょうさく》は鼓膜所見から判断できる場合もあり，そのときは，小児ではアデノイド，成人では上咽頭腫瘍《しゅよう》を見逃さないように注意する。

治療● 耳管狭窄症に対する治療としては，耳管通気(➲ 100 ページ)や鼓膜マッサージがある。

3 滲出性中耳炎

滲出《しんしゅつ》性中耳炎とは鼓室に液体がたまった状態を総称し，耳管狭窄以外にも感染，換気，免疫などのさまざまな要素が関与していると考えられている。耳管機能障害が主因と考えられ，幼小児の難聴の原因として多い。

たまる液体の性状もさまざまで，鼓膜の色が黄色や黒褐色に透けて見えることもある。ティムパノメトリーでB，C型を示すものが多い(➲ 96 ページ，図 1-16)。

治療● 鼻や咽頭の原因疾患の治療とともに，鼓膜の穿刺や切開によって滲出液を排除する。治りにくいものでは，鼓膜切開後にチューブの留置も行う(➲ 図 2-3)。

4 急性中耳炎

急性中耳炎は，インフルエンザ菌・肺炎球菌・モラクセラ-カタラリスなどの感染によっておこる。上気道の炎症が**耳管を経て感染**がおこることが大部分で，上気道の炎症に続発したり，鼻手術や鼻出血の際のガーゼやタンポ

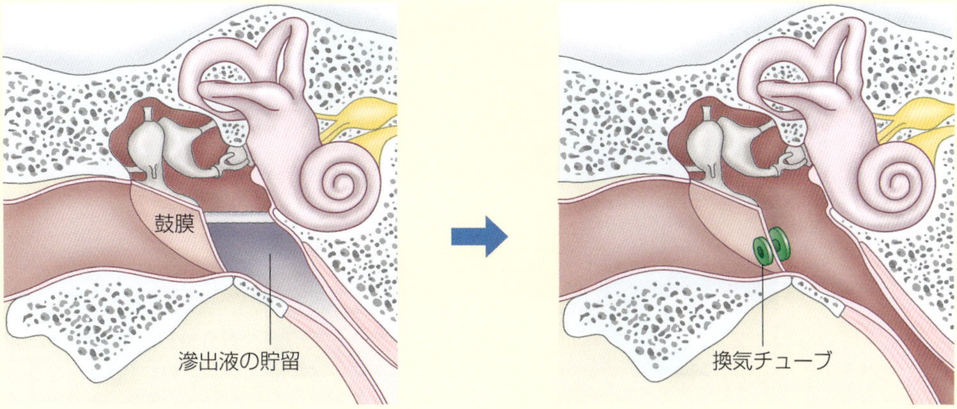

a. 換気チューブ留置の概要

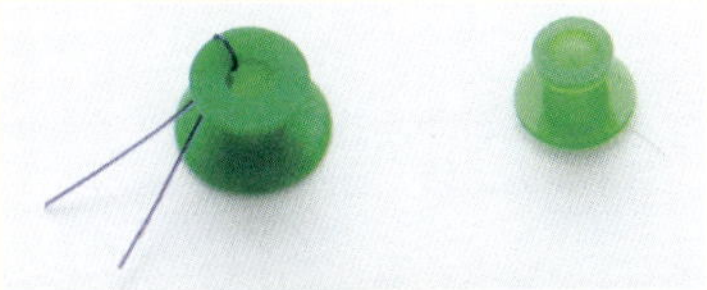

b. 換気チューブ

左はヒモ付長期留置型で，おもに成人に使用される。右は短期留置型でおもに小児に使用される。

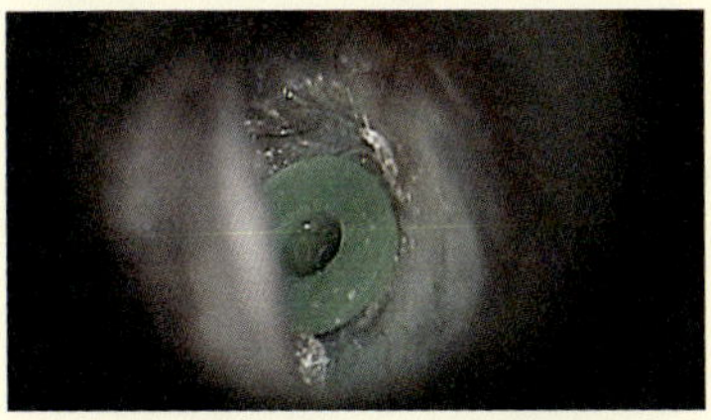

c. 左鼓膜換気チューブ留置術後

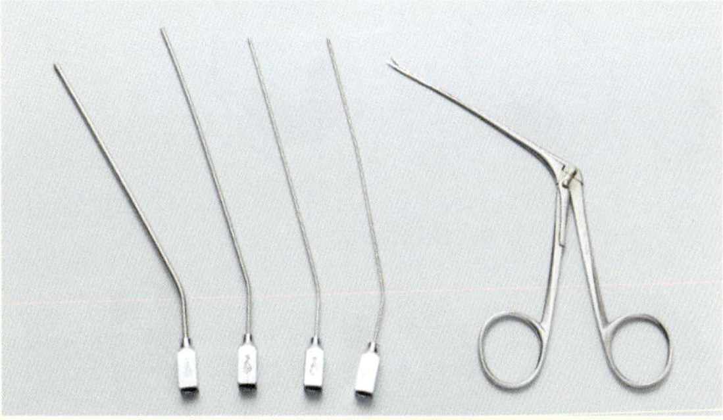

d. ローゼン氏(型)吸引嘴管と耳用鉗子

鼓膜切開後に貯留液を吸引する種々の太さのローゼン氏(型)吸引嘴管(左側の４つ)とチューブ挿入に用いる耳用鉗子。

図 2-3　換気チューブの留置

ンの挿入後，鼻洗浄後などにもおこることがある。猩紅熱《しょうこうねつ》・麻疹・結核などの血行性感染もまれにある。

症状●　耳痛・発熱で始まり，これらの症状は鼓膜穿孔がおこると軽くなる。乳様突起の炎症が強くなると，耳後部の腫脹《しゅちょう》や圧痛も加わる(急性乳様突起炎)(図 2-4)。

治療●　耳痛・発熱があって排膿の必要がある場合には，鼓膜切開(109 ページ，図 1-33)が行われる。炎症を抑えるためには安静を保たせ，鼻を強くかませないようにする。痛みをやわらげるためには鎮痛薬を与え，抗菌薬などを使用する。

5 慢性中耳炎

慢性中耳炎は，**鼓膜**に**穿孔**《せんこう》があって**難聴**と**耳漏**《じろう》を伴っている。穿孔はいろいろな部位に，いろいろな大きさでおこる(図 2-5)。慢性穿孔性中耳炎と

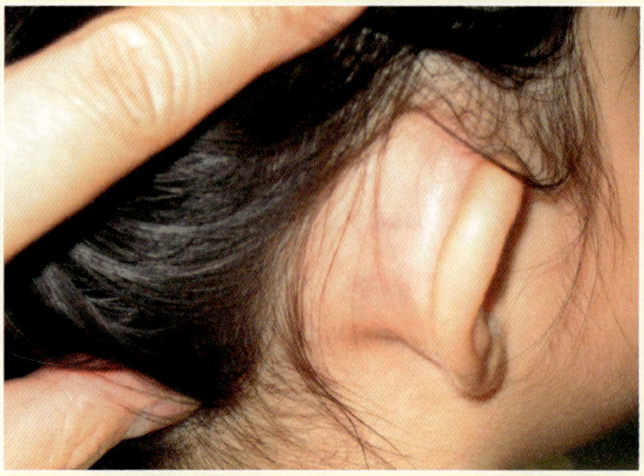

耳介後部から乳突部にかけて
腫脹がみられる。

図 2-4　乳様突起炎の耳介後部と乳突部の腫脹

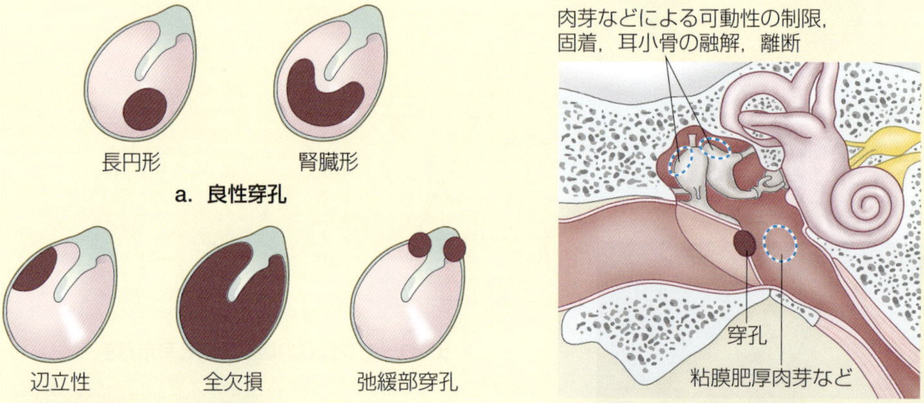

a. 良性穿孔

b. 悪性穿孔

c. 穿孔の模式図

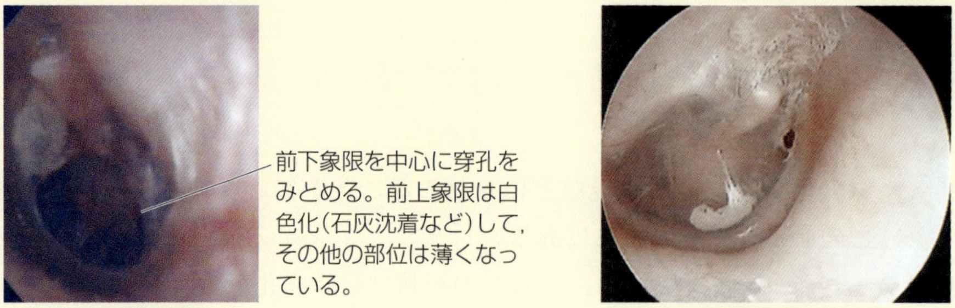

d. 左鼓膜穿孔
e. 右弛緩部型真珠腫

図 2-5　鼓膜の穿孔

真珠腫性中耳炎に区別されるが，後者は骨を破壊していくので，**内耳障害・頭蓋内合併症**(硬膜外膿瘍《のうよう》・髄膜炎・静脈洞《どう》炎・脳膿瘍など)や**顔面神経麻痺《まひ》**(➡ 図 2-6)などをおこす危険が大きい。

耳漏の性状は粘液性・粘液膿性であることが多いが，真珠腫性中耳炎では悪臭が強く，肉芽やポリープを生じたものでは血性となることもある。上気道炎に併発して急性増悪をおこすと，耳漏の量は増加し，また耳痛を訴える眼と口を強く閉じると麻痺側（左）は動かない。末梢性顔面神経麻痺は，中耳炎のほか，要因の大部分を占めるウイルス（水痘-帯状疱疹ウイルス，単純ヘルペスウイルスなど）や，頭部外傷（側頭骨骨折など），脳幹障害，神経鞘腫，耳下腺腫瘍，血液疾患，手術によるものなどがある。

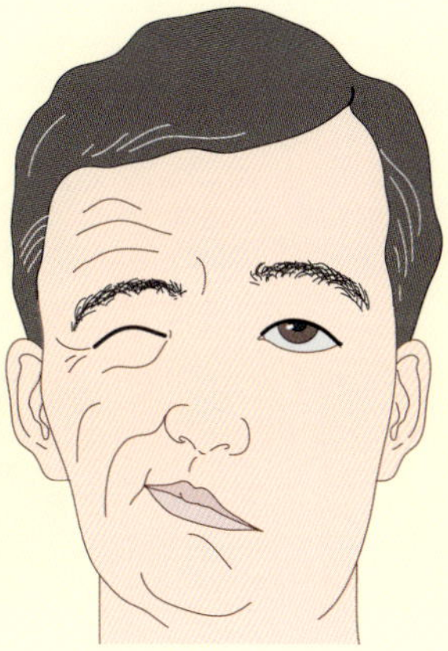

図 2-6　左顔面神経麻痺

こともある。

難聴は**伝音性**を示すのがふつうであり，これは鼓膜穿孔の状態，耳小骨・鼓室内粘膜の状態など，いろいろな因子に基づいて程度が異なる。内耳障害が加わってくると，難聴は混合性となる。

真珠腫性中耳炎で骨性半規管に瘻孔《ろうこう》を生じた場合や，内耳炎を併発した場合などにめまいがおこる。外耳道から圧を加えると眼振《がんしん》を生じる場合は瘻孔の存在が示唆される（➡98ページ）。骨破壊の程度は画像検査で判定する。

治療● 保存的には外耳道や中耳腔を清拭し，抗菌薬・消炎薬の使用によって鼓室内の乾燥をはかる。また，中耳炎の慢性化の原因となっている鼻・咽頭の治療も必要である。

鼓室形成術・聴力保存根治手術などを行う場合もある。

3 内耳・後迷路性疾患

1 内耳炎

内耳炎には，中耳炎に続発するもの，流行性（脳脊）髄膜炎などの髄膜炎に続発するもの，梅毒・流行性耳下腺炎などのときに血行性におこるものがある。髄膜炎性・血行性の内耳炎は通常，両側性におこるので，しばしば聾《ろう》の原因となる。中耳炎性のものは，中耳炎の経過中にその患側の難聴が高度になり，めまい・吐きけ・嘔吐《おうと》のような**前庭症状**[1)]をあらわしてくる。

治療● 程度の軽い場合には，中耳根治手術によって原病巣を除去し，消炎処置を強力に行うことによって内耳機能を回復させることができるが，内耳機能が

1）耳の機能のうち平衡覚に関係して生じるものを前庭症状（めまい）という。聴覚に関係したものは蝸牛症状（耳鳴，難聴）という。まぎらわしいが，前庭は，耳石器（卵形囊・球形囊）のみをさす場合と，それに半規管（前・後・外側）をも含める場合もある。

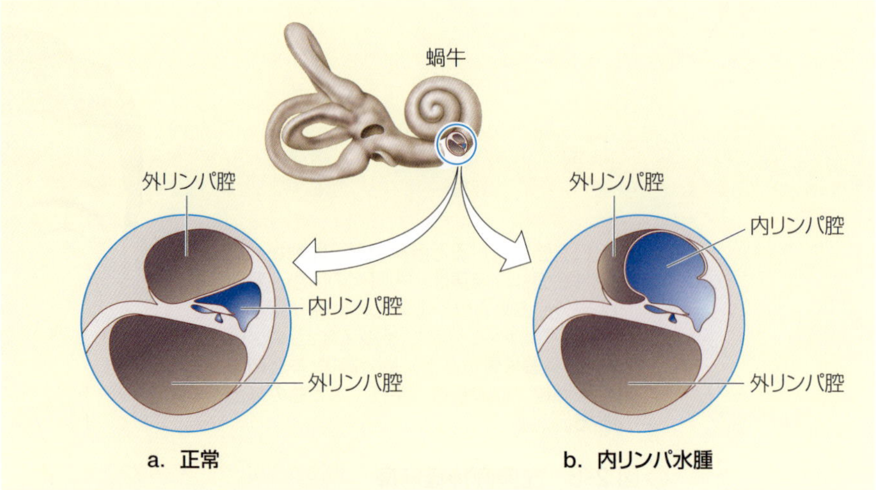

➲ 図 2-7 内リンパ水腫の模式図

まったくなくなってしまって，髄膜炎をおこす危険のあるものに対しては内耳摘出術を行うこともある。

2 メニエール病

メニエール病は，**耳鳴・難聴**を伴った発作性の**めまい**をきたす疾患である。アレルギー説・代謝障害説・血管系障害説・栄養障害説・病巣感染説・ストレス説など，さまざまな原因があげられているが，なんらかの機序による特発性の内リンパ水腫がその本態であると考えられている(➲ 図 2-7)。

めまいは回転性のことが多く，何回も繰り返しておこるのがふつうである(➲ 86 ページ)。内耳に起因するため，難聴も**感音(内耳性)難聴**である。

治療● 安静が第一で，鎮静薬や精神安定薬も与える。ビタミン剤・循環改善薬・ステロイド薬・浸透圧利尿薬の投与，星状《せいじょう》神経節ブロックも行われる。このような治療が無効のときには，手術を行うこともある。

最近では，水分摂取療法や鼓膜マッサージ器による治療を行うこともある。

3 音響外傷

急性のものとして，音響外傷と急性音響性感音難聴があり，大音量の音楽や爆発音などを瞬間または短時間聞くことにより内耳が障害される。

慢性のものは**騒音性難聴**または**職業性難聴**といい，騒音の多い職場で働いている人々にみられる。4,000 ヘルツ付近の音からおかされていく型を示すことが多い(c^5- ディップ)。聴力障害がさらに進むと会話音域にも及ぶようになり，耳鳴を伴うこともある。内耳の有毛細胞の変性がおもな原因である。

治療● ビタミン剤・循環改善薬などを投与して治療するが，効果は少ないので，騒音下で仕事をするときはあらかじめ耳栓を用いるなどの予防が必要である。

4 突発性難聴

原因不明で突然おこる高度の**感音難聴**を突発性難聴という。多くは一側性

➲ 表 2-1　耳の疾患のまとめ

疾患名	病因・病態	症状・徴候	治療
外耳炎（耳癤）	小さな傷から感染 耳掃除・水泳後	耳痛（とくに咀嚼時，圧迫時）	軟膏塗布 ゴットスタイン圧迫タンポン
外耳道異物	有生異物（昆虫など） 無生異物（小石など）	無症状 耳閉塞感 ときに激痛	除去（異物鉤・鉗子） 耳洗浄
滲出性中耳炎	耳管通気障害 細菌感染 局所免疫低下	難聴 耳閉塞感	関連疾患治療（鼻炎など） 耳管通気療法 鼓膜切開・中耳穿刺 鼓膜チューブ留置
急性中耳炎*	経耳管細菌感染	耳痛，難聴，拍動感，発熱 耳漏（鼓膜穿孔後）	抗菌薬投与 鼓膜切開
慢性穿孔性中耳炎	急性から移行 特殊な細菌感染 体調不良	難聴，耳漏	外耳道清拭 抗菌薬投与 中耳手術
真珠腫性中耳炎	滲出性中耳炎から移行 穿孔縁から上皮侵入 先天性	難聴，悪臭性耳漏 ときに合併症	真珠腫の吸引除去 中耳手術
メニエール病*	内リンパ水腫（特発性）	めまい，難聴，耳鳴 （発作性，反復性）	安静 抗めまい薬，精神安定薬，浸透圧利尿薬，メイロン®点滴静注
音響外傷	内耳有毛細胞障害	難聴，耳鳴	予防，早期発見の励行 ビタミン製剤，循環改善薬
良性発作性頭位眩暈症	半規管内への浮遊物	めまい	自然治癒，理学療法

＊：緊急疾患

である。耳鳴，耳閉感を合併する。めまいを伴うこともあるが，メニエール病のように反復することはない。

治療●　ステロイド薬の投与，プロスタグランジン製剤の点滴静注，血栓溶解剤の注射，星状神経節ブロック，高圧酸素療法などによって回復する症例がある。

5 その他の感音難聴

ウイルス性疾患による難聴，薬物中毒（シスプラチン・ストレプトマイシン・カナマイシン・サリチル酸剤・エタノール・水銀・ヒ素など）による難聴，老人性難聴などがある。

治療●　高単位のビタミン剤・アデノシン製剤・循環改善薬などで治療するが，効果はあまり期待できない。

6 聾

聾《ろう》とは，最小可聴聴力レベルが会話音域で 100 デシベル以上である場合にあてはまる。先天性の場合と，後天性の場合（外傷・中毒，あるいは中耳炎・内耳炎）とがある。幼児は早期診断と補聴器の早期からの装用，人工内耳，聴覚訓練が大切である。

7 良性発作性頭位眩暈症

起床，寝返りなど，頭の動きを伴う動作をきっかけに，突然おこる回転性のめまいである。持続は1分ほどでおさまるが，初回の発作時は，とくに吐き気・嘔吐《おうと》などの自律神経症状を伴うことが多い。50〜60歳代の中・高齢者に多く，めまい症例のなかでいちばん頻度の高い疾患[1)]である。

内耳の部分的な障害で，半規管内にリンパの流れを乱すものが生じた結果おこると考えられている。

B 鼻の疾患

1 外鼻疾患

1 外鼻の外傷

外傷の際，外力の作用する方向によって，上顎骨前頭突起・鼻骨(➲図2-8)・中隔軟骨などの骨折をおこして**斜鼻**《しゃび》(鼻背が曲がった状態)や**鞍鼻**《あんび》(鼻背が陥没した状態)となる。骨折後，日数がたっていないものでは，非観血的に整復することができる。

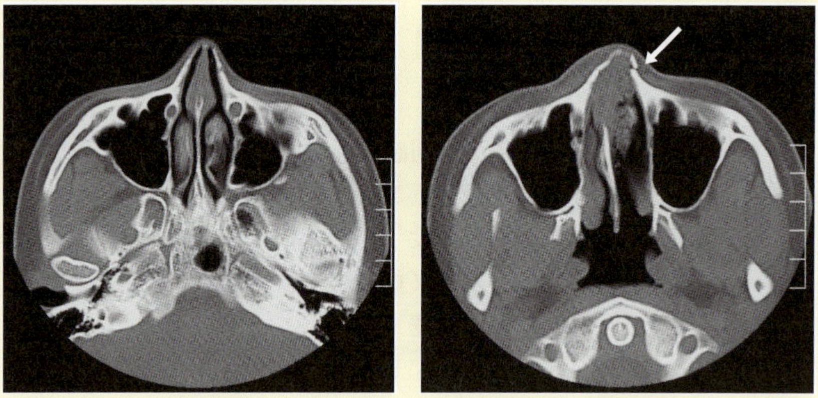

➲図2-8　鼻骨骨折

1）めまいは，良性発作性頭位眩暈症のような末梢性めまいと，脳の出血や梗塞，腫瘍などの中枢性めまいとに大別される。短時間の意識消失や手足のしびれなどがめまいの前後に見られたときや，構音障害(ろれつがまわらない)，言語障害，歩行障害(まっすぐ歩けない)，物が二重に見える，四肢の軽度の運動麻痺，頭痛などが随伴している場合は，中枢性めまいの可能性があり，十分注意する。とくに，小脳および脳幹の出血や梗塞は，初期の段階では，めまいのみの症状で他の随伴症状もなく，神経耳科学(耳鼻咽喉科の範囲)的診察でしか鑑別できないこともある。

2 鼻前庭(鼻入口)部湿疹

鼻前庭(鼻入口)部湿疹は，慢性鼻炎や副鼻腔炎の分泌物の刺激によってもおこるが，体質的にほかの部分の湿疹と合併しておこることもあり，強いかゆみや痛みを訴える。

治療●　一般の皮膚湿疹と同じように行う。鼻炎・副鼻腔炎の治療も同時に行う。

3 鼻癤

鼻癤《びせつ》は，鼻前庭や鼻背の発赤・腫脹《しゅちょう》をきたし，痛み・灼熱《しゃくねつ》感を伴い，ときに高熱が出ることもある。ひどくなると上口唇《こうしん》・頰部《きょう》・眼瞼《がんけん》などにも腫脹が波及し，痛みも高度になる。まれではあるが静脈洞《どう》血栓や敗血症を合併することがあるので注意する必要がある。

治療●　患部を清拭して軟膏塗布を行うほかに，全身的には抗菌薬や消炎薬を与える。膿瘍《のうよう》をつくったときには鼻内から切開排膿《はいのう》する。

2 鼻腔疾患

1 鼻中隔彎曲症

鼻中隔の彎曲《わんきょく》により鼻閉が生じる。成人の多くは鼻中隔に多少の彎曲があるが，彎曲の程度がただちに鼻閉の程度をあらわしているわけではない。鼻閉以外に，刺激を受けやすい側の鼻出血の反復，通気障害による耳管狭窄状態，鼻性注意不能症，反射神経症として頭痛を伴うこともある。

治療●　**鼻中隔矯正術**《きょうせい》を行う(➡113ページ)。

2 鼻出血

鼻出血が身体のほかの部位からの出血と異なる点は，鉗子《かんし》や結紮《けっさつ》による止血が困難であること，出血の原因がわかりにくい特発性出血が多いことなどである。鼻中隔の前下方を**キーゼルバッハ部位**(リトル野，➡図2-9)とよぶが，血管が集中していて，外からの刺激も受けやすく，ここから出血する場合が

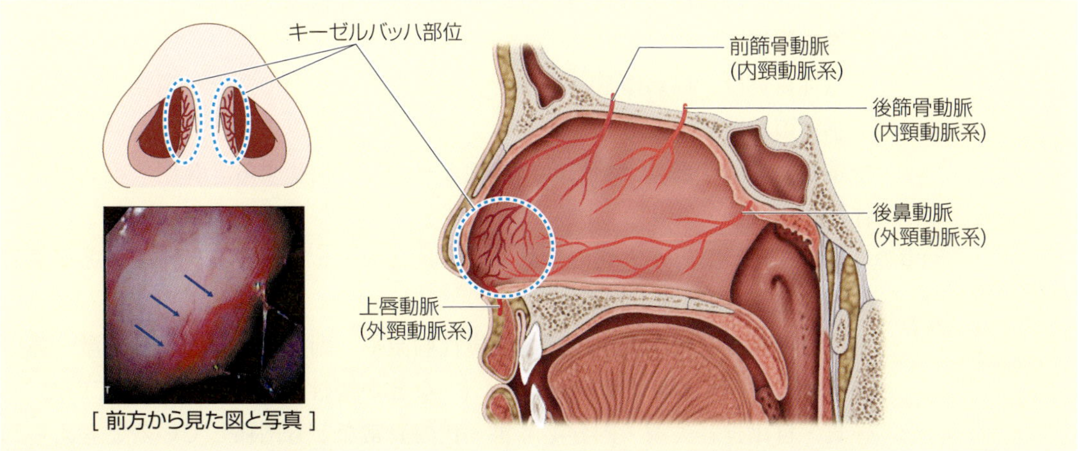

➡ 図2-9　キーゼルバッハ部位

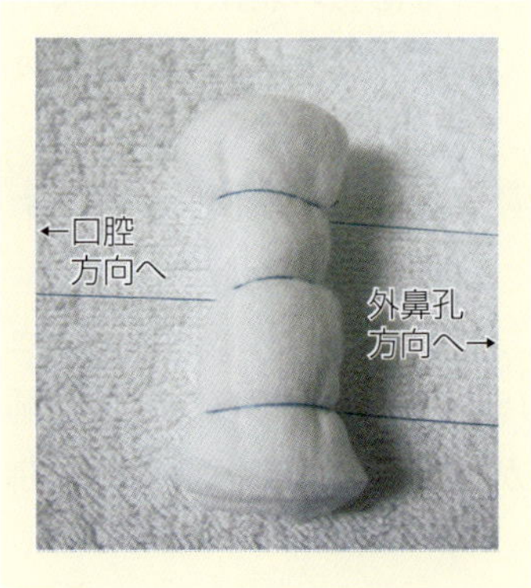

➲ 図 2-10　ベロックタンポン

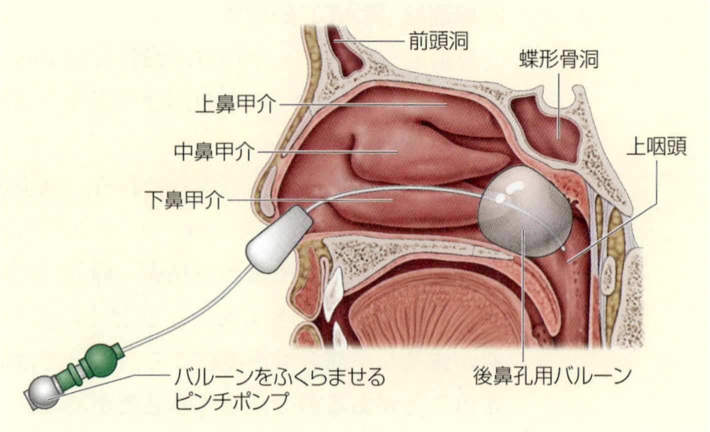

➲ 図 2-11　鼻出血止血用バルーン

最も多い。

まったく原因不明の場合(**特発性鼻出血**)が多いが，外傷・炎症・腫瘍などの局所に明確な原因がある場合や，高血圧・白血病などの全身的な原因がつきとめられる場合もあり(**症候性鼻出血**)，後者では原因疾患の究明とその治療が大切である。

治療● 出血部位の確認と止血操作がおもで，まずは両鼻翼を指で圧迫して止血を行う。吸引・清拭による血液や凝血塊《ぎょうけつかい》の除去，綿球やガーゼタンポンによる圧迫，止血薬・腐食《ふしょく》薬の塗布，凝固《ぎょうこ》・焼灼《しょうしゃく》などの操作を，出血の状態に応じて手ぎわよく行うことが必要である。ゼラチンスポンジ止血材などによる圧迫が必要なこともある。

鼻腔深部の出血で，ふつうのガーゼタンポンによる圧迫で止血困難なときには，**ベロックタンポン**(➲ 図 2-10)や止血用バルーン(➲ 図 2-11)を用い，後鼻孔からも圧迫して止血をはかる。外頸動脈や顎動脈の結紮が必要なこともある。全身的には止血薬の投与，必要に応じて輸液・輸血が行われる。

3 急性鼻炎

急性鼻炎は，いわゆる「鼻かぜ」とよばれるもので，上気道炎の一部として感冒《かんぼう》のかたちをとることが多い。通常はくしゃみで始まり，ついで水様性で多量の鼻漏《びろう》があり，粘液性，膿性と経過して治癒する。鼻閉・嗅覚異常も伴う。

治療● 安静を保つことが大切で，解熱薬・抗ヒスタミン薬を投与することがある。

4 慢性鼻炎(単純性，肥厚性)

慢性鼻炎は，化学的・物理的な慢性刺激や，副鼻腔炎分泌物の刺激，鼻中隔彎曲《わんきょく》症，腺様《せんよう》増殖症(アデノイド)などが慢性化の原因となっていたり，体質・自律神経失調・内分泌障害・代謝異常なども関係していると考えられている。鼻閉・嗅覚障害・鼻漏・頭痛・頭重感・閉鼻声など，さまざまな症状を呈する。

治療●　血管収縮薬・収斂《しゅうれん》消炎薬を噴霧・塗布する。また，点鼻薬を用いることもある。手術的に，腫脹《しゅちょう》した下鼻甲介《びこうかい》を小さくする方法も行われる（下鼻甲介切除術・粘膜下下鼻甲介骨切除術など）。

5 アレルギー性鼻炎・血管運動神経性鼻炎

アレルギー性鼻炎や血管運動神経性鼻炎は，自律神経機能失調と抗原抗体反応（Ⅰ型アレルギー）とがからみ合っておこるものと考えられる。抗原抗体反応が主体となっているものはアレルギー性鼻炎，抗原抗体反応が関与せず，自律神経失調が主体となっているものは血管運動神経性鼻炎と考えられている。鼻汁好酸球検査[1]，皮膚アレルギーテスト，血清特異的IgE抗体にて鑑別する。

発作的にあらわれる水様性鼻漏・くしゃみ・鼻閉がおもな症状で，鼻内異物感・瘙痒《そうよう》感・羞明《しゅうめい》・流涙《りゅうるい》などを伴う場合もある。抗原が花粉の場合には，発作のおこる季節が毎年一定していて，花粉症という。

治療●　ステロイド薬・抗アレルギー薬を鼻腔内に噴霧すると効果がある。抗ヒスタミン薬・抗アレルギー薬・自律神経安定薬などの投与も行われる。皮下（注射）あるいは舌下（錠剤）への抗原抽出液による免疫（減感作）療法が根治的な治療法である。下鼻甲介粘膜の焼灼・凝固・切除が行われることもある。

6 多発血管炎性肉芽腫症

病因●　上気道・肺の壊死性肉芽腫性病変，全身の壊死性血管炎，糸球体腎炎を主徴とする難治性血管炎（自己免疫疾患）である。多くの症例で鼻・副鼻腔病変が初発するため，耳鼻咽喉科を初診する場合が多い。

症状●　鼻閉，膿性・血性鼻漏などで発症し，進行すると鼻中隔軟骨の破壊などにより鼻背が陥没《かんぼつ》（鞍鼻《あんび》）になる場合がある。その他，病変存在の部位により，さまざまな症状（肺症状・腎炎症状など）をきたす。C-ANCA（抗好中球細胞質抗体）の陽性率が高い。鼻腔・肺・腎臓の生検で，巨細胞を伴う肉芽腫性炎症，フィブリノイド型血管炎などにより確定診断を得る。

治療●　ステロイド薬・免疫抑制薬などが用いられる。

3 副鼻腔疾患

1 急性副鼻腔炎

急性副鼻腔炎は，感冒に合併して急性上気道炎後におこることが多いが，外傷，歯や眼の疾患が原因となっても発病する。頭痛・発熱・全身倦怠《けんたい》感・食欲不振などの全身症状のほかに，鼻閉・鼻漏，頰部や前頭部の自発痛・圧痛などを訴える。

1）鼻汁好酸球検査：ハンセル Hansel 染色（エオジノステイン）にて染色後，鼻汁中に好酸球陽性であれば，アレルギー性鼻炎の可能性が高い。

治療● 解熱鎮痛薬・抗菌薬の投与を行う。局所的には，血管収縮薬を噴霧・塗布して鼻腔粘膜の腫脹をとり，副鼻腔自然口からの排膿をよくする。自然口洗浄や上顎洞穿刺・洗浄，プレッツ置換法，ネブライザー法などを行うのも効果がある。疼痛に対しては，冷罨法を行う場合もある。

2 慢性副鼻腔炎

慢性副鼻腔炎は，3か月以上，鼻閉，鼻汁過多，後鼻漏，咳嗽などの呼吸器症状が持続するものをいう。副鼻腔炎の存在部位によって多少症状が異なるが，鼻閉塞・鼻漏・頭痛・頭重感・嗅覚障害などが一般的である。記憶力減退・注意力散漫・倦怠感を訴えることもある。

鼻鏡検査で，膿汁の位置や中鼻甲介・中鼻道粘膜の状態から診断できるが，正確には単純X線撮影やCT検査などが必要である。鼻腔内や後鼻孔にポリープ(鼻茸《はなたけ》)がみとめられることも多い(➡図2-12)。

治療● 鼻腔粘膜への薬液の塗布・噴霧によって分泌物の排泄《はいせつ》を円滑にし，また洗浄やプレッツ置換法・ネブライザー法も用いられる。去痰《きょたん》薬・抗菌薬などを使用することもあり，14員環マクロライド系抗菌薬の少量長期投与が著効する場合もある。

手術的に鼻ポリープの除去(鼻茸切除術)，鼻中隔矯正術や内視鏡下鼻内副鼻腔手術(ESS)(➡114ページ)などで鼻腔の通気をよくし，排膿されやすい状態にして副鼻腔の炎症の消退をはかることもある。根治的に副鼻腔自体の手術を行うこともある。

3 副鼻腔粘液囊胞

副鼻腔粘液囊胞《のうほう》は前頭洞・篩骨洞《しこつどう》におこることが多い。いろいろな原因で自然排泄口がふさがると，囊胞をつくる。徐々に大きくなるので急激な自覚症状はあまりないが，前頭部痛や眼痛があり，大きくなると眼球を圧迫して眼球突出や複視もおこしてくる(➡図2-13)。後部篩骨洞，蝶形骨洞囊胞では

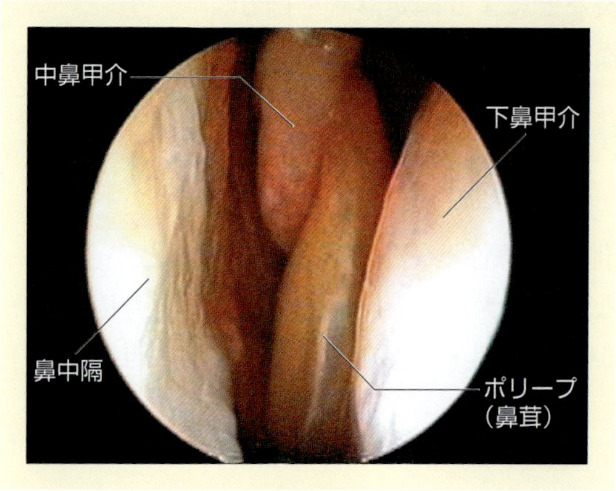

➡図2-12 ポリープ(鼻茸)

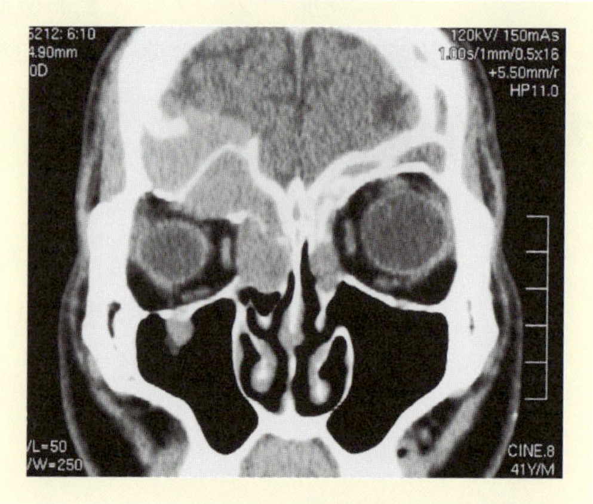

➡図2-13 前頭洞篩骨洞囊胞による眼球の突出と偏位(患側は右)

動眼神経・視神経などを圧迫し，眼球運動障害，視力・視野障害をきたすこともある。感染が加わって膿《のう》嚢胞となると，疼痛・腫脹・発赤など急性の症状を呈してくる。手術が必要である。

類似疾患として，副鼻腔炎の手術後，数年から数十年たってからおこる**術後性(頬部)嚢胞**というものがある。

4 上顎がん

上顎がんは耳鼻咽喉疾患領域にみられる悪性腫瘍の１つで，組織的には扁平上皮がんが多い。初期には鼻閉・鼻漏など慢性副鼻腔炎と同じような症状があらわれるが，進んでくると，頬部・歯槽《しそう》突起・口蓋の腫脹をきたしたり(➡ 図 2-14)，眼球突出や複視をおこしたりする。神経がおかされて頬部痛や歯痛をおこす場合もあるので，三叉《さんさ》神経痛や齲歯《うし》(むし歯)と間違われることもある。画像診断は有効で病変の広がりがわかる(➡ 図 2-15)。その他の補助的診断法もいろいろと行われるが，確定診断は組織検査による。

治療● 放射線療法・化学療法・手術療法が行われるが，これらの療法を単独で行うことは少なく，組み合わせて行うことが多い(三者併用療法)。

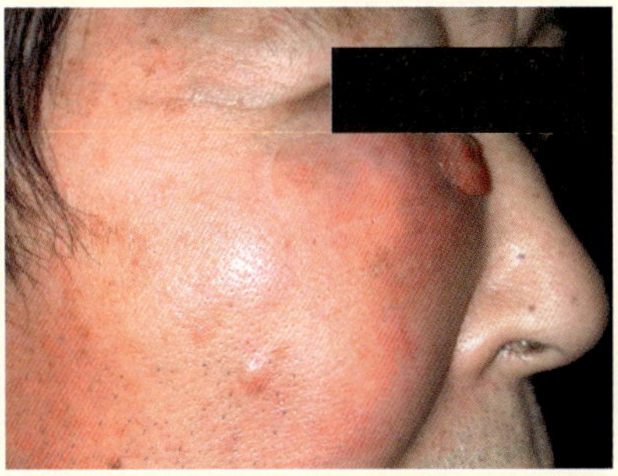

(写真提供：元日本大学総合科学研究所教授　木田亮紀先生)

➡ 図 2-14　上顎がんによる頬部腫脹(患側は右)

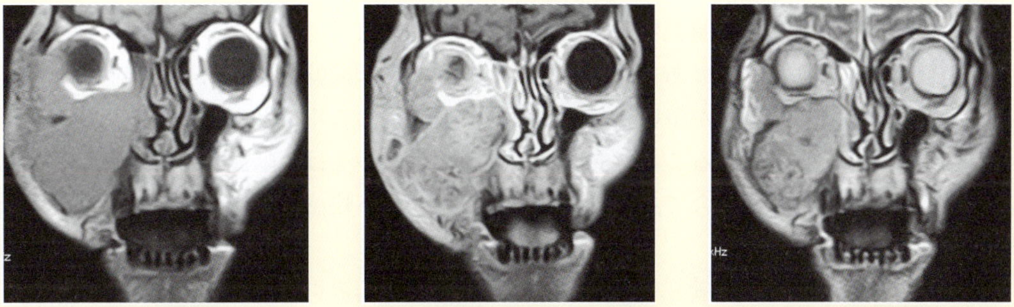

a. T1 強調画像　b. T1 強調画像(ガドリニウム増強)　c. T2 強調画像

(写真提供：元日本大学総合科学研究所教授　木田亮紀先生)

➡ 図 2-15　上顎がんの MRI 画像(図 2-13 と同一症例，患側は右)

➡ 表 2-2　鼻の疾患のまとめ

疾患名	病因・病態	症状・徴候	治療
鼻中隔彎曲症	不均衡な骨・軟骨発育	鼻閉，反射神経症 鼻炎・副鼻腔炎の慢性化	手術(鼻中隔矯正術)
慢性鼻炎	慢性の刺激，体質 副鼻腔や上咽頭の疾患	鼻閉，鼻漏 嗅覚障害，頭重感	原因疾患の治療，噴霧療法 手術(鼻甲介切除・焼灼)
アレルギー性鼻炎	I型アレルギー (花粉，家塵など)	くしゃみ，水性鼻漏， 鼻閉	抗アレルギー治療薬 免疫療法(減感作療法) 手術(鼻甲介切除・焼灼)
鼻出血*	症候性(原疾患あり) 特発性(原疾患なし)	外頸動脈系出血 内頸動脈系出血 **キーゼルバッハ部位**	ガーゼタンポン(ボスミン®〔止血〕＋4%キシロカイン®〔粘膜麻痺〕ガーゼ使用後抗菌薬付き軟膏ガーゼ)，ベロックタンポン，腐食薬塗布 凝固，焼灼(電気・レーザー) 外頸・顎・前篩骨動脈結紮 止血薬投与，輸液，輸血
慢性副鼻腔炎	慢性感染症 アレルギーの関与	鼻閉，鼻漏，嗅覚障害， 後鼻漏 頭重感	マクロライド系抗菌薬内服 ネブライザー療法 プレッツ置換法 内視鏡下鼻内副鼻腔手術(ESS)
上顎がん	扁平上皮がん	一側性鼻閉・鼻漏 頬部・歯肉・口蓋腫脹 眼症状(流涙，複視など) 頭痛，頬部痛，歯痛	放射線・化学・免疫・手術療法

＊：緊急疾患

C 咽頭・喉頭の疾患

1 咽頭疾患

1 咽頭炎

急性の咽頭炎は，ウイルス・細菌感染など，いろいろな刺激でおこる。発熱はたいていあまり強くなく，咽頭痛や咽頭乾燥感・全身違和感程度の症状であることが多い。耳に放散する痛みがおこることがあるので，患者は耳痛を訴えてくることもある。慢性咽頭炎の多くは，咽頭炎の誘因となる刺激が持続する場合で，痛みは強くなく，咽頭不快感・刺激性咳嗽《がいそう》などがおもな症状である。

治療●　安静・含嗽《がんそう》・薬液塗布・口内錠などの治療を行う。

2 急性口蓋扁桃炎

急性口蓋扁桃炎《こうがいへんとうえん》は，レンサ球菌・ブドウ球菌などの感染によっておこるが，誘因としては，過労・感冒など，身体全体の不調が関係していることが多い。

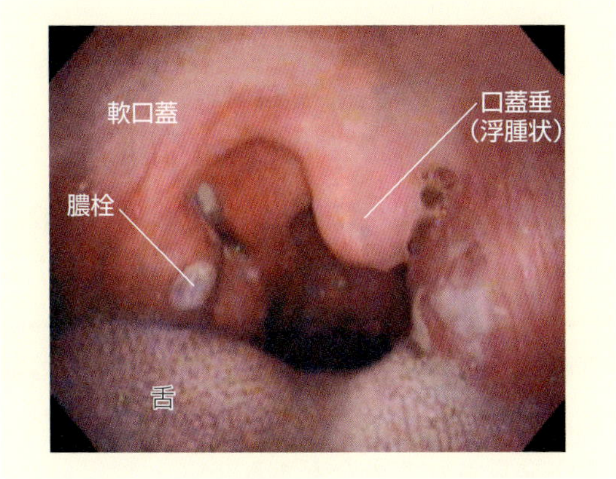

図 2-16　腺窩性扁桃炎

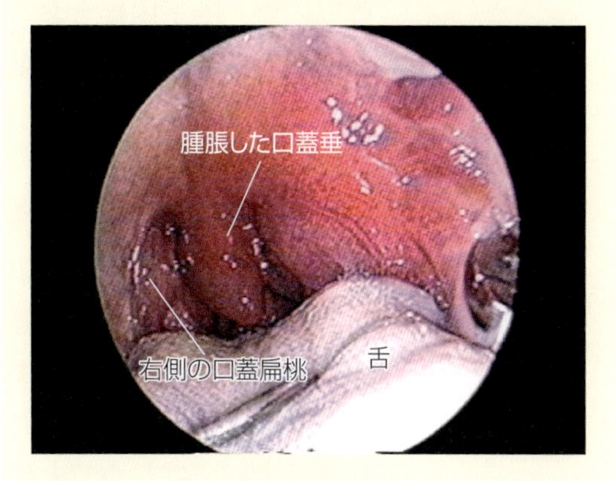

図 2-17　扁桃周囲膿瘍(左側)

発熱は高度で悪寒戦慄《おかんせんりつ》も伴い，強い咽頭痛・嚥下痛・放散性耳痛・背部痛・腰痛・頸部《けいぶ》リンパ節圧痛などを訴えることがある。炎症の状態によって，カタル性・濾胞《ろほう》性・腺窩《せんか》性(➡図 2-16)・偽膜《ぎまく》性を区別する。

治療●　安静をまもらせ，含嗽《がんそう》をさせて，消炎薬を塗布し，抗菌薬の使用も行う。合併症をおこさなければ1週間くらいで回復するが，中耳炎・扁桃周囲膿瘍《のうよう》・敗血症などを併発することがある。

3 慢性口蓋扁桃炎

慢性口蓋扁桃炎では，自覚症状はないか，あっても軽度である。急性増悪時には急性炎症と同じような症状を呈する。しばしば繰り返して急性増悪をおこすものを**習慣性アンギーナ**(反復性扁桃炎)という。

治療●　急性増悪が高頻度であったり，扁桃炎が病巣となって，腎炎・関節炎などがあるとき(**病巣感染**[1])は扁桃摘出術を行う。

4 扁桃周囲膿瘍

急性扁桃炎や慢性扁桃炎の急性増悪から移行して，扁桃周囲膿瘍がおこることがある(➡図 2-17)。嚥下痛が激しく，嚥下時の疼痛は耳や頸部にも放散し，開口が障害され(**咬痙《こうけい》**，**牙関緊急《がかんきんきゅう》**)，言語も不明瞭になる(**含み声**)。通常は一側性で，成人に多い。

治療●　穿刺・切開排膿し，抗菌薬の投与を行う。多くの場合，抗菌薬の点滴が必要となる。合併症として，深頸部膿瘍・肺膿瘍・縦隔膿瘍などがあり，生命予後に危険を及ぼすこともあるので注意が必要である。

5 咽後膿瘍

咽後《いんこう》膿瘍は後咽頭間隙《かんげき》に膿汁がたまるもので，一般に乳幼児に多く，発熱・

1）扁桃病巣感染症：病巣感染とは「身体のどこかに限局した慢性炎症があり，それ自体はほとんど無症状であるのに他の遠隔臓器に反応性の器質的または機能的障害(二次疾患)を引きおこす病像」をいう。病巣感染の原病変として，扁桃・副鼻腔・中耳・虫垂・前立腺・子宮・胆嚢などの炎症が考えられているが，最も頻度が高く注目されているのが，慢性扁桃炎である。

呼吸困難・嚥下困難をおこしてくる。

治療● 切開する場合は，膿汁を吸い込んで肺炎や窒息をおこさないように，懸垂《けんすい》頭位で行う。

6 上咽頭腫瘍

上咽頭腫瘍のうち，良性腫瘍で多くみられるのは鼻咽頭線維腫で，一般に思春期の男子に多い。鼻閉・鼻出血を訴えて発見される。手術にて摘出する。

悪性腫瘍にはがん腫・悪性リンパ腫があり，鼻閉や血性・粘液膿性の鼻漏のほかに，中耳カタルのような耳症状，神経痛様疼痛・軟口蓋麻痺《まひ》などの脳神経症状を呈することもある。頸部への転移がおこって側頸部腫脹をきたし，検査によってはじめて上咽頭腫瘍が発見される場合もある。

治療● おもに放射線治療を行うが，頸部転移に対しては頸部郭清《かくせい》術も行われる。

7 下咽頭がん

下咽頭がんでは，初期にはあまりはっきりした症状を示さないが，しだいに嚥下困難・嚥下痛・嗄声《させい》・呼吸困難・喘鳴《ぜんめい》などの症状を呈してくる。喫煙と飲酒との因果関係がある。

治療● 放射線療法・化学療法・手術療法，およびそれらの組み合わせ(三者併用療法)が行われる。

8 唾液腺炎

唾液腺炎《だえきせんえん》には，流行性耳下腺炎《じかせん》や化膿性耳下腺炎・顎下腺炎《がくかせん》がある。化膿性炎症は，手術後などにおきる唾液の分泌減少・口内不潔などが原因でおこることもあるが，唾液排泄管からの異物の侵入や唾石《だせき》が原因となっていることが多い。**唾石**は石灰沈着によって排泄管内に生じる石状物で，唾液の排泄が妨げられるので唾液腺の腫脹や疼痛をおこす。顎下腺に生じることが多い。

2 喉頭疾患

1 急性喉頭炎・急性喉頭蓋炎

急性喉頭炎は感冒に際しておこる場合が多く，たいてい急性鼻炎・急性咽頭炎を合併している。嗄声・咳嗽・疼痛がおもな症状である。空気のよごれた場所を避け，飲酒・喫煙を控える。喉頭蓋に限局しておこる**急性喉頭蓋炎**は，激しい嚥下痛と**含み声**を特徴とし，急速に吸気性喘鳴を伴う呼吸困難を呈する場合がある。中咽頭レベルの所見が乏しい(口を開いて視診しただけではわからない)ことが多く，また胸部の聴診でも異常をみとめないため，喉頭の観察が一般的でない他の診療科では見逃されやすいので，とくに注意する必要がある。

治療● 急性咽頭炎に準じる。ネブライザー法も行う。急性喉頭蓋炎では，ステロイド薬および抗菌薬の静注を行い，状況により気管挿管，輪状甲状膜(靱帯)切開，気管切開などを行う。

2 急性声門下喉頭炎（仮性クループ）

急性声門下喉頭炎は5歳以下の小児におこることが多い。犬吠《けんばい》様咳嗽・**吸気性喘鳴・呼吸困難**を主訴とする。

治療● エピネフリンの注射や吸入，ステロイド薬静注などで症状が軽くなるが，窒息の危険のある場合は輪状甲状膜穿刺・切開，気管挿管，気管切開を行う。

3 慢性喉頭炎

急性の喉頭炎の反復や，鼻炎・副鼻腔炎に伴う後鼻漏の影響，喫煙，過度の発声，飲酒などが原因である。いろいろな程度の嗄声・咳嗽・喉頭不快感・習慣的な咳ばらいなどを訴える。慢性型の喉頭アレルギー[1]や GERD[2]・LPRD[3]に伴う喉頭炎の鑑別も重要である。声帯の一部に浮腫《ふしゅ》性の増殖を伴ったり（**喉頭ポリープ・ポリープ様声帯**），結節状隆起を生じたり（**声帯結節**）することもある（➲ 図 2-18）。

治療● 声の出し方を指導し，消炎薬の噴霧や喉頭注入を行う。また，ネブライザー法や蒸気吸入法も効果がある。喉頭鉗子（➲ 図 2-19）を用いてポリープや結節の切除をすることもある。声帯の萎縮にはアテロコラーゲンや自家脂肪などの注入も行われる。顕微鏡を用いて手術が行われる（**ラリンゴマイクロサージェリー**）。

4 喉頭運動麻痺

喉頭運動麻痺は，迷走神経から分かれた反回神経の部分に障害がおこることが多いので，**反回神経麻痺**ともいう。甲状腺および胸部の悪性腫瘍や大動脈瘤，多発性脳神経炎など，麻痺の原因を確認することが最も重要である。

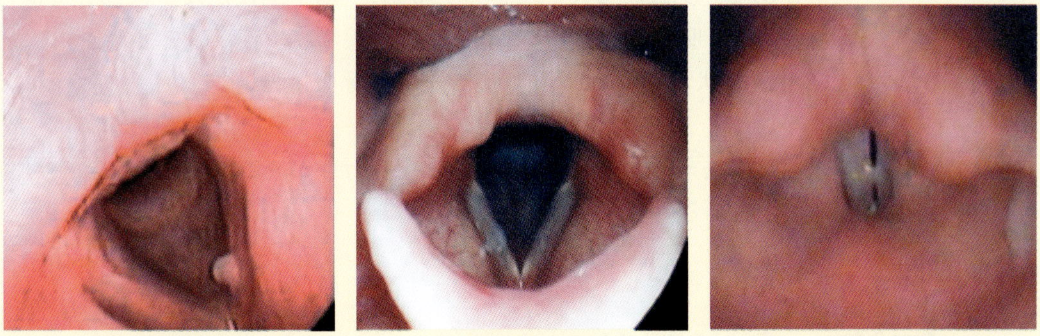

a. 左前方声帯ポリープ　b. 声帯結節（呼息時）　c. 声帯結節（発声時）

➲ **図 2-18　声帯ポリープと声帯結節**

1）喉頭アレルギー：急性型は即時型アナフィラキシーの一症状としてあらわれ，急激に喘鳴や呼吸困難などの重篤な症状を呈する。単に喉頭アレルギーといった場合は慢性型をいうことが多く，3週間以上持続する乾性咳嗽と咽喉頭異常感（かゆみ，イガイガ感など）を主症状とする。アトピー素因を伴う場合が多く，ヒスタミン H_1 拮抗薬やステロイド薬が著効する。
2）GERD：gastroesophageal reflux disease（胃食道逆流症）の略。
3）LPRD：laryngopharyngeal reflux disease（咽喉頭酸逆流症）の略。

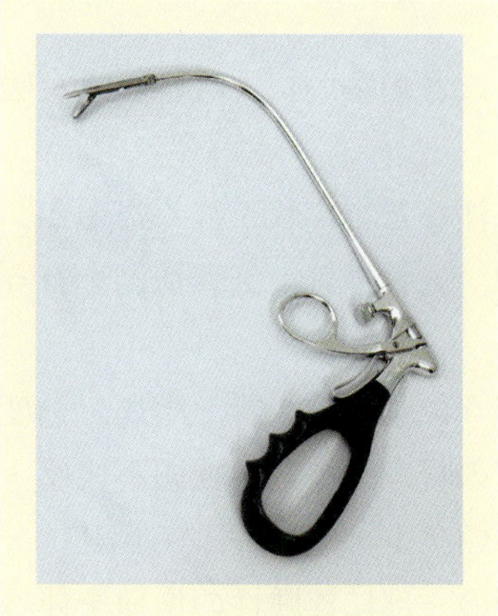

図 2-19　喉頭鉗子

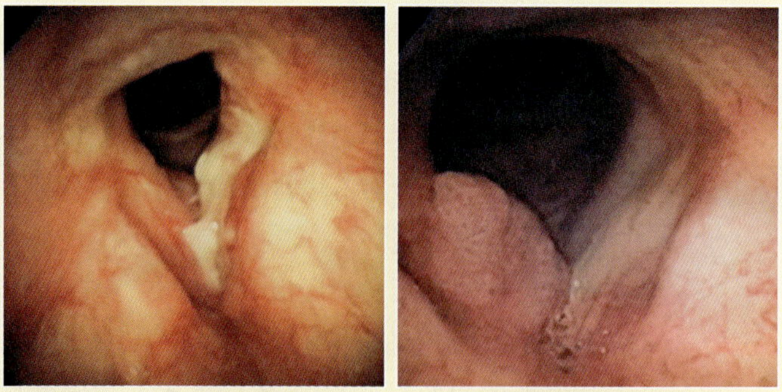

a. 壊死を伴う左声帯(喉頭)がん　b. 隆起の著明な右声帯(喉頭)がん

図 2-20　喉頭がん

一側性で左側のことが多く，発生時に声門閉鎖不全を生じ，気息性嗄声がみられる。誤嚥をしやすくなるが，混合性麻痺(Ⅸ，Ⅹ，Ⅺ脳神経麻痺)や食道がん手術後などを除いて軽度であり，通常は発症後早期に改善する。両側性の場合は声門が狭くなって呼吸困難や喘鳴を伴う場合もあり，緊急処置として気管切開術の適応となる。

治療●　原因疾患の治療とともに，ビタミン剤・代謝賦活《ふかつ》薬の使用など保存的療法も併用する。長期間経過し症状がよくならず，声帯に萎縮をきたしたものに対しては，アテロコラーゲンや自家脂肪などの注入も行われる。

5 喉頭がん

耳鼻咽喉領域では，喉頭がんは多くみられる疾患である。発生の誘因には喫煙がある。**男性に多く**(女性の約10倍)，**扁平上皮がん**が大部分である。症状として，**嗄声**を訴えることが多いが，異物感や嚥下痛を主訴とする場合もあり，病状が進めば気道が狭くなって呼吸困難もあらわれてくる(➡図2-20)。

治療●　放射線療法・化学療法・手術療法などを行うが，これらを組み合わせて用いることもある。

D 気管・食道異物

1 気管・気管支異物

気管・気管支内に吸入される異物はいろいろあるが，ピーナッツなどの種実やマメ類，針，釘などが多い(➡図2-21)。咳をしたり，笑ったり，驚いたり，転倒したりして，急激な吸気が反射的におこった場合に吸入されることが多い。吸入直後には激しい咳嗽発作がおこるが，しばらくするとおさまり，その後，異物の種類や介在場所によって二次的な症状を呈してくる。

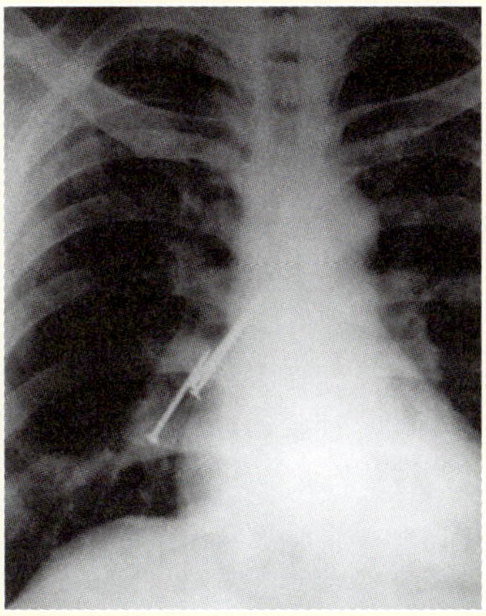

➲ 図 2-21　気管支内に入った釘

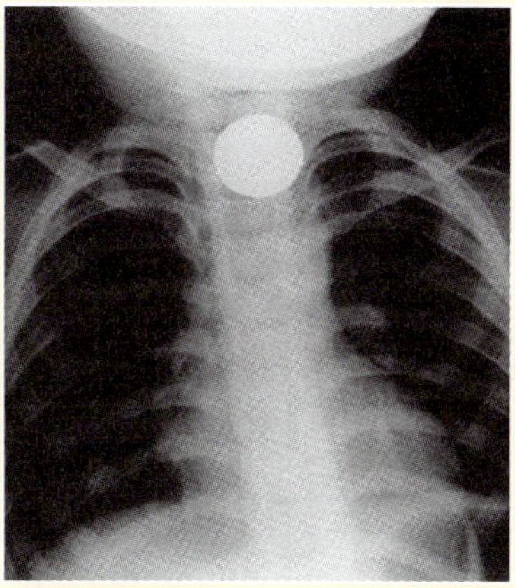

➲ 図 2-22　食道異物(10円硬貨)

異物が声門に嵌頓《かんとん》すると窒息死することもある[1]。また長い間入っていると，気管支炎・肺炎・肺膿瘍《のうよう》などをおこして，咳嗽・喀痰・微熱・体重減少のような慢性呼吸器疾患に似た症状を呈してくる場合もある。

治療● 異物鉗子を用いて，軟性あるいは硬性気管支鏡下に摘出を行うが，呼吸困難がなくて時間的余裕のあるときは，異物を誤嚥《ごえん》したときの状態を詳しく聞き，異物の大きさや形についても十分な知識を得て，どんな鉗子を使って摘出したらよいかを考えておく。聴診・打診のほか，CT 検査なども行って異物のある位置をよく検討しておく。

2 食道異物

口に入れたおもちゃ・硬貨(➲ 図 2-22)・義歯・魚骨などが食道異物となることが多い。嚥下直後には，気管支異物の場合と同じように，一時的な咳嗽発作・嘔吐・呼吸困難などをおこすこともあるが，異物が固定してしまうとこれらの症状はおさまる。痛み・嚥下困難などの症状を伴うこともある。食道壁を穿孔すると，食道周囲膿瘍・縦隔洞炎・膿胸・食道気管瘻のような重篤な合併症を伴う。

治療● 軟性内視鏡下や硬性食道鏡下に摘出可能な場合が多いが，食道外切開による摘出が必要なこともある。

1）気道異物：食道異物とともに小児と高齢者に多い。突然の咳嗽，嗄声，呼吸困難，吸気・呼気時喘鳴，チアノーゼ，発声不能，チョークサイン(首を両手にあてるしぐさ)があれば，異物が気管分岐部より口側にあることを疑い，バイタルサインと経皮的動脈血酸素飽和度(SpO_2)の確認を行う。状況により，異物摘出に先んじて，気管挿管，輪状甲状膜切開，気管切開を行う。

表 2-3　咽頭・喉頭疾患のまとめ

疾患名	病因・病態	症状・徴候	治療
咽頭炎	上気道炎(かぜ) 慢性刺激	咽頭痛，乾燥感 発熱	含嗽，トローチ 解熱・鎮痛・抗菌薬投与
口蓋扁桃炎	細菌感染	疼痛，発熱，嚥下痛 食欲不振，関節痛 リンパ節痛	抗菌薬投与 解熱・鎮痛薬投与 手術(扁桃摘出術)
扁桃周囲膿瘍*	口蓋扁桃炎 →周囲炎 →膿瘍形成	咽頭痛(片側性)，嚥下痛，含み声，開口障害(牙関緊急)，放散性耳痛	抗菌薬の投与，穿刺，切開・排膿(即時扁桃摘出術)
下咽頭がん	扁平上皮がん	咽頭異常感，食物通過障害 音声障害，呼吸障害 頸部リンパ節腫脹	放射線・化学・免疫・手術療法
喉頭炎 急性声門下喉頭炎** 急性喉頭蓋炎**	かぜから移行 ウイルス，細菌感染	嗄声，咳嗽 呼吸困難，窒息 含み声	抗菌薬内服・点滴 ネブライザー，吸入療法 エピネフリン投与，輪状甲状膜切開，気管挿管，気管切開
喉頭ポリープ	慢性刺激 音声酷使	嗄声	音声療法(発声訓練) ネブライザー療法 手術(マイクロサージェリー)
喉頭運動麻痺	外傷，周囲からの圧迫 腫瘍による圧迫 特発性，ウイルス感染	嗄声 喘鳴，呼吸困難(両側) 誤嚥	ビタミン剤内服 声門開大手術，声帯移動手術 気管切開術
喉頭がん	扁平上皮がん	嗄声，異常感 呼吸困難，嚥下困難 頸部リンパ節腫脹	放射線・化学・免疫・手術療法
気管支異物* 気道異物**	誤嚥(マメ・ピーナッツ・針・釘など)	咳嗽発作 窒息様呼吸困難 慢性肺疾患様症状	異物摘出 気管挿管，輪状甲状膜穿刺・切開，気管切開
食道異物*	固形物の食道内停滞(魚骨・獣骨・硬貨・義歯など)	食道通過障害 食道部疼痛	異物摘出

＊：緊急疾患
＊＊：超緊急疾患

まとめ

- 耳の疾患は➡表2-1のように整理できる。このなかで，メニエール病や良性発作性頭位眩暈症などの患者は，めまい・吐きけなどの症状をきたすため，歩行などにおいて看護師の介助が必要となる場合がある。
- 鼻の疾患は➡表2-2のように整理できる。鼻出血をきたした患者は，まず落ち着かせて座位をとらせ，小鼻を手指で強く5分間以上つまむように指示する。口腔内に流下する血液は飲み込まず，軽く咳ばらいをして排出させる。
- 咽頭・喉頭の疾患は➡表2-3のように整理できる。このなかで，扁桃周囲膿瘍，急性声門下喉頭炎，急性喉頭蓋炎，気道異物は，急激な呼吸困難を生じる緊急性の高い疾患である。これらの徴候をみとめた場合は，すぐに医師に伝達し，気管挿管や気管切開などの準備を行う。

復習問題

1 次の文章の空欄を埋めなさい。

▶急性中耳炎の治療として（①　　　　）切開を行うことがある。

▶慢性中耳炎は鼓膜に（②　　　　）があり，難聴と（③　　　　）を伴う。

▶真珠腫性中耳炎は骨破壊を伴い，（④　　　　）麻痺を合併することがある。

▶騒音性難聴は（⑤　　　　）ヘルツ付近から聴力障害が始まることが多い。

▶メニエール病のおもな症状は（⑥　　　　），（⑦　　　　），（⑧　　　　）である。

▶鼻出血をおこしやすい部位は，鼻中隔前下方の（⑨　　　　）部位である。

▶アレルギー性鼻炎の治療は，抗アレルギー薬の投与や（⑩　　　　）粘膜の焼灼・切除などが行われる。

▶急性副鼻腔炎では（⑪　　　　）による吸入や（⑫　　　　）置換法が行われる。

▶急性増悪を繰り返す慢性口蓋扁桃炎を（⑬　　　　）という。

2 〔　〕内の正しい語に丸をつけなさい。

①急性中耳炎は〔外耳道・鼓膜・耳管〕を経て感染することが多い。

②中耳炎に起因する難聴は通常，〔伝音・感音〕難聴である。

③突発性難聴はほとんどが〔両・一〕側性である。

④鼻骨骨折などによって鼻背が陥没した状態を〔斜鼻・鞍鼻〕という。

⑤鼻腔〔浅部・深部〕からの出血で止血困難な場合には，ベロックタンポンや止血用バルーンを用いる。

⑥慢性副鼻腔炎では〔視覚・聴覚・嗅覚〕障害が生じる。

⑦急性副鼻腔炎は急性〔上気道・下気道〕炎に合併することが多い。

⑧アレルギー性鼻炎は〔Ⅰ・Ⅱ・Ⅲ・Ⅳ〕型アレルギーである。

⑨扁桃周囲膿瘍は成人に〔両・一〕側性で発症することが多い。

⑩喉頭がんは〔男性・女性〕に多い。

第3章 患者の看護

A 共通する看護

1 耳鼻咽喉疾患患者の看護に共通する留意点

頭部・顔面から頸《けい》部にかけては，社会生活を送るうえで重要な機能と，人間が生きるうえで必要な機能が集中して存在している。たとえば，聴覚(聴く)，嗅覚《きゅう》(嗅《か》ぐ)，味覚(味わう)，平衡《へいこう》感覚(身体のバランス感覚)などの感覚機能や，言語・音声などの自己表現機能，呼吸や咀嚼《そしゃく》・嚥下《えんげ》という生命維持に欠かせない機能がある。病気によりこれらの機能が障害されると日常生活に大きな支障をきたし，仕事や社会生活にまで影響する。そのため看護師は，患者の苦痛や不安を軽減するようにかかわることが大切である。

また，耳鼻咽喉は，おもな器官が中枢神経と密接に関係しているため，互いに影響し合うことで，比較的軽い症状でも不快や苦痛を感じやすい。さらに審美《しんび》的機能にも重要な役割を果たしているため，形態の変化により，精神的な苦痛は大きく，社会的側面にも影響する。したがって看護師は，患者が希望をもてるようにかかわることが重要となる。日常生活の質への影響を少なくするために，これからの人生に目を向けられるように援助する。

患者の年齢層は，新生児から高齢者まで幅広いため，成長や発達段階を考えたかかわりが必要となる。

2 経過別の看護

1 急性期の看護

耳鼻咽喉疾患の急性期にあらわれる症状として，突発性難聴や扁桃《へんとう》炎，扁桃周囲膿瘍《のうよう》，急性喉頭蓋《こうとうがい》炎，顔面神経麻痺《まひ》などがある。このほか，気道閉塞《へいそく》や出血のように，病状が刻一刻と変化し，的確な状況観察とすばやい判断，迅速な対応が求められ，緊急で処置をしないと生命にかかわるものもある。

急性期の患者には，生命の安全と心身の症状の緩和，そして疾患を慢性化させないための看護が必要である。患者は突然のできごとで強い不安にかりたてられる。めまいや呼吸困難は死を連想させ，恐怖を感じることもあるので，そばに付き添って緊張を緩和し，精神的に安心できるようにすることが大切である。

手術を受ける患者には，手術前のオリエンテーションが重要である。年齢層が幅広いため，患者の理解力や生活に合わせた説明が必要である。また，悪性疾患の場合には，いままで当然のようにできていたことが，突然できなくなることなどにより，生活の質にも大きく影響することもある。患者が手術後にどのような生活になるのかを十分に理解できるように説明し，治療を選択できるように支援していくことが大切である。

2 慢性期の看護

耳鼻咽喉領域の疾患は，急性期から慢性期に移行する疾患も多い。日常生活の中で不快感や苦痛が継続し，一生涯病気とともに生きていかなければいけない場合もある。

しかし，すぐに生命に影響を及ぼさない場合も多いため，患者は症状がおさまると生活上の注意点をまもらず，生活調整をしないことがある。自己管理ができないと症状の再発をまねき，再発と増悪を繰り返すことで，その後の生活に大きく影響し，より一層の生活の質の低下につながることもある。そのため，正しい病識をもち，症状をじょうずにコントロールし，生活調整ができるように自己管理の大切さを患者に指導していくことが重要である。

3 回復期の看護

手術や治療などにより，呼吸経路の変更，発声機能や構音障害，嚥下や咀嚼・味覚機能の低下，顔面の変形や顔面麻痺などの障害がもたらされることがある。障害の程度により日常生活の質は大きくかわる。残された機能をいかしながら生活していくためには，機能回復のリハビリテーションや生活の再獲得が必要となる。また，生活習慣も残された機能に合わせて変更しなければならない場合がある。リハビリテーションはその後の日常生活に大きな影響を与えるため，家族や周囲の人々が精神的な面で支えることが重要である。リハビリテーションの効果が期待どおりに出ない場合には，不安や悲観など精神的に不安定になり，リハビリテーションへの意欲を失いがちになる。現状の受容状況を確認しながら，時間をかけ，自分らしく，よりよい生活を営み，社会復帰していけるように支援していくことが大切である。

4 終末期の看護

耳鼻咽喉領域で死を迎えるおもな疾患は頭頸部がんである。がんの進行により呼吸経路や神経への圧迫・浸潤がおこると，患者は呼吸困難や激しい疼《とう》痛《つう》を感じる。そのため，呼吸管理や疼痛管理が重要である。また，腫瘍《しゅよう》が自壊すると出血・感染・悪臭などが発生する。衣服などでおおい隠せない部位もあるため，患者や家族が不快感を軽減できるような環境の調整や医療処置の方法を工夫していく必要がある。さらに，容貌が変化したり，摂食・嚥下障害により食に対する楽しみが失われたり，構音障害・失声により会話でのコミュニケーションが困難になる場合がある。身体的苦痛に加え精神的にも欲求が満たされない苦しみをかかえることになり，やがて孤独感や恐怖心におそわれやすくなる。

身体的・精神的苦痛を取り除き，その人らしく寿命をまっとうできるように支えていくためには，医師や看護師だけでなく，多くのコメディカルも巻き込んでチーム医療で支えていくことが重要である。残された時間をどのように過ごすか，最期をどこで迎えるのか，本人の意思が尊重されるように，患者だけでなく家族ともかかわり，話し合うことも大切である。また，患者が在宅で終末期を過ごす場合，家族の負担をサポートできるように社会資源を活用し，整えていくことで，患者・家族が安心して有意義な時間を過ごすことができる。

B 症状および障害に対する看護

1 耳疾患の症状と看護

1 耳痛

耳に感じる痛みを総称して**耳痛**《じつう》という。耳痛は，外耳・中耳のいずれかの部位の炎症・腫脹《しゅちょう》の結果として生じる場合が多い。外耳に原因がある場合，耳前部の圧迫や耳介《じかい》の牽引《けんいん》，咀嚼《そしゃく》運動などによって，皮下軟部《なんぶ》組織に圧が加わり動くときに痛みが強くなるのが特徴である。小児では，遊んでいるときに誤ってビーズなどを外耳道に入れてしまうことが耳痛の原因となる。

外耳炎ならびに中耳炎に対しては，抗菌薬や鎮痛薬が処方される。症状が緩和すると，患者が自己判断で服薬を中断する場合があるため，服用を継続することを十分に説明する。咀嚼で痛みが増強する場合は，軟食を用意するなどの食事の工夫をすすめることも効果的である。

2 耳漏

外耳道から排出される分泌物を**耳漏**《じろう》という。外耳道湿疹《しっしん》，急性・慢性中耳炎，頭部外傷後の髄液漏《ずいえきろう》などがおもな原因である。耳漏はその原因によって，性状・量・色・臭気が異なる。これらを観察するとともに，耳痛《じつう》・耳鳴《じめい》などの随伴《ずいはん》症状の経過観察を行う。

外耳や中耳の炎症に伴う耳漏は，外耳道のかゆみ(耳内瘙痒《そうよう》感)を伴うことが多い。そのため，綿棒や耳かきで患部に触れてしまい，さらに炎症を悪化させる場合がある。患部の安静と清潔保持の指導をしていく必要がある。

3 難聴

音が聞こえにくくなっている状態を**難聴**《なんちょう》といい，①**伝音**《でんおん》**難聴**，②**感音**《かんおん》**難**

聴，③**混合性難聴**の 3 つに大きく分類される。難聴をきたすと，外界のさまざまな音を的確に聞きとることができないため，日常生活に困難が生じる。

難聴患者は音が聞きとりにくい状態を補うため，他者の表情や口の動き，動作などに意識を注いで，視覚によってメッセージをつかもうとする。そのために緊張の持続をしいられ，心身ともに疲れやすくなる。また治療によって改善するのだろうかという不安や，聞き返すことへの劣等《れっとう》感などにより，コミュニケーションに消極的になりやすい傾向にある。

難聴患者には，精神的な援助を行うとともに，適切な意思疎通《そつう》の手段を提供する。たとえば，会話は騒音のない静かなところで行い，顔を見ながらゆっくり，はっきり話す。片側の難聴の場合には健側から話しかける。高音域の音は聞きとりにくいため，高めの声を避けて話す。また必要に応じて，筆談などを取り入れる。

難聴患者は，外界からの音によって危険を予測することがむずかしくなるため，日常生活でも危険を伴うことがある。とくに外出時は事故防止に努める必要があり，家族を含めて十分に指導する。

なお，難聴を訴える患者には耳垢栓塞《せんそく》によって症状をきたしている場合があるため，病歴聴取やアセスメントの際にはその点に留意して観察を行う。

4 耳鳴

外界からの音刺激がないにもかかわらず，音を感じることを**耳鳴**《じめい》(耳鳴《みみな》り)という。耳鳴については，原因が不明のものが多い。症状の性質・程度から原因疾患を特定し，適切な処置を行うことはむずかしい。耳鳴によって生活がどの程度障害されているのかを把握《はあく》し，それをふまえたうえで耳鳴の誘因・増強因子を最小にできるように，患者の話を傾聴しながら一緒に考え，指導していく。

耳鳴が持続している場合は，音がつねに気になり，不安が増強しやすいので，気分転換をはかれるように努める。日常生活では，患者の状態に合った十分な睡眠と休息をとれるようにし，効果的な耳鳴の緩和につなげる。

5 めまい

めまい(眩暈《げんうん》)は，視覚や体性感覚に生じる平衡《へいこう》障害であり，グルグルと回転する，フワフワ・グラグラと動揺《どうよう》する，といったさまざまなかたちの感覚であらわれる(➡図 3-1)。耳鳴と同様に，患者自身は強い心身の苦痛を感じるが，他者がその性質や程度，苦痛をはっきりと理解することはむずかしい。自律神経反射の異常による吐きけ・嘔吐《おうと》や頭痛が伴うこともあり，早急な対処が必要な場合もある。

めまいの程度，性質(まわる・揺《ゆ》れるなど)，持続時間と随伴《ずいはん》症状などのほか，精神的なストレスが関与していないかを把握することが大切である。随伴症状の状態に合わせて，安静に過ごせる環境を整えていく。体位変換や起き上がりのときは，閉眼して，ゆっくり動くように説明する。

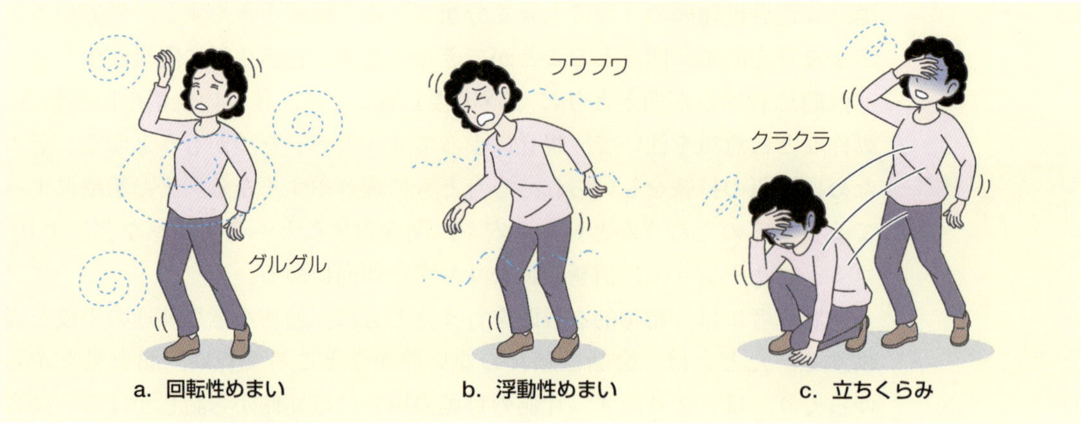

➲ 図 3-1　めまいの訴えの例

めまいについては，患者自身が自分のめまいの誘発因子を知り，要因を減らし，適切に対処行動をとることが大切である。精神的な原因がある場合は，家族も含めて話し合うことも必要となる。

2 鼻疾患の症状・障害と看護

1 鼻閉

鼻閉《びへい》(鼻閉塞《へいそく》，鼻詰《づ》まり)とは，鼻が詰まって鼻呼吸が円滑にできない状態である。炎症による鼻粘膜組織の肥厚《ひこう》，腫脹《しゅちょう》，浮腫《ふしゅ》，腫瘍《しゅよう》など，ほとんどの鼻疾患にみられる症状である。

鼻閉により口呼吸となることで呼気・吸気の加温・加湿が障害されるため，室内の温度・湿度の調節を行う。また咽頭《いんとう》・気管などへの感染を予防するため，外出後の手洗い・含嗽《がんそう》を指導する。

2 鼻漏

鼻腔粘膜にはつねに少量の粘液が分泌されているが，それが外鼻孔《こう》などから漏《も》れ出すほどに分泌過多となった場合は**鼻漏**《びろう》(鼻汁《びじゅう》)とよばれる。鼻漏はその性状によって，水性(漿《しょう》液性)・粘液性・膿《のう》性・血性・悪臭性などに分けられる。鼻腔の炎症やアレルギー反応により，粘膜の腫脹と鼻漏がある場合には，点鼻薬が使用される。

鼻漏は後鼻孔から咽頭に流れてくる場合があり，これを**後鼻漏**《こうびろう》とよぶ。後鼻漏は口腔内に流れ込むこともある。不快感や臭気をもたらし，食欲不振につながることがあるので，含嗽や歯みがきをすすめる。

3 嗅覚障害

嗅覚障害は障害部位によって，①吸気が嗅細胞に届かない**呼吸性障害**，②鼻粘膜の炎症に伴って嗅細胞が障害された**嗅粘膜性障害**，③呼吸性障害と嗅粘膜性障害が混合して生じる**混合性障害**，④中枢神経障害による**中枢神経性障害**に分けられる(➲ 表 3-1)。

表3-1　嗅覚障害の種類とおもな原因

嗅覚障害の種類	原因となるおもな疾患など
呼吸性障害	鼻茸(鼻ポリープ)，慢性副鼻腔炎
嗅粘膜性障害	急性鼻炎
中枢神経性障害	頭部外傷後など

においがわかりにくくなる**嗅覚減退**や，反対に異常に敏感になる**嗅覚過敏**，本来のにおいとは違ったように感じられる**異嗅症**などがある。

①**食事についての援助**　嗅覚障害に伴い味覚にも影響が生じるため，食事に対するケアを行う。濃い味つけにならないように注意しながら，食欲の低下に対しては，食事の盛りつけやいろどりを工夫できるように指導する。

②**安全のための援助**　患者は，日常生活のなかで，食物の腐敗やガスもれなどに気づくことができなくなっている。危険にさらされていることを理解してもらい，家族の協力やガス警報器の設置など，対処や工夫を一緒に考えていく。

4 鼻出血

鼻出血(いわゆる鼻血)には，外傷や腫瘍など，鼻・副鼻腔局所の機械的な刺激が原因となる場合と，薬物や全身疾患などが原因となる場合がある。

鼻出血があった患者は，突然の出血のため，患者は息苦しさや不快を感じ，精神的な不安が生じる。看護師は身体的な観察とともに精神的支援も行っていく必要がある。

①**局所および全身の観察**　鼻出血をおこした原因について問診をしながら，出血部位，出血量，出血時間を把握する。このときに出血をおこしやすい抗凝固薬や抗血小板薬の服用の有無も確認していく。バイタルサインを測定し，早急な対処が必要か判断する。

②**出血時の対処**　出血がおこったことへの不安や動揺が強い場合は，患者があわてることで出血を助長させたり，処置がスムーズに行えないことがある。適切に処置が行われることを説明し，不安の軽減に努め，患者を落ち着かせる。出血に対しては，外鼻孔から綿球を入れるとともに鼻翼を指でしばらく圧迫する。顎《あご》を引き，血液が咽頭にまわらないようにするが，まわった場合は飲み込まず膿盆《のうぼん》に吐き出すように促す。血液を飲み込むと吐きけや嘔吐を誘発することがあり，また出血量の測定がむずかしくなる。

③**止血処置の介助**　鼻翼の圧迫により止血しない場合，鼻粘膜焼灼《しょうしゃく》術またはガーゼの充塡《じゅうてん》が止血の基本となる。止血操作は医師が行う。血液の吸引や鼻内への止血薬・血管収縮薬の噴霧を行い，処置を始める。出血点が明らかで鼻粘膜の焼灼が可能な場合は，安全に留意して焼灼を行う。ワセリンを基剤にした抗菌薬を塗ったガーゼを挿入する場合は，挿入部位を確認して挿入する。また，ガーゼの残留などがないように，枚数の確認を必ず行う。

処置の時間が長くなっている場合は，迷走神経反射をおこさないように注意していく。

④**精神的な援助**　不安が増強しないように声をかけ，体をさすりながら緊張をやわらげる。処置方法や状態について適宜説明し，患者の反応も見ながら処置を進めていく。

3 咽頭・喉頭疾患の症状・障害と看護

1 咽頭痛

咽頭痛は，急性咽頭炎・急性扁桃炎・扁桃周囲膿瘍など，咽頭や扁桃の炎症・びらん・潰瘍《かいよう》などにより生じる。痛みの観察として，自発痛か嚥下痛か，また嚥下時に自発痛が増強するかを聞く。医師によってファイバースコープを用いた視診が行われる場合は，その所見を把握する。

食物の嚥下時に痛みが増強し，痛みのために嚥下が困難になることがある。食事はアルコールや刺激物を避け，やわらかくしたり，摂取しやすい大きさや温度に工夫する。安静と十分な休息をとれるようにし，感染予防のため，口腔内の保清と手洗い，含嗽を指導する。

2 嗄声

嗄声《させい》は，声帯の炎症・ポリープ，反回神経麻痺などによりおこる。しわがれ声・かすれ声などの音質の変化と，発声困難が特徴である。反回神経麻痺の場合は，むせ込みや誤嚥も伴う。

喉頭の炎症が原因の場合は，熱い飲食物や刺激物，アルコール，タバコを控える。無理をして声を出すと炎症が長引くため，小さな声で話す，筆談を利用するなどして，できるだけ声帯を休めるようにする。吸入薬の使用方法や，口腔内の乾燥を防ぐための毎食後と就寝前の含嗽など，セルフケアができるように指導していく。

反回神経麻痺がある患者には，食事のむせ込みを軽減するため，ゆっくりとよくかんで摂取することと，水分摂取は注意することを説明する。

3 呼吸困難(呼吸障害)

声門は喉頭のなかで最も狭い部位であり，声門が腫脹したり，周囲から声門を狭くするような腫脹があったりすると呼吸障害をきたす。呼吸障害があり十分な呼吸ができず，呼吸するのに努力が必要であったり，苦痛を伴ったりする場合を呼吸困難という。呼吸困難が重症な場合は，息ができなくなってしまうのではないかという恐怖感を伴っていることがある。すばやく把握し，適切な判断が必要とされる。

呼吸の状態(数・深さ・型など)，バイタルサインの変動，呼吸困難の原因についての観察を十分に行う。胸郭《きょうかく》の動きや喘鳴《ぜんめい》が生じていないかなどは観察の重要なポイントとなる。

起座位でテーブル・枕などを使用し，前屈で口呼吸をしやすい体位を保持する。衣類は締《し》めつけがないようにゆるめる。喀痰《かくたん》が多い場合は，加湿や水分調節を行い，喀出《かくしゅつ》が困難な場合は吸引を行う。呼吸困難が重症化した場合を想定し，挿管・気管切開が行えるように救急カートを準備しておく必要がある。

4 嚥下障害

嚥下機能の評価● 咽喉頭内に生じた腫瘤などの障害物によって食物塊《かい》が通りにくくなる場合や，痛みで嚥下できない場合は，まず固形物が通りにくくなり，しだいに水も通らないという状態に進行する。嚥下障害がある患者が経口摂取を開始する場合は，**嚥下機能評価**が重要になる。検査には➡ 表3-2のようなものがあり，検査を実施するためには，意識が清明で，バイタルサインが安定していることが前提条件となる。

嚥下障害のある患者は誤嚥をしやすいため，食事のときは頸部を前屈させるように姿勢を工夫する(➡ 図3-2)。また，誤嚥性肺炎を防ぐためには適切な口腔ケアを行う。

➡ 表3-2　おもな嚥下機能の検査

検査名	手順	判定方法
反復唾液飲みテスト	口腔内を湿らせたあとに，空嚥下を30秒間繰り返す。	30秒で2回以下は不良。
改訂水飲みテスト	冷水3mLを嚥下させる。嚥下後，反復嚥下を2回行わせる。4点以上なら最大2施行繰り返す。最もわるい場合を評点とする。	1点：嚥下なし，むせまたは呼吸変化 2点：嚥下あり，呼吸変化 3点：嚥下あり，呼吸良好，むせまたは湿性嗄声 4点：嚥下あり，呼吸良好，むせ・湿性嗄声なし 5点：4点に加え，反復嚥下が30秒以内に2回可能
フードテスト(食物テスト)	ティースプーン1杯のプリンを嚥下させる。嚥下後，反復嚥下を2回行わせる。4点以上なら最大2施行繰り返す。最もわるい場合を評点とする。	1点：嚥下なし，むせまたは呼吸変化 2点：嚥下あり，呼吸変化 3点：嚥下あり，呼吸良好，むせや湿性嗄声，口腔内残留を伴う 4点：嚥下あり，呼吸良好，むせ・湿性嗄声なし，追加嚥下で口腔内残留なし 5点：4点に加え，反復嚥下が30秒以内に2回以上可能

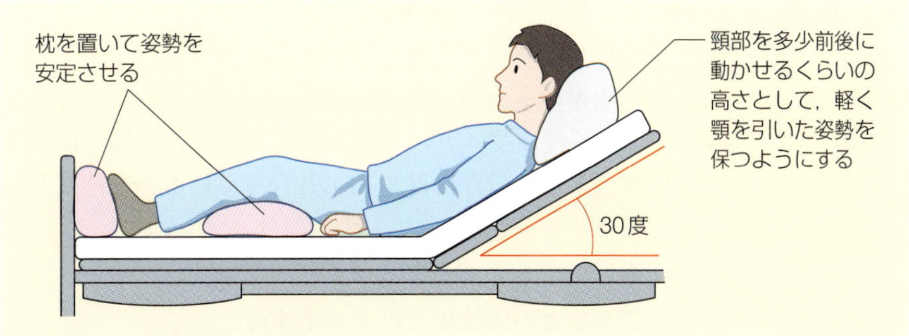

➡ 図3-2　誤嚥を防ぐための姿勢

患者は食事が制限されることにより，不安やストレスで精神的安定がはかれないこともあるため，生活環境を整え，食事以外で興味がもてることを見つけていく。

C 診察・検査を受ける患者の看護

外来を訪れる患者は，なんらかの異常があることを自覚，あるいは指摘されたために，不安や身体的・精神的苦痛をいだいた状態でいることが多い。また，治療を含めた診療の過程においては，服薬や鼻洗浄などの自己管理が必要となる場合も多い。そのため，患者本人が疾患を理解し，治療を継続していけるようにするための援助が必要である。

不安や緊張の緩和● 耳鼻咽喉疾患の診察では，顔をいろいろな向きに動かすことが多い。そのため，診察室内の様子が患者の視界に入りやすく，金属の器械・器具や，ほかの患者が頭部の処置を受けているところなどを目にすると，恐怖心が助長される。看護師は，事前に声かけを行い，不安や緊張をやわらげるように配慮をする。

声かけ・介助● また，診察や検査の途中では，患者の年齢層に応じた声かけや介助が必要になる。小児では苦痛に耐えられずに身体を動かすことを予測し，安全に処置を行うために十分な介助者を確保してから始める。高齢者の場合は，聴力が低下していることがあるため，理解の程度を確認しながら，はっきりと話す。成人でも，生検や鼻出血の処置では体調の変化をきたしやすいため，観察と声かけをしながら進めることが大切である。

診察・検査後● 診察や検査のあとは患者の身体や衣服に汚染がないかを確認し，不快な思いをいだかせないようにする。

D 治療・処置を受ける患者の看護

1 ネブライザーによる吸入

目的● 霧状にした薬液などを，咽頭または副鼻腔内にまで散布することを目的とした吸入療法である。

看護のポイント●
(1) 患者にネブライザーの必要性を説明し，了解と協力を得る。
(2) 薬液とその量が医師の指示と合っているかを確認し，ネブライザーのアトマイザー(薬液を注入する部分)に注入する。
(3) 吸入用チューブとアトマイザーを接続し，ポータブル機器の場合はテーブルなどの実施場所にセットする。
(4) 患者の体位(座位，起座位またはファウラー位)を整え，チューブのねじれがないことを確認する。

(5) 吸入を開始する。患者にはゆっくり呼吸することを促す。

(6) 吸入中から吸入後にかけて観察を行う。

(7) 口腔内に唾液などが貯留している場合，吸入後に咳嗽を行う。

2 耳垢除去

目的● 医師による耳垢《じこう》の除去を介助する。耳垢鉗子《かんし》・麦粒《ばくりゅう》鉗子・異物鉤《こう》・吸引・巻綿子《けんめんし》などを用いて機械的に除去，あるいは耳洗浄を行って取り除く。

看護のポイント● (1) 患者を診療椅子に座らせ，安楽な状態にする。診療の途中で患者が急に動くと，傷つけたり痛みを与えたりすることになるため，動かないように注意する。

(2) 医師は患部から目を離せないので，つぎつぎと器械や薬品を必要とする場合には，手ぎわよく渡せるように準備する。

(3) めまいの訴えがあれば，目を閉じさせ，頭を診療椅子の枕にもたれさせて，しばらくじっとしているように指示する。さらにめまいが持続するような場合には，椅子の背を倒したり，横臥させたりする。

E 耳鼻咽喉疾患患者の看護

1 耳疾患患者の看護

1 急性中耳炎患者の看護

急性中耳炎は，鼻・咽頭の感染が耳管を経て感染することにより発症することが大部分である。乳幼児の耳管は，成人と比較して，太く，中耳腔までの距離が短く，中耳と耳管咽頭口の高さがほぼ同じため，5歳以下の子どもに発症しやすい疾患である。耳閉感・難聴・耳鳴り・耳漏・発熱・悪寒・めまいなどがみられる。悪化すると激しい痛みを伴うことがある。

治療● 治療は，抗菌薬の投与が基本であり，場合により鼓膜切開術が行われる。

看護のポイント● 患者は子どもであることが多いため，不安と恐怖を緩和し，安全に処置できるようにすることが重要である。鼻と咽頭，さらに口腔内の清潔を保ち，安静を促して，鼻を強くかまないように指導する必要がある。また，患者が子どもの場合は保護者への保清方法などの指導も重要となる。

2 慢性中耳炎患者の看護

慢性中耳炎では，鼓膜の穿孔がみられる。急性中耳炎からの移行のものが大部分を占めるが，鼓膜の損傷により感染をおこして慢性化する場合や，小児期の急性・滲出性中耳炎の不完全な治療，耳管の排泄機能障害などのほかの要因もある。鼓膜の穿孔が存在する限り感染を繰り返すおそれがあり，患者のストレスは大きい。症状は急性中耳炎と重複するが，感染を繰り返すことで耳小骨病変や内耳の炎症が生じ，伝音難聴・感音難聴の悪化や顔面神経麻痺などの症状を呈することもある。

治療● 治療は，鼓室内の洗浄，抗菌薬の投与，手術療法が行われる。

看護のポイント● 急性中耳炎と同様に指導を行う必要がある。また，点耳薬の点耳や抗菌薬の内服が確実に行えるように指導していく。難聴を呈している患者もいるため，コミュニケーションは患者が理解できるように，相手の反応を見ながら行うことも重要である。

3 メニエール病患者の看護

メニエール病の原因にはさまざまな説があり，はっきりと特定されていないが，患者は高度のストレスをかかえていることが判明してきている。症状は，突然の耳鳴りや耳閉感・難聴(多くは一側性)，回転性のめまいがおこり，体動困難となる。発作を繰り返す患者が多く，症状が悪化していく。

治療● 治療として，食事療法やステロイド薬などの薬物療法がある。めまいが強いときは，患者は不安であるだけでなく自立した日常生活を送れなくなるため，細かな配慮をもった援助を行う。

看護のポイント● めまいなどにより転倒の危険性が高いという認識を患者と一致させ，予防していく。もとの生活の中にあったストレスに加え，発作への不安をいだく患者が多いため，入院中はもちろん，退院後の生活に向けて，患者が身体的・精神的にリラックスできるように支援していく必要がある。

4 突発性難聴患者の看護

突発性難聴の患者は，難聴とともに，めまいや耳鳴り・耳閉感も呈することがある。

治療● 治療としては，ステロイド薬や血流改善薬，ビタミン剤などを併用していく。原因に応じて，高圧酸素療法などのほかの治療法もある。発症後すぐに治療することが望ましいとされている。

看護のポイント● 急な聴力の低下に不安をいだく患者が多い。また，治療開始が遅い場合には治療後の効果があらわれにくいと説明を受けている患者もいる。そのため，難聴をかかえて生活していく可能性への不安など，患者が不安を表出し，治療に専念できるような環境を整えていく必要がある。コミュニケーションをとる際は，難聴の程度を考慮して，適切な方法で行う。

2 鼻疾患患者の看護

1 アレルギー性鼻炎患者の看護

花粉やダニやハウスダストなど吸入性のアレルゲンによる場合が多い。自然寛解の割合は低く，アレルゲンによっては季節で症状が変化する患者もいる。くしゃみ，水様性鼻汁，鼻閉などの症状があらわれる。

治療　治療として薬物療法や特異的減感作療法，手術などがある。

看護のポイント　アレルギー性鼻炎は再発予防が重要となる。そのため，内服指導やアレルゲンを避けるように生活指導をする必要がある。また，口呼吸となるため，マスクの着用や乾燥予防，手洗い・うがいなどにより咽頭・気管の感染も予防していくように説明する。

2 慢性副鼻腔炎患者の看護

慢性副鼻腔炎は，鼻中隔彎曲症《びちゅうかくわんきょく》などの器質的要因による通気・排出機能の障害などがあるときに，感染が加わることでおきることが多い。鼻閉感や鼻漏，嗅覚障害，頭痛，頭重感などの症状を呈し，患者の苦痛が強い。

治療　治療として，抗菌薬の投与，ネブライザー，手術療法がある。

看護のポイント　嗅覚が障害されているため，食事の楽しみを奪われていることがある。持続的な鼻閉感や鼻漏によりストレスをかかえる患者が多いため，苦労をねぎらうようにかかわりをもつ。また，長期的な内服が必要となるため，患者へ説明し，治療意欲とセルフケア能力を向上させることも必要である。

3 咽頭・喉頭疾患患者の看護

咽頭・扁桃炎患者の看護

咽頭・扁桃に細菌やウイルスが感染することによって炎症がおこり，咽頭痛・耳閉感・鼻汁・発熱などの症状を呈する。扁桃周囲膿瘍《のうよう》や咽後膿瘍を続発することがある。

治療　治療として，抗菌薬の投与を行う。膿瘍を形成している場合は切開・排膿を行う。

看護のポイント　口腔内の清潔の保持，乾燥予防を行う。咽頭は空気の通り道でもあり，重症時は気道が確保できているかの確認も重要となる。また，嚥下時痛が強い場合は水分摂取も困難な場合があり，食前のタイミングに薬効があらわれるように効果的に鎮痛薬を使用していく。さらに，発熱を伴っていることも多く，脱水や腎機能障害などにも注意が必要である。そのため，摂取状況などの生活状況を把握し，摂取しやすい食事形態への変更を行う。また禁煙や，刺激物を避けるなどの生活指導も行う。

F 手術を受ける患者の看護

耳鼻咽喉の疾患は，患者の嚥下や呼吸，嗅覚・聴覚などに大きな影響を与える。そのため，手術を受ける患者は，治癒に対する希望だけではなく，手術後の自身の変化に対して，不安をいだいている。さらに，悪性腫瘍の患者は，術後は機能の変化だけでなく，容貌《ようぼう》の変化を余儀なくされることがあり，ボディイメージの変化も大きい。

このように，入院環境への不安や手術への不安以外にも患者のかかえている不安は多く，個別性がある。そのため，手術に向けて体調を整え，術後は回復に必要な看護を行うことはもちろんのこと，治療に向けて患者の不安を緩和し，入院生活を通して，患者が退院後の生活をイメージできるようなオリエンテーションやかかわりが必要となる。

1 耳の手術を受ける患者の看護

中耳炎の手術を受ける患者の看護

患者は難聴を呈している場合が多い。患側に注意し，反応を見てコミュニケーションを行う。

手術前の看護●
(1) 手術への理解の程度や常用薬の有無，既往歴など，患者の情報を聴取する。
(2) 手術オリエンテーションを行う。術前・術後の経過のほか，中耳への刺激を避けるために禁止になること(鼻をかむこと，怒責《どせき》〔いきみ〕，患側を下にすることなど)を説明する。

手術直後の看護●
(1) バイタルサインの変動と，麻酔からの覚醒《かくせい》状況の観察を行う。
(2) 痛みや出血(ガーゼなどをあてているときは滲出の有無)，吐きけ，めまい，顔面神経麻痺の症状の有無の観察を行う。疼痛や吐きけが強いときは，医師に報告し，鎮痛薬や制吐薬の使用を検討する。
(3) 上記症状の悪化に加え，頭蓋内合併症(頭痛・吐きけ・頸部硬直)や，聴力障害の観察を行い，これらがみとめられるときは医師へ報告する。
(4) 中耳への刺激を避けるため，鼻をかむことや，患側を下にすることなどを禁止するように再度説明する。
(5) 基本的に床上安静であるため，ナースコールの位置などの環境を整える。トイレ歩行を行う際は，めまいにより転倒のリスクが高いため，患者へ急な体動やひとりで歩くことをしないように説明し，付き添う。洗面を行う際は介助をする。

手術後の看護●
(1) バイタルサインや創部の状況，合併症の有無の観察を行い，必要時医師に報告し対処する。

(2) 清潔を保つために，シャワー浴が可能になるまでの間は清拭を行う。また，シャワー浴が可能になっても，首下のシャワーとなるため，洗髪は介助洗髪を行う。耳内に水分が入らないように，綿球を挿入し，保護テープを使用するなどの工夫をする。

(3) 中耳への刺激を避けるように再度説明する。

退院に向けての支援

(1) 鼻を強くかむと中耳への刺激となるため，行わないように説明する。

(2) 外耳孔や外耳道をぬらしたり，耳かきをすることは，創部の感染などの原因となるため，避けるように説明する。

(3) 創部の安静を保つため，退院後しばらくの間は水泳や飛行機の搭乗などの気圧差が激しくなる行為は避けるように説明する。

(4) 術後薬を決められた時間に内服するように指導する。

(5) 退院後，耳の痛みや耳漏の悪化，聴力の低下などの症状があらわれたときは早期に受診するように説明する。

2 鼻の手術を受ける患者の看護

慢性副鼻腔炎の手術を受ける患者の看護

手術前の看護

(1) 手術への理解の程度や常用薬の有無，既往歴などの情報を聴取する。

(2) 手術オリエンテーションを行う。術前・術後の経過や，出血予防についての説明を行う。

手術直後の看護

(1) バイタルサインの変動，麻酔からの覚醒状況の観察を行う。

(2) 痛みや出血，吐きけ・嘔吐，発熱の有無を観察する。必要時は医師に報告し，薬剤の使用や冷罨法《あんぽう》の実施を検討する。患者に症状は改善していくことを伝え，不安を軽減する。

(3) 頭蓋内合併症(頭痛・吐きけ・頸部硬直)，眼合併症(眼瞼腫脹・視力低下・眼球突出・眼球運動障害)などの有無を観察する。合併症の出現時は医師に報告する。

(4) 口腔内に流れ込んだ血液の嚥下は嘔吐の原因となるため，行わないように説明する。

(5) 鼻栓に用いる綿球は随時交換する。麻酔から覚醒し，意識清明の場合は患者自身で交換してもよい。

(6) 基本的に床上安静であるため，療養環境を整える。トイレ歩行時は転倒に注意し，看護師が付き添う。出血増強時は，トイレではなく尿器などを使用し，安静を保つ。洗面を行う際は介助をする。

手術翌日からの看護

(1) バイタルサインや合併症の有無，出血の増強の有無の観察を行い，必要時，医師に報告して対処する。

(2) 食事は五分《ぶ》がゆから開始する。疼痛や吐きけなどにより食事摂取が進まないことがあるため，無理に食べる必要はないことを説明し，医師の指示のもと，点滴を行う。
(3) 綿球は鼻腔内の創部やガーゼの乾燥予防に必要なため，鼻腔から取り出さないように説明する。綿球が出血や滲出液により汚染されたときは交換する。
(4) 鼻腔内の吸引やガーゼの抜去などの処置により，めまいやショックをおこす可能性があるため，安全に配慮しながら介助する。
(5) シャワー浴は，出血予防のため，医師の許可を得てから行う。許可が出るまでは清拭を行う。
(6) ネブライザーの説明を行う。

退院に向けての支援 (1) 出血を予防するよう説明する。
①過度な労働・飲食・飲酒，②喫煙，③強く鼻をかむこと，④長時間の入浴を避けるように説明する。
(2) 鼻腔内の創部・ガーゼの乾燥の予防に綿球とマスクの装着を続けるように説明する。
(3) 感染予防を説明する。
(4) 内服薬を指示に従って確実に服用するように説明する。
(5) 鼻出血が続くときや出血量が増加したとき，発熱したときは，早期に受診するように説明する。
(6) 鼻洗浄が必要となる患者に対しては，洗浄方法を指導する。

3 咽頭・喉頭の手術を受ける患者の看護

1 扁桃摘出手術を受ける患者の看護

手術前の看護 「慢性副鼻腔炎の手術を受ける患者の看護」(➡153 ページ)に準ずる。

手術直後の看護 (1) バイタルサインの変動，麻酔からの覚醒状況の観察を行う。
(2) 痛みや出血，吐きけ・嘔吐，発熱の有無を観察する。必要時は医師に報告し，薬剤の使用を検討する。
(3) 出血増強時は気道閉塞の危険性が高いため，早期に医師に報告する。
(4) 基本的に床上安静であるため，療養環境を整える。トイレ歩行時は転倒に注意し，看護師が付き添う。出血増強時は，トイレではなく尿器などを使用し，安静を保つ。洗面を行う際は介助をする。

手術翌日からの看護 (1) バイタルサインや合併症の有無，出血の増強の有無の観察を行い，必要時，医師に報告して対処する。
(2) 食事は流動食から開始する。疼痛や吐きけなどにより食事摂取が進まないことがあるため，無理に食べる必要はないことを説明し，医師の指示のもと，点滴を行う。
(3) ネブライザー法の説明を行い，確実に実施できているかを確認する。
(4) 出血増強時は，気道閉塞の危険性が高いことを説明し，血痰が多いときは早めに伝えるように指導する。

(5) シャワー浴は，出血予防のため，医師の許可を得てから開始する。

(6) 感染予防のため，口腔内保清を促す。

退院に向けての支援

(1) 出血を予防するため，過度な飲酒や，喫煙，刺激物を避け，かたい食べ物はよくかんでから飲み込むように説明する。

(2) 感染予防のために，口腔内を清潔に保つように説明する。

(3) 出血の増強時や発熱したときは，早期に受診するように説明する。

2 声帯ポリープ切除術を受ける患者の看護

声帯ポリープの切除は，口から喉頭鏡を挿入し，手術用顕微鏡を使用して行う。術後は声帯の安静をはかるため，1週間程度発声禁止となる。

そのため，発声や強い咳は声帯の安静をまもれないことを患者が理解できるようにオリエンテーションを行う必要がある。また，術前に患者と発声禁止の間のコミュニケーション方法を決めておく。

3 気管切開術を受ける患者の看護

扁桃炎や悪性腫瘍などにより気道の閉塞の可能性がある患者は，一時的に気管切開を行うことがある。声帯よりも下の位置(胸部側)でカニューレを挿入するため，声が出せなくなる。緊急時に行うことも多く，患者は呼吸経路の変更や失声への不安が強い。

術前に，失声後のコミュニケーション方法や吸引の方法を説明し，不安の緩和に努める。吸引などの苦痛を伴う処置を行う際は，最小限にすむように工夫していく。術後は，加湿されていない外気が気管に入るため，痰がかたくなりやすく，痰が詰まることでの窒息に注意する必要がある。

4 悪性腫瘍の手術を受ける患者の看護

手術前の看護

(1) 上顎・咽頭・口腔・喉頭・耳下腺などの悪性腫瘍で手術を受ける患者は，嚥下機能が低下したり，気道閉塞の危険がある場合がある。そのため，嚥下や呼吸の機能に問題がないか観察する。また，喫煙や飲酒はこれらの誘因となるため，手術前の生活や全身状態を把握する。

(2) 精神面の援助：喉頭全摘を行う場合は失声を余儀なくされ，ほかの部位でも，顔貌の変化や構音障害，嚥下機能の障害により，退院後の生活が大きく変化する可能性がある。そのため，患者は強い不安をかかえて入院してくる。そこで，まず患者が医師の説明や術後の生活をどのように理解し受けとめているのか，患者を支える力がまわりにあるのかを知る必要がある。手術に向けて，医療者と患者の認識にずれがないように，イメージを一致させたうえでオリエンテーションを行うことが重要である。そして，術前に福祉サービスの導入や，食道発声の説明などを行い，患者の不安の軽減につなげる。

(3) 身体面の援助：術前オリエンテーションを行い，術後は頸部の安静のために床上安静になること，絶飲食のために経管栄養が必要となること，ドレーンを留置することなどを説明する。さらに，離床が可能になったときに意欲的に行えるように，早期離床の意義を説明しておく。

手術後の看護

(1) 頸部には重要な血管や神経が多いため，急変などにはとくに注意が必要である。バイタルサインの変動や麻酔からの覚醒状況に合わせて，頸部や顔面の腫脹，ドレーンからの排液の量や色の変化を観察する。また，尿量や水分出納《すいとう》(IN/OUT バランス)，痰の性状の観察，点滴の管理も重要となる。

(2) 患者は頸部安静の目的で，手術当日または1〜2日までは床上安静となるため，ベッド周囲の環境を整えていく。床上安静は患者にとって身体的・精神的苦痛となるため，体位の工夫をしたり，音や光などで不快に感じるものを遠ざけるなど，快の刺激を目的とした援助を行う。また，洗面の介助を行ったり，口腔内の清潔を保つように指導を行い，感染の予防に努める。

(3) 離床を行う際は，ドレーンなどのチューブ類に注意して行う。合併症を予防するために，離床は積極的に行う。

(4) 食事は創部が安定するまでは経管栄養で摂取する。注入速度や内容によっては下痢をおこす可能性があるため，医師と十分に相談したうえで実施する。

(5) 手術後の患者は，身体的苦痛に加え，術前にイメージしていた姿と実際の姿とのギャップや，失声による強いストレスをかかえている。コミュニケーション方法を工夫したり，患者の行動や表情を注意深く観察し，患者が苦痛や不満を訴える前に，細かな配慮をして援助する必要がある。

退院に向けての支援

(1) 障害された機能に応じて，必要なリハビリテーションを行う。言語聴覚士などの医療従事者と連携をはかる。

(2) 誤嚥のリスクが高い患者は，家族を含めて，食事形態や栄養に関する指導をする。経管栄養や痰の吸引が必要な場合は，手技の指導を行う。

(3) 喉頭全摘患者には，永久気管孔の自己管理の指導を行う。また，においがわからなくなるため，ガスの管理に注意することや緊急連絡方法を家族内で一致させるなど，退院後に安全に生活できるように支援を行う。

(4) 発声機能の再獲得について，患者が選択できるように，食道発声や人工喉頭などについての情報を提供する。

(5) 福祉サービスを導入するなど，必要に応じて，社会資源の調整を行う。

(6) 発熱や呼吸苦が生じたり，食事量が低下したときは，早期に受診するように説明する。

G 放射線治療を受ける患者の看護

頭頸部の放射線治療を受けた患者は，口腔・咽頭の粘膜障害が出現し，栄養摂取が困難となる場合が多い。また，頸部の皮膚症状の出現の頻度も高い。症状を緩和して全身状態を整えていくとともに，患者自身が有害事象の発生を予防できるように指導をしていくことが重要である。

治療前の看護

(1) 放射線を照射する部位とスケジュールの確認を行ったうえで，オリエンテーションを行う。その際，予測される有害事象もあわせて伝え，患者がどのように理解しているのかを把握する。

(2) 口腔内の清潔を保つように指導する。歯科と連携し，齲《う》歯《し》(むし歯)の有無の確認と，保清方法の指導を行う。治療後は粘膜障害が出やすくなるため，刺激物は控えるように説明する。

(3) 照射部位は皮膚症状が出やすくなるため，丸首のシャツなどの頸部がこすれるような衣類は避け，入浴時もこすらないなど，強い刺激を与えないように説明する。

(4) 事前に食事困難となることが予測される患者は，胃瘻《いろう》を造設する場合がある。その際は胃瘻の手技や生活指導を行う。

治療中の看護

(1) バイタルサインの変化と放射線宿酔《しゅくすい》の有無の観察をする。

(2) 口腔内の清潔が保たれているか観察を行う。必要時，再度指導する。

(3) 放射線の照射による有害事象があらわれた場合は，患者の状態を確認し，医師に報告して対処する。

　①粘膜障害の出現　医師に報告する。鎮痛薬や軟膏《なんこう》，含嗽《がんそう》剤などが処方される。

　②摂食障害の出現　口腔内の疼痛や味覚障害，乾燥による食事量の低下があらわれた場合は，医師や栄養士と協力し，食事内容を変更する。

　③嗄声の出現　呼吸状態の悪化の有無を観察する。気道が確保されているか確認し，医師に報告する。必要時，ネブライザーで吸入を行う。

　④皮膚症状の出現　医師に報告し，保湿剤や抗炎症薬の軟膏を塗布する。その際，照射前には塗布しないように説明する。

(4) 唾液の分泌低下による口腔内の乾燥や炎症から，易感染状態となるため，手洗い・うがいなどの感染予防の指導をする。

(5) 治療は長期間に及ぶため，患者が不安を訴えやすい環境をつくり，ねぎらっていく。

外来通院で照射を行う患者への看護

(1) 放射線科と時間の調整を行い，患者と担当する医師・看護師が通院日時を把握できるようにする。

(2) 照射の回数が増えるにつれ，有害事象の悪化が予測されることを説明する。食事量の低下や皮膚症状の悪化など，日常生活に影響を与える症状があらわれたときは早期に受診するように説明する。
(3) 連日の通院となるため，マスクや手洗い・うがいなど，感染予防に努めるように指導する。

退院に向けての支援
(1) 有害事象は照射終了後も悪化する可能性があることを説明し，口腔ケアや照射部位の保清の必要性を説明する。
(2) 口腔内の乾燥により，感染の危険性が高いことを説明し，感染予防を行うように説明する。
(3) 食事量の低下や発熱などの出現時は早期に受診するように説明する。

まとめ

- 耳鼻咽喉には感覚機能や生命維持に欠かせない機能が備わっており，機能が障害されると生活の質が大きく低下する。
- 耳鼻咽喉疾患は慢性疾患になることも多いため，患者が自己管理できるように支援する。
- 患者の年齢層が幅広いため，心身の機能や発達段階に応じた対応・介助が必要となる。
- 音が聞こえにくい，においを感じないことで食欲不振がある，飲み込みにくいなど，障害された部位と機能に合わせて看護を行う必要がある。
- 手術を受ける患者は，顔貌の変化や失声などへの不安が大きい。医療者と患者の認識を一致させたうえで対応を検討し，不安の軽減につなげる。

復習問題

1 次の文章の空欄を埋めなさい。

- 片側の難聴がある患者には(① 　　)側から話しかける。
- めまいのある患者が体位変換をするときは，眼を(② 　　)ようにして，ゆっくり動いてもらう。
- 後鼻孔を通じて咽頭に流れてくる鼻漏を(③ 　　)という。
- 鼻閉や鼻腔手術後などで(④ 　　)呼吸となるときは，感染予防を心がける。
- メニエール病の発作は繰り返しおこりやすく，めまいによる(⑤ 　　)の危険性が高い。
- 声帯ポリープ切除後は，1週間程度の期間(⑥ 　　)禁止となる。

2 〔　〕内の正しい語に丸をつけなさい。

①急性中耳炎は〔 小児 ・ 高齢者 〕に発生しやすい。気道の清潔を保ち，鼻を強く〔 かむ・かまない 〕ように指導する。
②咽頭にまわった鼻からの出血は〔 飲み込む・飲み込まない 〕ように指導する。
③鼓膜切開術後は〔 鼻閉・嗄声・めまい 〕に注意し，耳内に水分が入らないようにする。
④喉頭全摘術を受ける患者は，失声などについて〔 術前 ・ 術後 〕に十分な説明が必要である。
⑤嗄声があるときは〔 小さな ・ 大きな 〕声で話したり，筆談をするなどして声帯を休める。

歯・口腔疾患患者の看護

看護の役割

平均寿命の延伸に伴い，健康で生活することの必要性が求められるなかで，口腔《こうくう》保健の重要性が再認識されている。21 世紀における国民健康づくり運動である「健康日本 21」では，歯の健康に関する具体的な数値目標が示され，2013(平成 25)年から始まった「健康日本 21(第二次)」にも引き継がれている。また，地域包括ケアの推進においても，在宅(訪問)歯科診療を担う医療専門職の養成が急務とされている。

患者の身体的特徴 口腔は，人が社会生活を送るなかで必要な多くのことがらにかかわっている。代表的なものとしては，食事をする，呼吸をする，言葉をしゃべるなどがあり，また口腔周囲の組織と連携して，ほほえみ，怒り，困惑などの感情を表現し，コミュニケーションの一翼を担っている。口腔は多様で複雑な機能をもちながら，その人らしさがあらわれる器官といえる。

患者の心理・社会的特徴 口腔内の異常は，小さな変化や障害でも不自由さを感じやすく，日常生活に大きく影響しうる。歯が 1 本でも痛いと食べ物がかみにくくなり，飲み込みにくさがあれば食欲が失われる。また，見た目のわるさやしゃべりにくさがあれば，人と話したくないと思ってしまうこともある。

歯科診療の動向 従来の外来歯科治療は，形態の修復や機能回復に焦点があてられてきたが，近年は審美性も求められる傾向にある。矯正治療は，30 歳代から 40 歳代の希望者が増加しており，インプラント治療においても，若年層から老年層まで幅広く関心が寄せられている。

また近年では，顎関節の不快を訴える患者が多くなってきている。これには社会生活の変化や食生活の変化など，いくつかの要因が考えられる。そのほか，口臭に悩む患者も増加傾向にあり，口臭専門の診療科が設置されている施設がある。そこでは実際に息の中に含まれる成分を見きわめ，においにつながる物質が含まれているか検査したうえで，患者に合った生活指導・カウンセリングが行われている。

看護の役割 口腔症状は疾患や治療の影響であらわれることも多いため，けっして特殊なものではない。看護師は，患者の口腔内の異常についてよく知っておく必要がある。そして，細やかな病態の説明と具体的な日常生活の指導を行うことで，患者がかかえる不自由さや不快を軽減することにつながる。

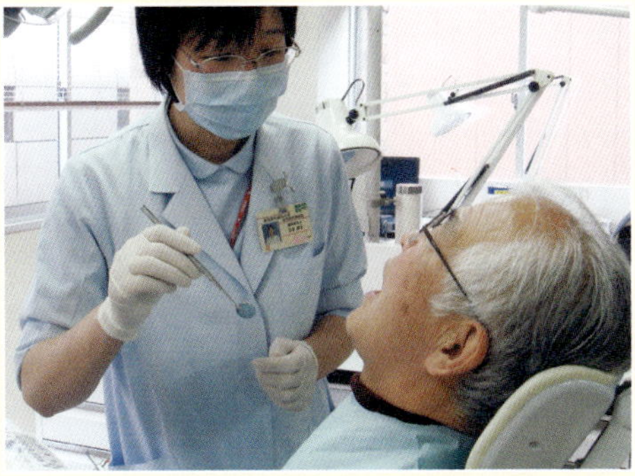

図1　ブラッシング指導

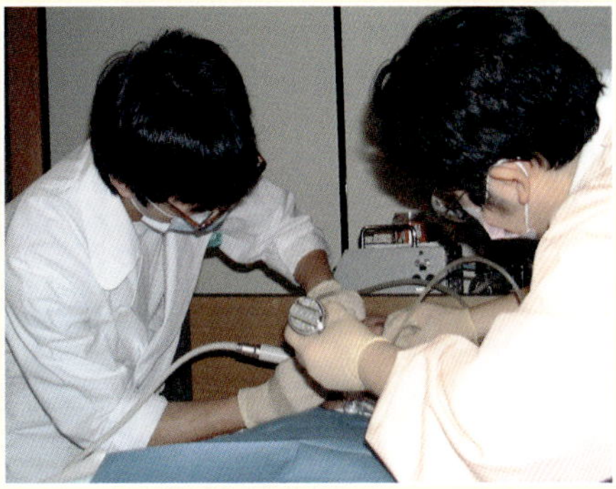

図2　訪問歯科診療

歯・口腔疾患をもつ患者に対して，具体的には次のような看護を提供する。

①**診療の補助**　歯科治療は外来での直接的な治療・処置が主体である。看護師は薬剤や器械の準備などを行う。口腔内は狭く，治療部位が見えにくいこともあるため，診療中，歯科医師は治療部位に意識を注いでいる。そのため，看護師は患者の全身状態をつねに観察し，異常や異変を確認したらいち早く歯科医師に報告する役割も担う。

②**予防的指導の実施**　外来における「予防医療」は重要であり，大切な看護活動である。治療を終えた患者に対し，生涯自分の歯で飲食をできるようにするために，ブラッシング方法や清掃材料の情報提供などを行う（図1）。

また地域での活動として，在宅患者への歯科看護活動がある（図2）。患者の自宅に出向いての治療のなかで看護師は，安全に治療を提供できる環境を整え，患者の家族や介護者とともに患者の口腔内にかかえる課題や問題点を共有し，生活環境に適した実践可能な口腔ケアの具体策を提供していく。

③**外科的治療における看護**　口腔内の悪性腫瘍においては，手術療法に加えて放射線療法・化学療法を併用した治療が行われる。疾患によって異なる手術や薬剤の内容を理解し，患者１人ひとりの治療にそった看護ケアの提供が求められる。

第1章 基礎知識

A 歯・口腔のしくみとはたらき

1 口腔のしくみ

1 口唇と口蓋

口唇 口唇《こうしん》は口腔《こうくう》の入り口にあり，上方を鼻唇溝《びしんこう》，下方をオトガイ唇溝で囲まれ，両側は**上口唇**《じょうこうしん》（**上唇**）と**下口唇**《かこうしん》（**下唇**）がつながる口角となる。

口唇の外側は皮膚で，内側は粘膜でおおわれていて，赤い移行部を赤唇《せきしん》という。口唇粘膜下には小唾液腺《だえきせん》である口唇腺がある。上口唇の中央には幅のある人中があり，その下端の隆起を上唇結節《じょうしんけっせつ》という。

口腔前庭 口唇，粘膜および歯列に囲まれた部位を**口腔前庭**《ぜんてい》とよぶ。その正中部にはそれぞれ**上唇小帯**と**下唇小帯**，犬歯《けんし》と第1小臼歯《きゅうし》の付近には**頬**《きょう》**小帯**という

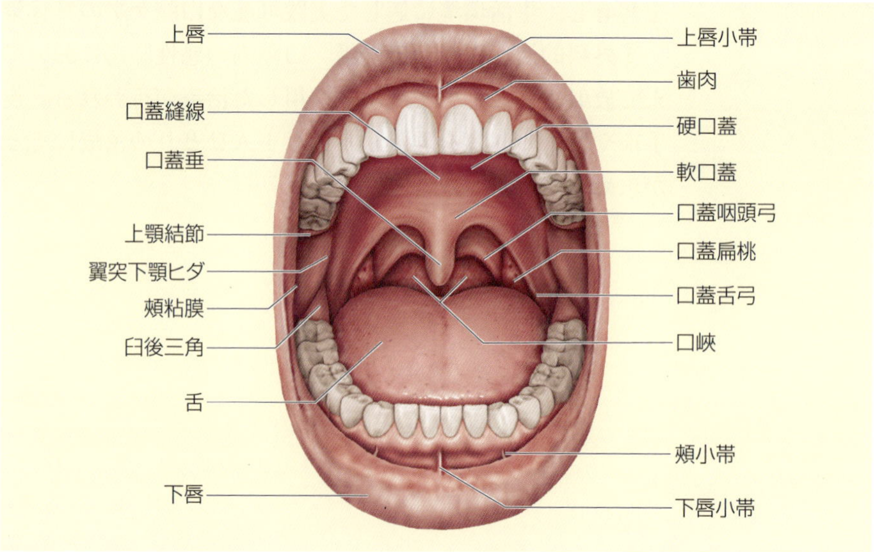

図1-1 口腔の構造

ヒダが存在する(➡ 図 1-1)。これらのはたらきは口唇の運動を制限して発音に関与し，また食物などの口腔外への流出を防ぐことである。

口蓋● 口蓋《こうがい》は口腔の上壁であり，口腔と鼻腔を隔《へだ》てている。上顎骨《じょうがくこつ》と口蓋骨からなる非可動性の前方部を**硬《こう》口蓋**，粘膜の軟組織からなり可動性のある後方部を**軟《なん》口蓋**という。硬口蓋の前方の正中部には切歯乳頭があり，その後方には横口蓋ヒダが，正中には口蓋縫線《ほうせん》がある。口蓋の後縁正中部に**口蓋垂《すい》**があり，ここから両側の外方に向かい**口蓋咽頭弓《いんとうきゅう》**と**口蓋舌弓《ぜつきゅう》**というヒダがのび，それらの間に**口蓋扁桃《へんとう》**が存在する(➡ 図 1-2)。口蓋咽頭弓，口蓋舌弓および舌根に囲まれた部位を**口峡《こうきょう》**という。

口蓋は発音や嚥下運動において大切な役割を担っており，とくに軟口蓋は嚥下時の口蓋閉鎖に重要である。

2 舌と口腔底

舌● 舌《ぜつ》は横紋筋を主体とした軟組織で，口底後部より前方に突出している(➡ 図 1-2)。前方 2/3 を**舌体《ぜつたい》**といい，その先端を**舌尖《ぜっせん》**，後方 1/3 を**舌根《ぜっこん》**という。舌体と舌根を隔てるのが V 字型の**分界溝《ぶんかいこう》**である。舌の上面を**舌背《ぜつはい》**，下面を**舌下面《ぜっかめん》**とよび，舌の辺縁を**舌側縁《ぜっそくえん》(舌縁)**という。

舌背には正中に**舌正中溝《こう》**があり，**糸状乳頭《しじょうにゅうとう》**，**茸状《じじょう》乳頭**，**葉状《ようじょう》乳頭**，**有《ゆう》郭《かく》乳頭**の 4 種類の乳頭が存在する。糸状乳頭は触覚に関係し，それ以外の 3 種の乳頭には味覚を感知する**味蕾《みらい》**がある。

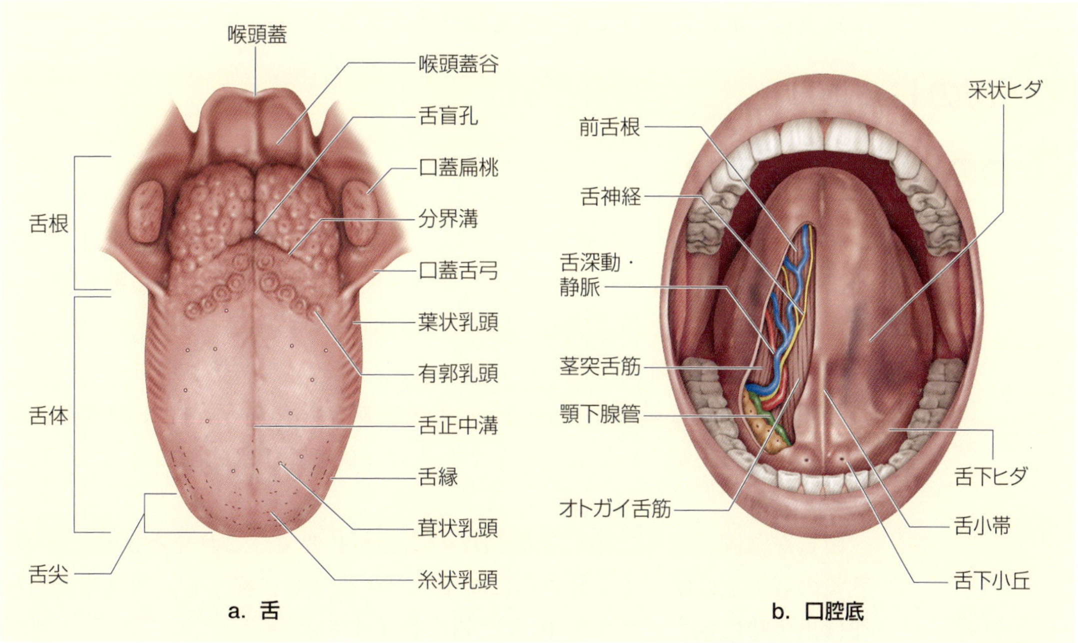

➡ **図 1-2　舌と口腔底の構造**

舌は口腔機能の多くに関与し，とくに食物などの摂取・吸引・咀嚼《そしゃく》・嚥《えん》下《げ》，発音(発声)，味覚，触覚に重要な役割を果たしている。

口腔底● 上部を舌に下部を下顎《かがく》体に，両側を下顎の歯槽骨《しそうこつ》に囲まれた部位を口腔底(口底)とよぶ。前方の舌下面正中部に舌小帯とよばれる粘膜のヒダがある。その両側に**舌下小丘《しょうきゅう》**という顎下腺と舌下腺の開口部である小隆起が存在する。舌下小丘から舌下ヒダが舌縁に沿ってのびている。

口腔底粘膜下には顎下腺，舌下腺，舌神経，舌動・静脈が走り，その下部を舌骨下筋群が支えている。このように口腔底は口腔の下部を支持してその機能を支援するほか，顎下腺と舌下腺からの導管の開口部となっている。

3 唾液腺

大唾液腺● 固有の排出管をもつ両側各1対の**耳下腺・顎下腺・舌下腺**を**三大唾液腺**という。耳下腺は頬粘膜の耳下腺乳頭に開口する漿液腺である。顎下腺は口腔底の舌下小丘に開口し，漿液と粘液が混合して分泌される混合腺である。舌下腺は粘液腺で，口腔粘膜に多数の排出管をもつが舌下小丘でも開口している。

小唾液腺● 小唾液腺は口唇，軟口蓋，頬粘膜，口腔底に数多く分布し，分泌する部位によりそれぞれ口唇腺，口蓋腺，頬腺などとよばれる。

唾液● 大小の唾液腺から分泌される唾液の量は成人で1日1,000〜1,500 mLで，デンプンなどの炭水化物の消化液としてはたらく。そのほか，唾液は口腔内を湿潤させ食物を嚥下しやすくしたり，発声や発音を円滑にしたり，口腔を洗浄するなど，さまざまな機能をもっている。交感神経が緊張すると分泌量は減少し，加齢に伴ってその分泌量は少なくなる。

2 歯のしくみ

1 歯の発生・萌出・交換

発生● 胎生6〜7週ころに**歯堤《してい》**が形成され，そこから乳歯のエナメル質を形成する**エナメル器**が発生する。エナメル器の下部には歯髄《しずい》を形成する**歯乳頭**が生じる。エナメル器と歯乳頭を**歯胚《しはい》**(歯の原基)という。

エナメル器と歯乳頭の間が将来のエナメル質，ゾウゲ質となり，エナメル質と歯乳頭を包む組織がセメント質と歯根膜を形成する。胎生10週ころまでに乳歯の歯胚が，胎生3か月半から生後4歳までに永久歯の歯胚が形成される。

歯質が強固になるためには無機塩の沈着が必要で，これを**石灰化**という。乳歯の石灰化は胎生4か月ころに始まって生後3年に終了し，永久歯の石灰化は出生時に始まって生後16年ころに終了する。

萌出● 歯が口腔粘膜(歯肉)から口腔内に出現することを**萌出《ほうしゅつ》**といい，➡ 図1-3

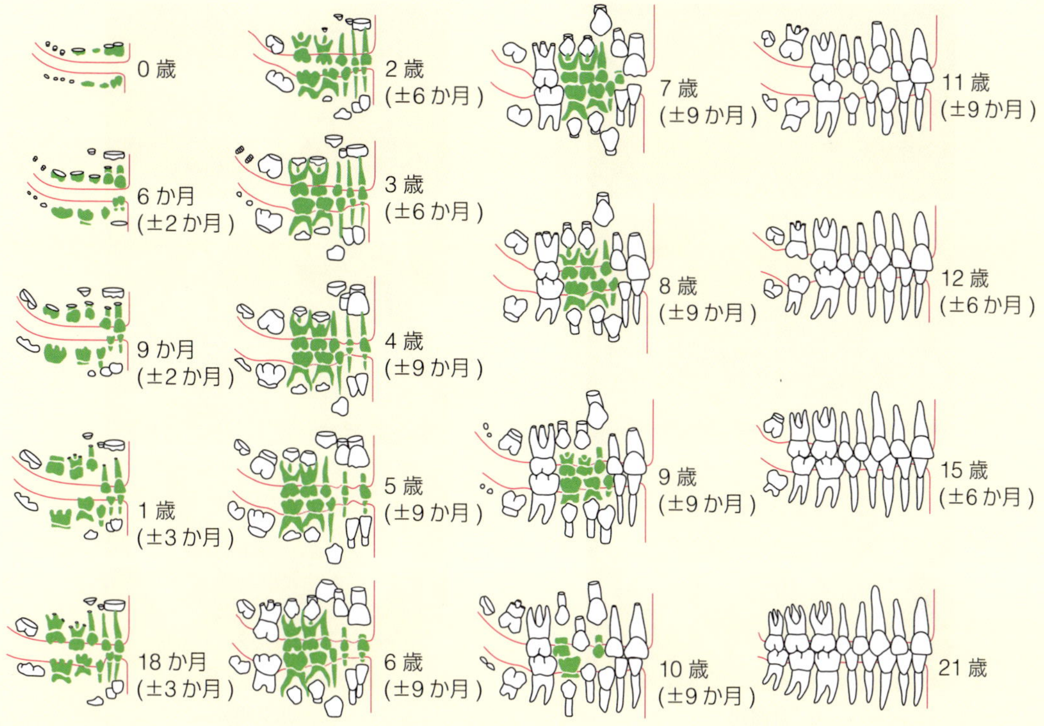

緑色を塗ってある歯は乳歯である。個人差はあるが，ほぼ1歳までに乳歯が萌出を始め，3歳までにはすべての乳歯がそろう。6歳ころに永久歯の萌出が始まり，20歳ころには智歯を除く永久歯がそろう。

(Law, Lewis, Davis: An Atlas of Pedodontics による)

図 1-3　歯列の発達

に示すように，歯種によって時期が大きく異なる。生後6か月ころに下顎の乳中切歯が萌出を開始し，満2歳ころの第2乳臼歯萌出をもって乳歯20歯の萌出が完了する(図1-4-a)。これらの乳歯を**第一生歯《せいし》**とよぶ。

交換● **第二生歯**である永久歯の萌出は，満6歳くらいから始まる。まず，第2乳臼歯の後方に第1大臼歯が萌出することで乳歯との交換が開始される。第1大臼歯は以降の咬合《こうごう》(かみ合わせ)の中心となり，「6歳臼歯」ともよばれる。

次に，下顎の乳中切歯が永久歯である中切歯にはえかわり，乳歯が自然に脱落して永久歯が萌出する，歯の交換期(**混合歯列期**)が始まる。後続永久歯により乳歯の歯根が吸収され，乳歯が脱落し，その部位に永久歯が萌出するという過程を次々に経て，11～13歳ころには永久歯28歯の萌出が終了する(図1-4-b)。第3大臼歯(智歯《ちし》〔親知らず〕)は17～21歳ころに萌出する。

ただし，乳歯の萌出，永久歯との交換，第3大臼歯の萌出の各時期は個人差が大きい。先天性歯として出生時にすでに下顎の乳中切歯が萌出していることもある。また，とくに第3大臼歯では歯胚が形成されなかったり，萌出せずに歯槽骨に埋伏《まいふく》(167ページ)したままであったり，歯の一部だけが萌出(半埋伏)したりすることも多い。

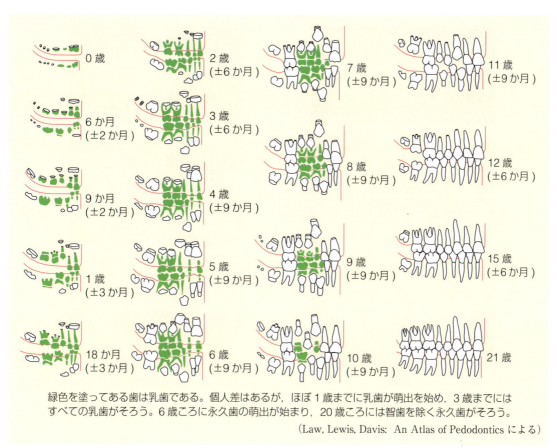

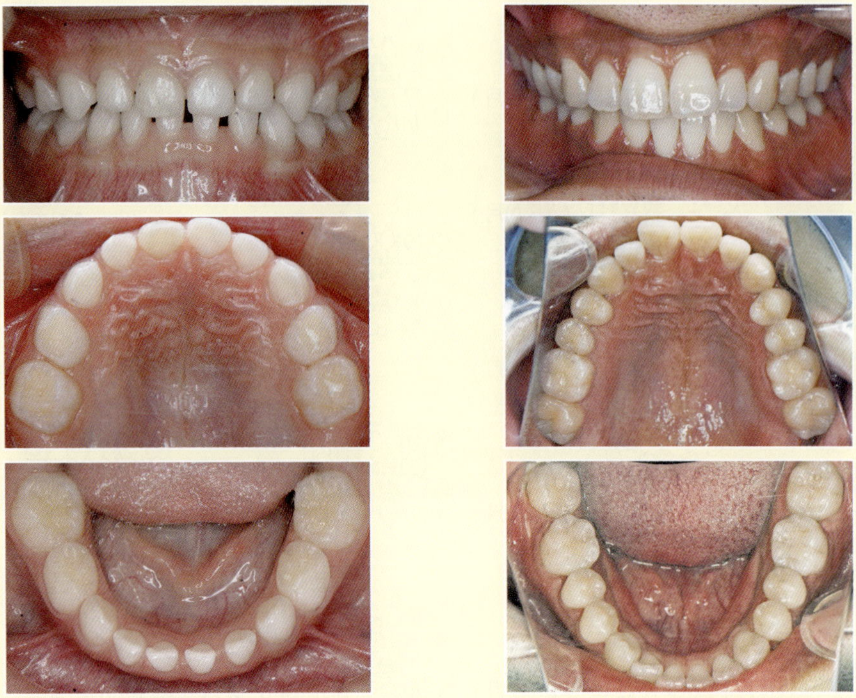
a. 乳歯列　b. 永久歯列

図 1-4　乳歯列と永久歯列

2 歯の形態と構造

歯は，形態として歯肉粘膜から口腔内に出ている**歯冠**《しかん》，歯槽骨に埋まっている**歯根**《しこん》，および，それらの境界にある**歯頸**《しけい》からできている(➡ 図 1-5)。歯の組織成分は，エナメル質・ゾウゲ質・歯髄《しずい》である。

エナメル質● エナメル質(琺瑯質《ほうろう》)は，カルシウムとリンからなり，白色または淡黄色で，1～2 mm の厚さで歯冠の表面をおおっている。人体の器官で最もかたい組織であるが，反面，もろい。

ゾウゲ質● ゾウゲ質は，ハイドロキシアパタイトを主体とする無機質の多い白色または黄白色の組織で，歯の大部分を構成する。エナメル質とともにいわゆる歯の色の白さの主体となる。内部に**歯髄腔**を含む。エナメル質と異なり，ゾウゲ細管とよばれる全層を貫く細管を有し，組織液を含んでいる。ゾウゲ細管は，ゾウゲ質の形成，歯の栄養，痛みなどの知覚の伝導にかかわっているといわれている。

歯髄● 歯髄腔内にある血管や神経組織などの軟組織を総称して歯髄《しずい》という。歯髄は血流が豊富であり，歯髄線維(歯の神経)を含み，知覚はきわめて鋭敏である。

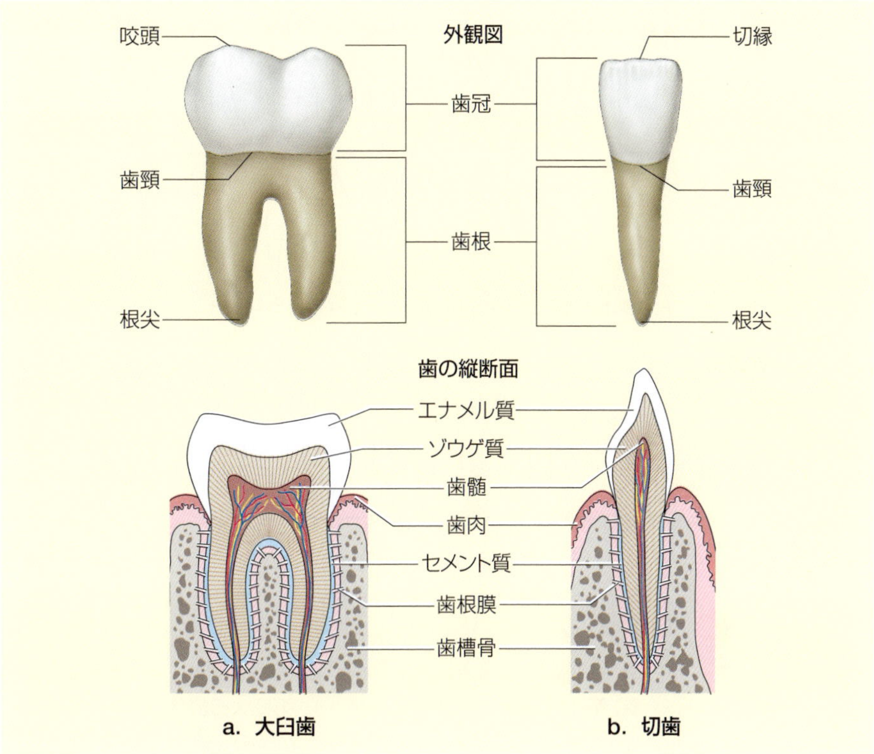

図 1-5　歯とその周囲の名称

歯の数 ヒトの歯は乳歯から永久歯へ一度はえかわるので，**二生歯性**《にせいしせい》とよばれる。

最初に萌出する乳歯により3歳ころまでに上顎・下顎の片側それぞれに5歯ずつ，上顎・下顎にそれぞれ10歯，上顎・下顎を合わせて計20本の乳歯列が完成する（図1-4-a）。すなわち，前方正中より片側に5本存在し，それらが左右・上下で計20本となる。

ついで萌出する永久歯は，同じく前方正中より，中切歯・側切歯・犬歯・第1小臼歯・第2小臼歯・第1大臼歯・第2大臼歯・第3大臼歯の8本の計32本が並び，永久歯列を形成する（図1-4-b）。すなわち，上顎・下顎の片側それぞれに8歯ずつ，上顎・下顎にそれぞれ16歯，上顎・下顎を合わせて計32本となる。

このように，乳歯と永久歯が混在する交換期を経て，20歳ころには永久歯列が完成する。しかし，第3大臼歯の萌出は最も遅く17〜21歳ころとされるが，歯胚が存在しないことも多い。ときには，第3大臼歯が萌出する場所が狭すぎる結果，顎骨内にとどまる，**埋伏**《まいふく》とよばれる状態もおこる。このため，成人では全体の歯数は28から32の間にあることになる。なお，第1小臼歯，側切歯の歯胚がない場合や，第3大臼歯だけでなく犬歯が埋伏していることもある。

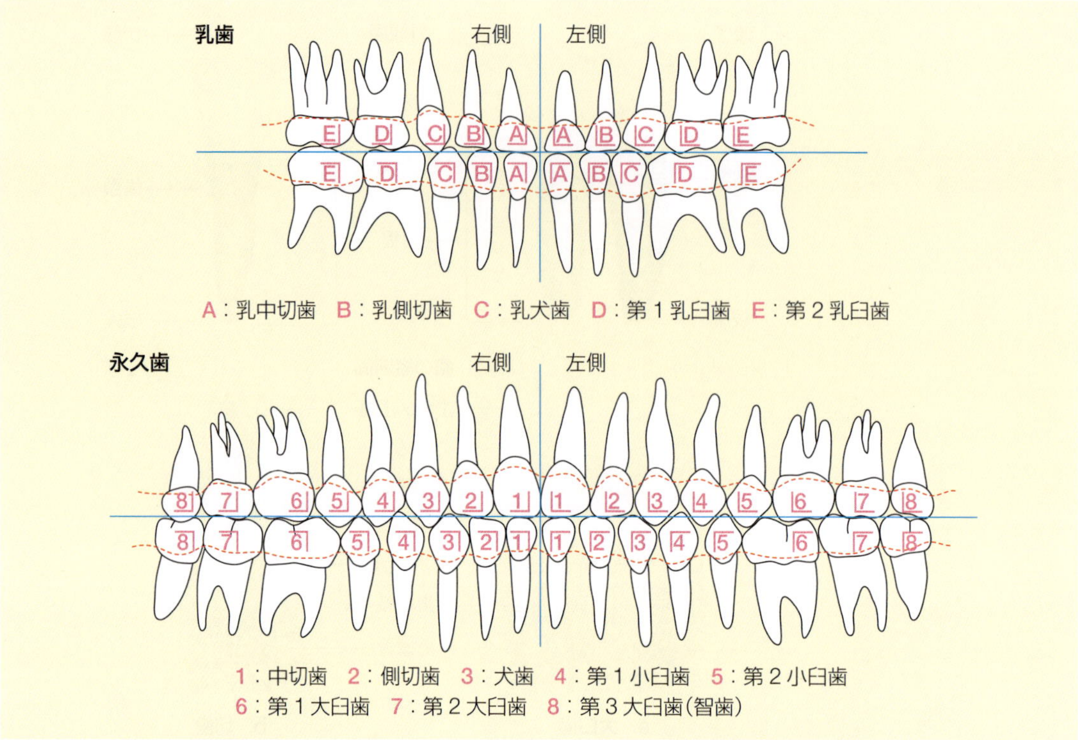

➲ **図 1-6　歯の種類と歯式**

歯式● 歯の種類と部位を簡便かつ確実にあらわすために，口腔内の検診や診療録に記載する際に**歯式**《ししき》とよばれる略号を使用することが多い(➲ 図 1-6)。

乳歯では，乳中切歯を A とあらわし，乳側切歯を B，乳犬歯を C，第 1 乳臼歯を D，第 2 乳臼歯を E と略記する。永久歯では，中切歯を 1，側切歯を 2，犬歯を 3，第 1 小臼歯を 4，第 2 小臼歯を 5，第 1 大臼歯を 6，第 2 大臼歯を 7，第 3 大臼歯を 8 とする。

上下・左右を判別するために，数字の上下に横線を挿入して上顎または下顎を区別し，数字の左右に縦線を挿入して左側《さそく》または右側《うそく》を区別している。たとえば，C|は上顎右側乳犬歯をあらわし，|6 は下顎左側第 1 大臼歯を示す。

さらに，歯の種類と部位を簡略化してあらわすために，「～」を使って数字を省略したり(|4~7 は上顎左側第 1 小臼歯から第 2 大臼歯の 4 歯を示す)，歯の番号を丸で囲んで処置を行った歯(⑤|)を示したりなど，広く応用されている。

3 歯周組織の形態と構造

歯を支持しているセメント質，歯根膜《しこんまく》，歯槽骨《しそうこつ》，歯肉《しにく》を**歯周組織**または**歯**《し》**牙**《が》**支持組織**という(➲ 167 ページ，**図 1-5**)。

セメント質　セメント質は，歯根のゾウゲ質をおおう厚さ 0.02〜0.15 mm の薄くて骨に似た組織である。歯根膜とともに歯を歯槽骨内に固定している。

歯根膜　歯根膜は，厚さ 0.2〜0.3 mm の結合組織からなり，セメント質と歯槽骨をシャーピー線維で強固に結合させる。弾力があるので，咀嚼などによる歯への衝撃をやわらげる作用もある。分布する神経により，圧迫・温度・痛みなどの刺激情報も伝達する。

歯槽骨　歯根を支持している上顎骨・下顎骨の歯槽突起の部分を歯槽骨《しそうこつ》とよぶ。歯根の入る歯槽窩《しそうか》には歯根膜のシャーピー線維が骨内に埋め込まれて歯をしっかりと固定している。歯槽縁とは歯槽骨の辺縁をさし，エナメル質とゾウゲ質の境界(セメント・エナメル境界)のやや下方にある。加齢とともに退縮していく。

歯肉　歯肉《しにく》は厚さ 1〜3 mm のピンク色の上皮と結合組織からなり，歯槽突起をおおっている。部位によって，歯と歯の間を歯間乳頭，歯頸部《しけいぶ》周囲を遊離《ゆうり》歯肉，歯根部付近を付着歯肉とよぶ。遊離歯肉の終端は歯と上皮付着しており，歯肉溝《しにくこう》という深さ 0.5〜2 mm の溝《みぞ》が存在する。

3　歯・口腔のはたらき

歯と口腔のおもな機能は咀嚼《そしゃく》と発音であるが，そのほかにも感覚器としての機能もあり，さらに顔貌《がんぼう》の形態や審美《しんび》性に重要な役割を果たしている。

咀嚼　食物を切断して粉砕したのち，唾液と混合することを咀嚼とよぶ。はじめに前歯(中切歯・側切歯・犬歯)で食物を捕獲《ほかく》する。次に食物を適当な大きさにかみ切る。口唇や舌，頬粘膜などが協調しながら，食物を口腔内に送り込む。小臼歯および大臼歯で食物を砕き，すりつぶす。この際に，唾液腺から分泌された唾液が食物に加えられ，消化運動としての咀嚼が円滑に行われる。そして，口唇，舌，頬粘膜に加えて，軟口蓋の協調運動で食物を嚥下することができる。

発音　発音にも口唇，歯，舌，頬粘膜，硬口蓋，軟口蓋のすべてが関与しており，とくに子音系の発音には前歯が深くかかわっている。

その他の機能　舌を中心として，感覚器としての機能も口腔の重要なはたらきの１つである。味覚をはじめ，消化管に摂取しても生体にとって安全なものであるかを口唇で感じたり，舌で刺激の強いものであるかを感知したり，かみ切れるものであるかを判断したりする。

また，歯とそれらが配列されている歯列は，口唇の大きさや形態とともに，顔貌の形態・審美性に大きな影響を及ぼす。そのほか，鼻とともに上気道の入り口として呼吸に果たす役割も大きい。

B おもな症状と病態生理

1 疼痛と腫脹

1 疼痛(痛み)

口腔・顔面領域は感覚が鋭敏で，小さな刺激が大きな痛みとなることがある。歯・口腔疾患患者の痛みは炎症に起因するものがほとんどであるが，炎症が原因でない痛みも存在する。

痛みには，なにもしなくてもおきてくる自発痛と，接触・冷熱・圧迫などの刺激で痛みが生じる誘発痛(刺激痛)がある。口腔領域では，空気や水の吹きつけや，歯科用ピンセットや歯鏡などを使った打診を行い，痛みを誘発させること(打診痛)などが診断の補助となる。

自発痛● 自発痛は歯髄と歯周組織を起源として発生する。歯髄は，冷・熱・接触などのすべての刺激を痛みとして感じるので，痛みを感じる機会はきわめて多くなる。

歯髄を含む歯髄腔は硬組織に囲まれ，根尖部においてのみ外界と交通しているので，細菌などが侵入してきてひとたび炎症(歯髄炎)がおこると，自然治癒はほとんど期待できず，自発痛は激しくなり，持続するようになる。

歯周組織の自発痛は，歯根膜や歯肉，骨髄，埋伏した第3大臼歯《きゅうし》の急性炎症に由来することが多い。痛みの程度は，小さなものから大きなものまでさまざまである。

また，顎《がく》関節の痛みや三叉《さんさ》神経痛の痛み，原因のはっきりしない痛み(非定型顔面痛)も自発痛となる。なお，舌の舌尖部や舌側縁に自発痛が発現することがあり，炎症や器質的な異常をみとめないものを舌痛症という。

誘発痛(刺激痛)● 誘発痛(刺激痛)は，齲蝕《うしょく》(むし歯)の初期段階で，冷たい水を浴びせたり，空気を吹きかけたり，器具でたたいてみる(打診)ことにより発生する。

歯周組織では，辺縁性歯周炎(いわゆる歯周病)や根尖性歯周炎(歯根の炎症)に罹患《りかん》すると，冷水・温水，あるいは手指による圧迫のほか，咬合《こうごう》(上下顎の歯をかみ合わせること)で痛みが誘発される。

そのほか，歯科治療の結果として歯に装着した金属は，熱が伝導しやすいので，冷水や温水で痛みが誘発されることもある。口腔粘膜に発症するアフタ性口内炎・潰瘍《かいよう》・ヘルペスも，食物や飲み物，会話，咀嚼・嚥下運動などによって，痛みを誘発する。

三叉神経痛は，神経障害性疼痛の1つで，洗顔や歯みがき，化粧，会話などの軽い刺激で電撃痛様の激しい痛みが発生することがある。痛みの持続時間が数秒から長くても数十秒であることも特徴で，抗てんかん薬が治療薬である。なお，埋伏歯，局所の炎症，腫瘍《しゅよう》によっても三叉神経痛様の痛みが出現する場合がある。

義歯による痛み　義歯が持続的に歯肉を圧迫・刺激して痛みが生じることがある。食事や会話時に義歯が口腔内で移動してしまい，発赤や腫脹するほか，著しい場合には歯肉に潰瘍を形成する。義歯の維持装置（クラスプ，バー）が歯や歯肉に強くあたって痛みをもたらすこともある。

以上のように，歯を含めた口腔顔面領域は痛みにきわめて敏感で，多くの刺激を痛みとしてとらえる傾向がある。

2 腫脹（はれ）

一般に炎症と腫脹《しゅちょう》は同時におこるが，歯の炎症は，歯髄腔という周囲をかたいゾウゲ質で囲まれた部位でおこるので，初期に腫脹はおこらない。慢性根尖性歯周炎や辺縁性歯周炎の急性期や，歯肉膿瘍《のうよう》，歯槽膿瘍になると，局所の血管透過性が亢進し，歯肉や顔面に発赤とともに著しい腫脹をみとめる。顎下部の蜂巣炎《ほうそうえん》（蜂窩織炎《ほうかしきえん》）では腫脹が上気道にまで波及し，呼吸困難を呈することさえある。以上の腫脹には程度の差はあるものの，痛みを伴うことがほとんどである。

非炎症性の腫脹は組織の実質的な増加によるもので，嚢胞《のうほう》や腫瘍《しゅよう》が原因となる。炎症性の腫脹と異なり，初期に痛みを伴うことは少ない。一般に腫瘍の腫脹の程度は良性腫瘍では緩慢であるが，悪性の場合には変化が速い。

2 歯の動揺と欠損

1 歯の動揺

乳歯が永久歯に交換する際の動揺は，後続する永久歯が乳歯の歯根を吸収してはえかわるための生理的なものであるが，それ以外の原因によるものでは病的なものとなる。

本来，歯は歯槽骨内でセメント質や歯根膜で強固に植立されているが，なんらかの原因でこの植立が失われることがある。最も多いのが齲蝕や歯周炎で，歯根膜が弛緩《しかん》し，歯槽骨が失われることにより，歯の動揺がおこる。また不適切な咬合《こうごう》の結果，外傷性咬合（かみ合わせの不調和）となり，歯根が吸収を受け動揺が生じたり，顎骨の骨折のために歯が動揺（亜脱臼《あだっきゅう》）したり，悪性腫瘍により歯槽骨が破壊されたために歯が動揺するなどの場合がある。

2 歯の欠損

先天的に歯が欠損していることがあり，第３大臼歯，第１小臼歯，側切歯などにみとめられる。しかし，齲蝕や歯周疾患などの結果として歯が欠損することが最も多い。

齲蝕が進行すると，歯の実質欠損が歯冠部より始まり，次に歯根部に及び，最終的には歯の欠損が生じる。歯周疾患の場合には歯の動揺がおこり，それが著明となり，最後には自然脱落する。また，骨折などの外傷でも歯が脱臼・脱落して欠損となることもある。嚢胞《のうほう》や腫瘍《しゅよう》の骨破壊でも歯は欠損する。

これら以外に，歯列や顎骨の不正を治療するための歯科矯正の治療では，周到な計画をたてたうえで第1小臼歯や第3大臼歯などを抜去し，人工的に歯の欠損をつくることがある。これを便宜抜去《べんぎばっきょ》という。

便宜抜去を除く歯の欠損では，咀嚼能率が低下し，発音も不明瞭となる。さらに，残った歯の移動を引きおこし，歯列不正や咬合不全をもたらす。審美的にも歯の欠損はわるい印象を与えがちである。

3 出血と口臭

1 出血

出血は，外傷や歯周炎，齲蝕，腫瘍が原因でみられる。口腔内の出血は唾液が混入するので，大量に出血したように見えることが多い。

口腔内は，人体組織で最もかたいエナメル質におおわれた歯が植立しており，また歯の形態には鋭利な部分もあるので，外傷では歯による口腔粘膜の裂傷がしばしばみられる。とくに口腔粘膜は血管が豊富なので出血しやすい。

舌からの出血は血流が豊富であること，さらには口腔内が暗く出血点がわかりにくいため止血しにくい。

歯周炎による出血は急性期や進行した場合にみられ，食事やブラッシングなどの刺激により歯周ポケットと根尖病巣の瘻孔《ろうこう》から出血する。齲蝕では進行した状態で，歯髄腔が口腔内に露出した場合にわずかな出血がある。

腫瘍では，良性であっても舌などの血管腫は出血しやすい。悪性腫瘍では血管周囲に腫瘍が浸潤して血管が破壊され，出血することがある。大血管が破綻《はたん》したときには，口腔領域という上気道に出血することになり，血流が豊富なので窒息をおこす場合もある。

白血病や血友病，また抗凝固薬や抗血小板薬を内服している場合は，出血しやすい状態になる。通常では出血しないような刺激で出血が始まり，さらに止血に難渋《なんじゅう》することもある。

2 口臭

唾液はわずかではあるが有機質を含んでいて，口腔内はつねに約37℃に保たれているので，生理的な口臭は存在する。さらに，歯間（歯のすきま）や口腔前庭などに滞留した食物，それからできる歯垢《しこう》（プラーク）と歯石，進行した歯周炎や齲蝕，腫瘍による組織壊死《えし》により，口臭が出現する。

その他の原因として，咽頭炎・胃炎・胃がん・上顎洞炎・副鼻腔炎・鼻炎・肺疾患・糖尿病などの種々の疾患が考えられる。しかし，ほとんどの原因は口腔内の食物残渣《ざんさ》（食べ物の残りかす），歯垢，歯石，歯周炎，齲蝕にあるといわれている。

嗅覚《きゅうかく》には慣れがあり，本人が意識することは少ないので，他人から指摘されてそれとわかることも多い（他臭症）。反対に，本人が口臭を意識しすぎ，他人が口臭をみとめないにもかかわらず症状を訴えるものを自臭症という。

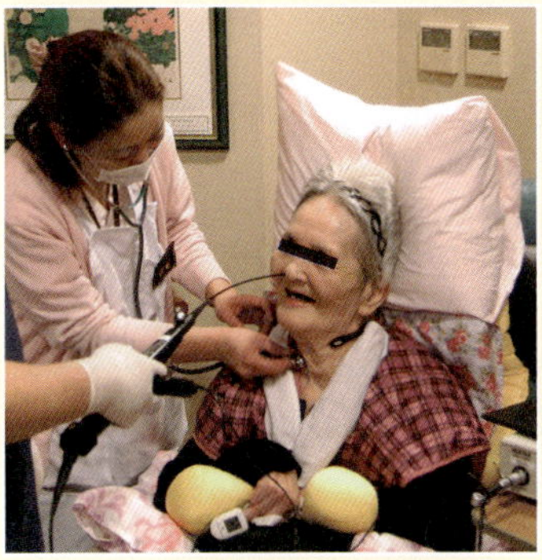

a. 内視鏡検査の様子
経鼻内視鏡を挿入しているところ。

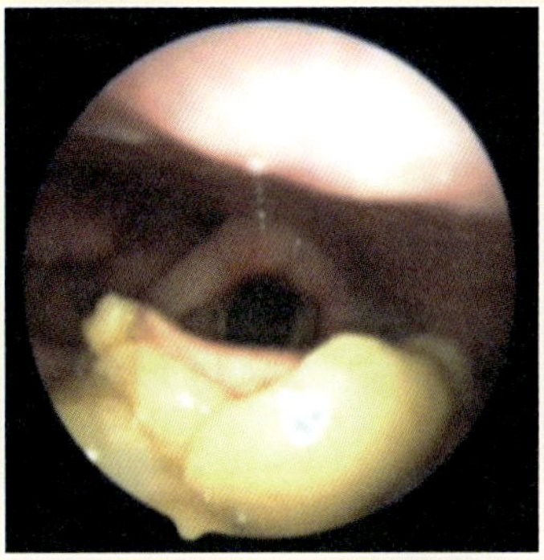

b. 喉頭蓋谷の内視鏡画像
舌根と喉頭蓋の間にある食物残渣。

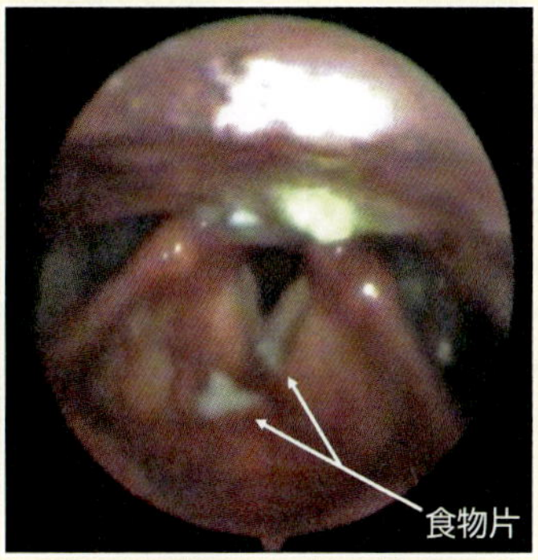

c. 喉頭前庭の内視鏡画像
気管方面に食物が侵入している。

➡ 図1-7　嚥下内視鏡検査

4 摂食・嚥下機能障害

超高齢社会となったわが国では，高齢者をはじめとした摂食・嚥下機能障害を有する患者が増加している。これらの機能を回復するために，摂食機能療法が行われる。

摂食・嚥下機能の評価は，嚥下造影検査や嚥下内視鏡検査を用いて行う。内視鏡検査では，気管の入り口となる声帯付近に食物残渣がみとめられれば，嚥下機能が低下していることがわかる(➡ 図1-7)。このような食物残渣は，肺炎の原因となる可能性もあるため，適切な評価と対応が重要である。

摂食機能療法の実施にあたっては，栄養管理や口腔衛生管理はもちろんのこと，個々の機能に適した食形態を選択し，適切な介助を行うことが重要である。

5 歯列不正と咬合異常

1 歯列(歯並び)不正

歯は上顎または下顎にそれぞれU字形に隣接しながら口腔内に並んでいる。これを歯列(歯並び)という。これらの配列(並び方)が➡ **表1-1**に示すようなさまざまな原因で通常と異なり，整わずに並んでいる状態を歯列不正とよんでいる。

歯列不正は審美性の低下を引きおこすばかりでなく，咀嚼障害や発音障害の原因ともなる。

2 咬合異常

上顎の歯と下顎の歯がかみ合うことを咬合《こうごう》といい，それが正常とかけ離れている場合を咬合異常とよんでいる。咬合の異常の原因は➡ **表1-2**に示すように多岐にわたる。歯科に関連が深い唇顎口蓋裂《しんがくこうがいれつ》患者においては，上顎の

表 1-1 一般的な歯列不正の原因

- 先天的な歯の配列異常
- 歯の萌出遅延(口腔内に歯がはえる時期の遅延)
- 齲蝕や重度の歯周炎による歯の脱落・欠損
- 外傷
- 乳歯の早期脱落もしくは晩期残存
- 舌の悪習癖(舌で歯列を押して歯を移動させる)
- 顎の大きさの異常
- 歯槽骨(顎堤)の長さと歯の幅の和との不調和

表 1-2 一般的な咬合異常の原因

- 歯の位置の異常
- 咬合時の早期接触もしくは接触不良
- 巨顎症
- 小顎症
- 下顎前突症もしくは上顎前突症
- 上顎後退症もしくは下顎後退症
- 不適合な充塡物(歯に詰める金属やレジン, クラウン, ブリッジなど)
- 不適合な義歯

発達の遅れがみられ, 上顎が後退し(上顎後退症), 相対的に下顎が前方に突出する(下顎前突症; ➡189ページ, 図1-29)。

C おもな診査・検査と介助

1 顔面と口腔・歯の診査

顔面の診査● 顔面の診査では, 顔色, 左右の対称性, 顔面の変形, 上顎骨・下顎骨の発育, それらの相対関係, 皮膚の湿潤度などを注意深く観察する。両手を使い対称的に触診をすることも重要で, 腫脹やそのかたさを知ることもできる。顔面に続いて頸部の視診・触診が必要となる場合もある。

口腔・歯の診査● 口腔内は視診・触診が可能な部位が多いので, そのための歯科特有の器具が使われている。

視診では, 歯列, 咬合状態, 残存歯数, 欠損の部位, 齲蝕の程度, 歯肉・舌の大きさと色, 腫脹の有無, 乾燥・湿潤の程度, 潰瘍・びらんの有無などを診査する。このために, ➡図1-8に示すような器具を用いる。口腔内は暗くて診査しにくいので, デンタルチェアー(歯科用の診察台)に備えてある無影灯を利用する(➡図1-9)。

歯肉粘膜の軟組織は, 触診で, 腫脹や腫瘤, 潰瘍の大きさ・形・境界・かたさと弾力性・圧痛の有無をみる。舌の視診・触診には, ガーゼで舌尖部をつかみ, 前方に引き出すと診査が確実に行える。

口腔の診査法として打診も使われている。また, 歯や歯肉粘膜に冷水, 冷風, 温水をあてて痛みの有無を診査する温度診も行われる。電気診では, 微弱な電流を歯に流して, 歯髄の状態を診査することもあり, その診断には電気歯髄診断器を用いる。さらに, 歯を歯科用ピンセットで把持して強い力を加え, 歯の動揺を診査する場合がある。

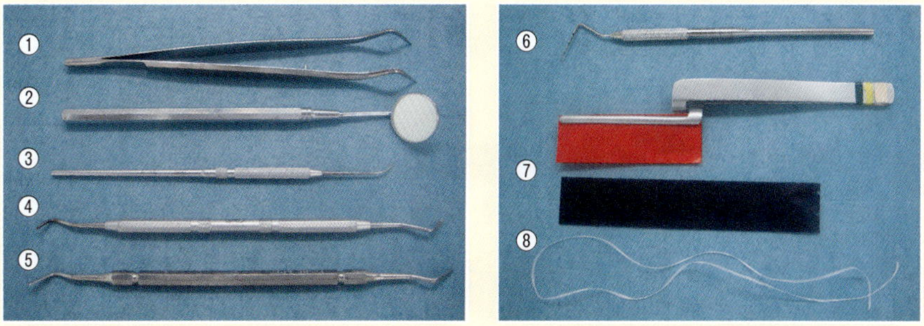

①歯科用ピンセット，②歯鏡(ミラー)，③探針(エキスプローラー)，④エキスカベーター，
⑤セメント充填器，⑥ポケット測定用探針，⑦咬合紙(赤・青)，⑧デンタルフロス

図 1-8　歯科用診察器具

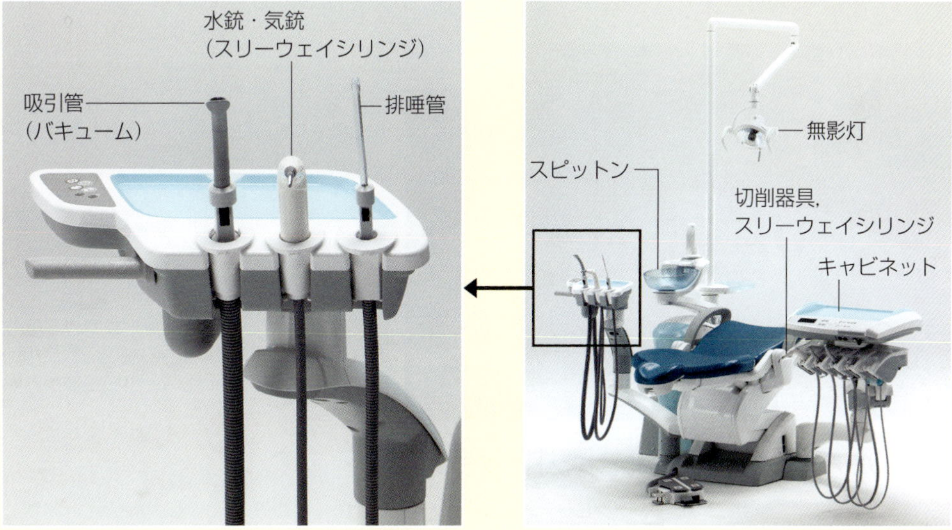

図 1-9　歯科用診察台(デンタルチェアー)

2 X線検査

歯科・口腔外科領域は，歯をはじめとして硬組織が多いので，X線検査が有効なことが多い。これらの検査は口内法と口外法に大別される。

口内法● 小さな歯科用X線フィルムを口腔内に入れ，口腔外から放射線を照射する方法が多くの場合に採用されている。これを口内法といい，標準撮影法と咬合撮影法がある。

この検査により，齲蝕とその程度，歯根の形態，歯根膜の厚さ，歯槽骨の状態，根尖部歯周組織の状態，囊胞，腫瘍，顎骨の骨折，異物の有無の診断が可能となる。また，歯科治療の適正さ，たとえば根管充填の程度，充填物や補綴物の適合などが評価できる(➡図1-10)。

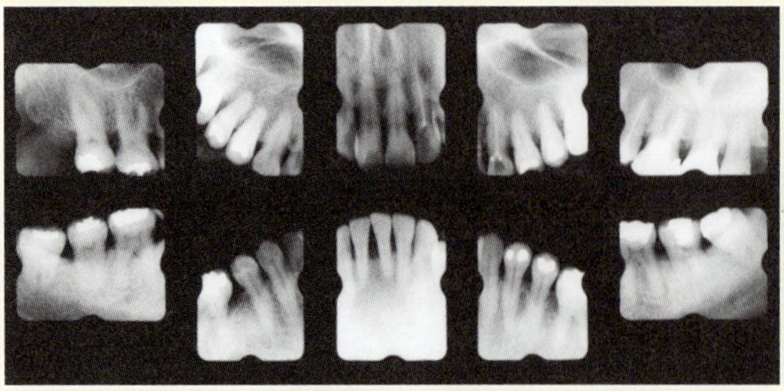

a. 標準撮影法(10 枚法)

口腔内の歯全体を撮影する一般的な方法。視診だけでは得られない多くの所見が得られる。

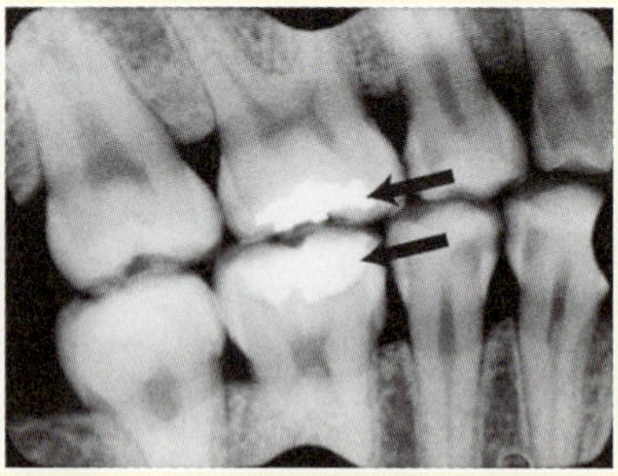

b. 咬合撮影法

隣接面の所見が得られやすい撮影方法。充填物(矢印)が白く見える。

図 1-10　口内法(デンタル X 線撮影)

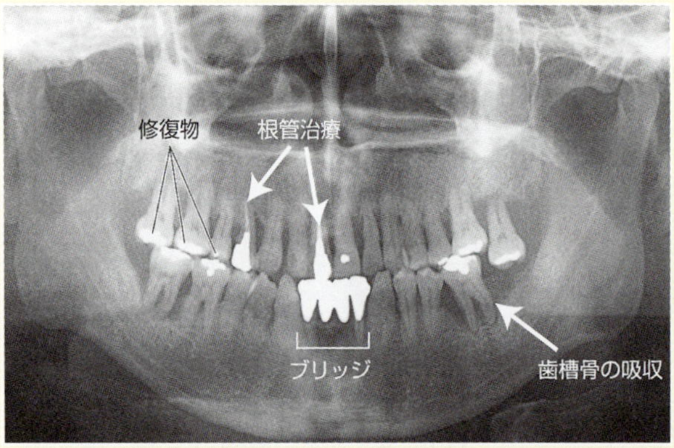

1 回の撮像で口腔内全体が把握できるため，治療計画の立案や患者への説明の際に用いる。前歯部や大臼歯部に比べ，小臼歯部が鮮明に見える。

図 1-11　パノラマ X 線撮影(オルソパントモグラフィ)

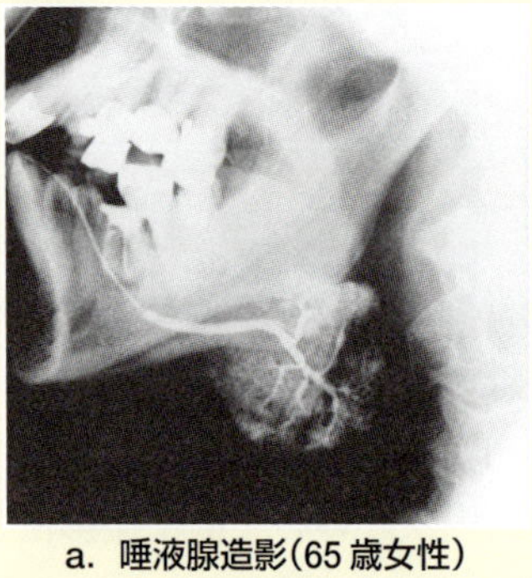

a. 唾液腺造影(65 歳女性)

正常な唾液腺を造影したもの。

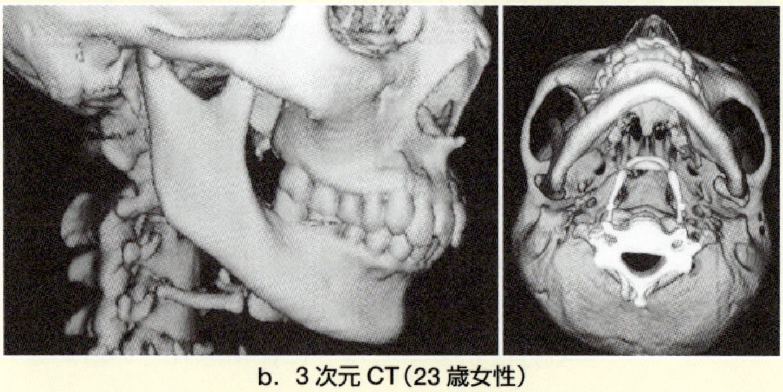

b. 3 次元 CT(23 歳女性)

CT のデータを重ね合わせ，3 次元イメージとして再構築する。骨や歯などの硬組織を立体的に把握できる。

図 1-12　おもな口外法

口外法　フィルムを口腔外におく方法を口外法といい，パノラマＸ線撮影法(➡図1-11)，単純撮影法，Ｘ線規格撮影法，造影撮影法(➡図1-12-a)，CT 検査法(➡図1-12-b)がある。なかでもパノラマＸ線撮影法がよく使われている。これは，放射線源とフィルムが頭部の周囲を回転して撮影する方法で，１枚のフィルムで上顎骨・下顎骨と歯のすべてが確認でき，治療計画や患者への説明に使いやすい。単純撮影法では撮影方向により，顎骨内の囊胞や腫瘍，上顎洞や顎関節の検索に有効である。

3　その他の診査・検査法

診査のために歯と歯周組織の印象(歯型，陰型)をとることを**印象採得**《いんしょうさいとく》という。この印象に石膏《せっこう》を注いで診断・研究用模型(スタディモデル)をつくり，口腔の全体を診査することも多い。根管内の微生物を培養して検出したり，齲蝕の活動試験を唾液を用いて行ったりすることもある。

他の領域で用いられている診断機器を歯科・口腔疾患患者に応用する場合もある。磁気共鳴画像(MRI)診断は顎顔面領域の軟組織の検査に使われる。超音波診断法(エコー)はこの領域の囊胞，リンパ節の検索に利用されている。

D　前処置

1　粘膜および皮膚の消毒

口腔粘膜や歯には食物をはじめとする有機物が多く付着し，それに伴う細菌が繁殖しているので，器械的に洗浄するとともに 0.7% クロルヘキシジンの綿球で治療部位を清拭する。歯科治療は，口腔という清潔さが保ちにくい部位で行われるために，理想的な消毒を施すのはむずかしい。

2　防湿法

歯科治療は湿潤な口腔内で行うので，処置中はできるだけ乾燥した状態にするために以下のような防湿法を行う。

①**簡易防湿法**　丸めた綿(ロール綿)を，顎堤《がくてい》と頬粘膜あるいは顎堤と舌の間に置き，唾液などの分泌物が処置する歯に及ばないようにすることが一般的である。ただし，水を出しながらの処置では，頻繁《ひんぱん》にロール綿を取りかえる必要があり，防湿としては不完全である。また，口腔内の水分をつねに吸引除去する口腔内吸引器(バキュームとよばれることがある)や，排唾管《はいだかん》を防湿の目的で使用することもある。

②**ラバーダム防湿法**(➡183 ページ，図1-19)　処置する歯だけを特殊なゴムで孤立させるので，簡易防湿法よりはるかにすぐれている。装着する操作が

やや煩雑であるが，防湿だけでなく，口腔内細菌の感染予防にも有効で，さらに治療器具を誤って咽頭部に落とすことも予防できるので，小児の歯科治療や歯内療法ではこの方法がよく使われる。

3 麻酔法

歯科麻酔科では治療が安全に行えるように，血圧計や心電図，パルスオキシメータなどを患者に装着し，モニターしながら治療を行う(➲図1-13)。

局所麻酔法● 一般的な歯科治療では，痛みを最小限にするために局所麻酔を行うことが多い。注射針が刺さる痛みを小さくするために，注射の部位に表面麻酔薬を作用させる(表面麻酔法)こともある。根尖部付近に局所麻酔薬の注射をする浸潤麻酔法が最もよく使われている。薬剤は2%リドカイン溶液にアドレナリンが含まれたもので，特殊な金属製の注射器と細い注射針で注入する。また，複数の歯や広範囲の処置をするために，神経幹に薬剤を作用させる伝達麻酔(フィールドブロック)を行う場合もある。片側の下顎の歯と，それらに付随する歯肉が麻酔できる，下顎孔伝達麻酔が代表的な方法である。

全身麻酔法● 侵襲が比較的大きな口腔外科手術や，治療に対して協力の得られない心身障害者の歯科治療，極端に恐怖心をもつ患者の歯科治療に全身麻酔を行うことがある。とくに，心身障害者や恐怖心の強い患者には，手術当日来院し，その日のうちに帰宅する日帰り(外来)全身麻酔が行われることもある。

麻酔には，揮発性麻酔薬のセボフルランや静脈麻酔薬のプロポフォールなどの調節性にすぐれた薬剤を使用する。麻酔前投薬，用いる薬剤，術後管理などは基本的には一般の全身麻酔と同様である。

精神鎮静法● 歯科治療に対する恐怖心をやわらげるために，亜酸化窒素(笑気《しょうき》)，ジアゼパムやミダゾラムなどの緩和精神安定薬，プロポフォールなどの静脈麻酔薬を少量用いる方法である。亜酸化窒素を用いる方法を吸入鎮静法，薬剤を静脈内に投与する方法を静脈内鎮静法とよぶ。

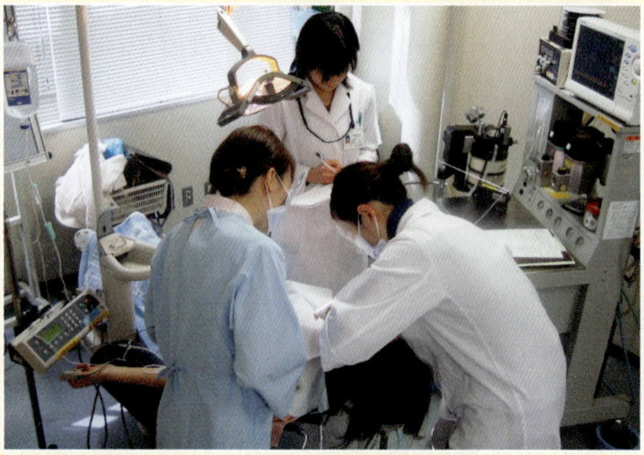

血圧，脈拍，心電図をモニタリングしながら治療を行っている。障害者や合併疾患のある患者の歯科治療には，全身管理を行う歯科麻酔医が立ち会うこともある。

➲図1-13　モニター下の麻酔歯科治療

E おもな治療および処置

1 保存治療

歯を抜かずに保存する治療を総称して**保存治療**という。これには，歯質破壊の進行を抑制し，さらに欠損した歯質を人工的に補うことにより，歯の形態を回復して咬合機能や審美性の維持をはかる治療のほか，歯肉や歯槽骨がおかされる歯周疾患の治療，感染した歯髄を処置することにより歯を保存する治療が含まれる。

さらに近年では，齲蝕《うしょく》があっても機能的な問題がなく進行しない場合は，経過を定期的に観察するだけとし，以下に述べるような，削ったり，詰めたりするなどの処置を施さない，という考え方が受け入れられるようになってきた。また，歯の切削量を必要最小限にして，生体をできるだけ残そうとする処置も広く検討されており，これをミニマルインターベンション minimal intervention(MI)という。

1 保存修復

歯質自体に実質的な欠損がおこった部位を人工の材料で修復することを**保存修復**という。その原因の多くは，齲蝕である。齲蝕は歯の表面の小窩《しょうか》(小さな凹み)や裂溝《れっこう》(細い溝《みぞ》)，歯の隣接面(歯どうしが隣り合った面)などの，食物がとどまりやすく，歯ブラシなどによる清掃がむずかしい部位に発生しやすい。エナメル質からゾウゲ質に進むと，齲蝕の範囲は内部で急に拡大するので，外見より欠損範囲は大きくなる。

切削● エナメル質は生体のなかで最もかたい組織であるから，**切削**《せっさく》は高回転のエアタービンや電気エンジンに装着したダイヤモンドポイントやカーバイドバーで行う。手用の切削器具を使う場合もある。

切削範囲は，実質欠損を含む病変の及んでいる部分なので広い範囲となることが多い。また，**窩洞**《かどう》**形成**(望ましい形に切削すること)したあとに充塡する材料によって，切削する形態をかえる必要があるので，結果的に範囲はさらに広くなる(➡ 図1-14)。

病変が完全に除去されたかどうかを確認するために，齲蝕検知液を使用する場合もある。また，齲蝕の範囲が歯髄にきわめて近かったり，歯髄が露出してしまったりした場合には，修復材料と歯質の間に薬剤や歯科用のセメントを置くこともある。

充塡● **充塡**《じゅうてん》(歯に詰めること)に使用する材料は，パラジウム・金などの金属，陶《とう》材(セラミック，ポーセレン)，コンポジットレジン，銀錫《ぎんすず》アマルガムの4種類がおもに使われている。近年はコンポジットレジンによるものが多い。

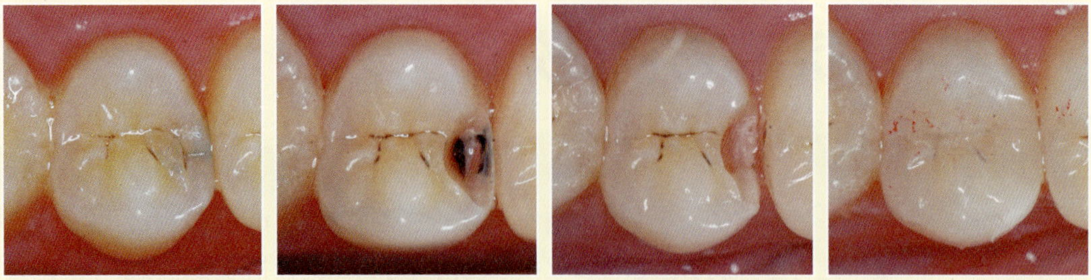

a. 第2小臼歯隣接面齲蝕
b. 齲蝕除去中
c. 齲蝕除去終了
d. レジンによる修復

図 1-14 窩洞形成と修復

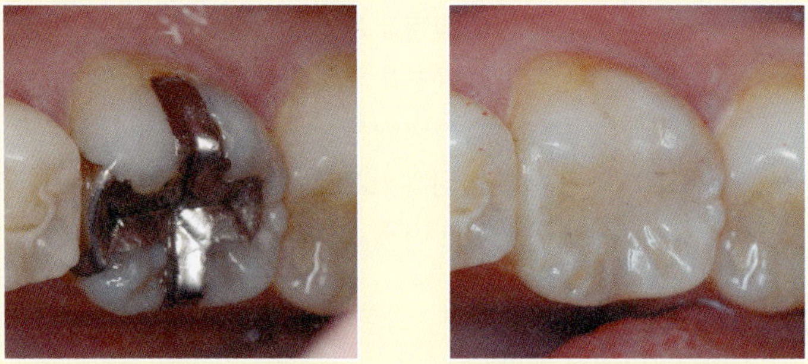

a. インレー
b. インレーをレジンで置きかえ

図 1-15 インレーとコンポジットレジン充塡

①**インレー**　金属や陶《とう》材を使った修復は切削したその場で充塡することはできないため，切削した部分の印象をとり，石膏模型をつくり，その形に合ったものを製作する。これをインレーという。インレーは，歯にはめ込まなければならないので，咬合面に向かって開いた切削をする必要がある。後日，製作した金属や陶材のインレーを実際に歯にはめ込んでみて，適合がよく咬合も良好であれば歯科用セメントを用いて合着する(図 1-15)。

金属は歯科材料のなかで最も強く，口腔内でも安定しているので広く用いられている。しかし，金属色が口腔内に見えることは審美的に好ましいことではないので，最近では前歯部にはほとんど用いられない。その点，陶材は歯と同系統の色調なので，審美的にはすぐれており，金属のかわりに使われるようになってきたが，衝撃力に弱く欠けやすい。

②**コンポジットレジン**　レジンは切削したその場で充塡することができ，色調が歯と似ているので，現在広く用いられている(図 1-15)。コンポジットレジンと残存した歯質を強固に接着し，特殊な光により短時間で硬化するシステムが開発され，充塡の操作が円滑にできるようになった。長期間充塡していても外れることが少なく，また，咬合力にも耐えられるような強度も

あり，保存修復の中心的な材料となってきた。

コンポジットレジンを充填したのちには，残存歯質との辺縁がスムーズに移行するように，また，ほかの歯と同様にかめるように，切削器具で調整をする。これを**研磨**《けんま》という。

2 歯周治療

歯肉・歯根膜・セメント質・歯槽骨におこる病変を治療することを歯周治療という。歯周治療では，ほとんどの病変の原因となっている歯垢・歯石の除去と咬合異常の治療を行う。近年，歯周炎と心内膜炎や糖尿病などの全身疾患との関連が注目されるようになり，歯周炎の治療が全身疾患の進行をくいとめたり，予防になったりするとの考え方もある。

プラークコントロール

歯垢《しこう》(プラーク)は細菌が多数集まったもので，これを除去するために患者に**プラークコントロール**(歯垢除去)を指導する。歯ブラシ・デンタルフロス・歯間ブラシなどの口腔清掃用具を用いて効果的に歯垢を除去する方法(➲図1-16)を，歯科衛生士が中心となって徹底的に指導する。望ましい歯ブラシの種類やみがき方，デンタルフロスの使用法から，1日のうちで口腔を清掃する回数やそれに要する時間まで，患者の生活習慣にふみ込むような指導が求められるが，歯周炎の程度だけで画一的には指導できない。つまり，患者個々の歯の状態や歯肉の状態は大きく異なるので，個別の指導が必要である。

歯ブラシが十分に使用できない小児や高齢者，心身障害者などには，介助者が歯みがき(**ブラッシング**)をしなければならない場合も出てくる。このようなアプローチは口腔ケアの重要な分野である。

歯垢は長期間歯頸部にとどまると，石灰化してきわめてかたい**歯石**として歯質に付着する。歯石は歯ブラシでは除去できず，スケーラーとよばれる器

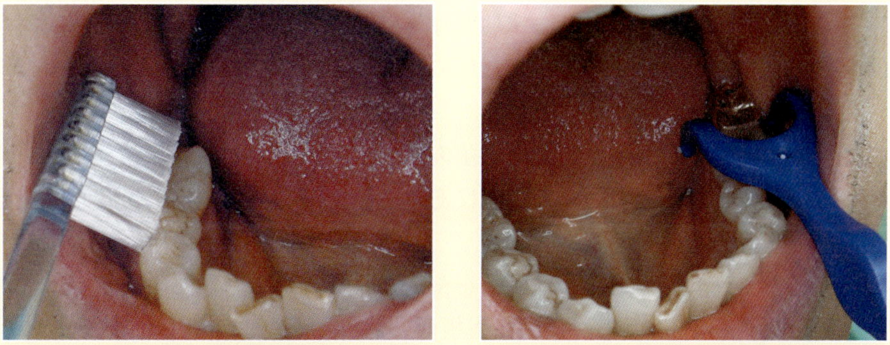

a. 歯ブラシのあて方
前歯部に比べ，臼歯部には歯ブラシが届きにくい。

b. デンタルフロスの使い方
歯間部の清掃に効果がある。

➲図1-16　歯垢(プラーク)を除去する方法

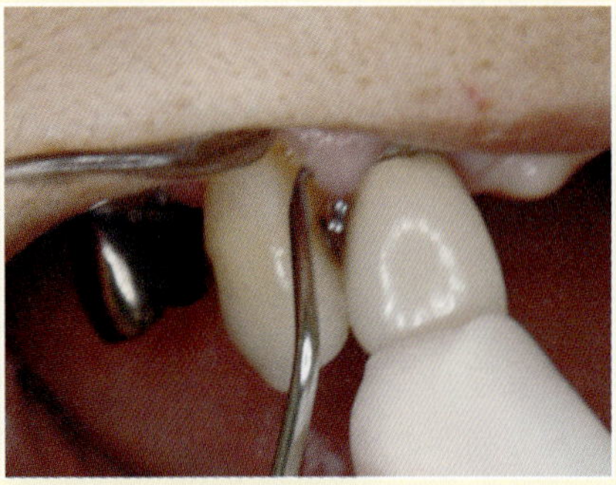

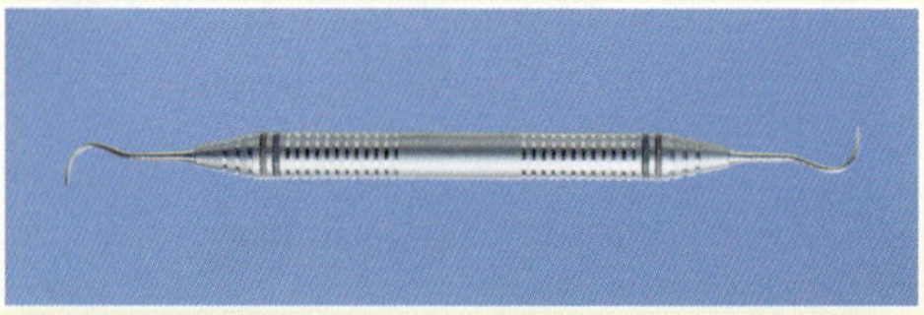

左図では手用スケーラー(上図)を用いて，歯石の除去(スケーリング)をしている。スケーラーには手用スケーラーのほか，超音波スケーラーやエアスケーラーなどの種類がある。

図 1-17　歯石の除去(スケーリング)

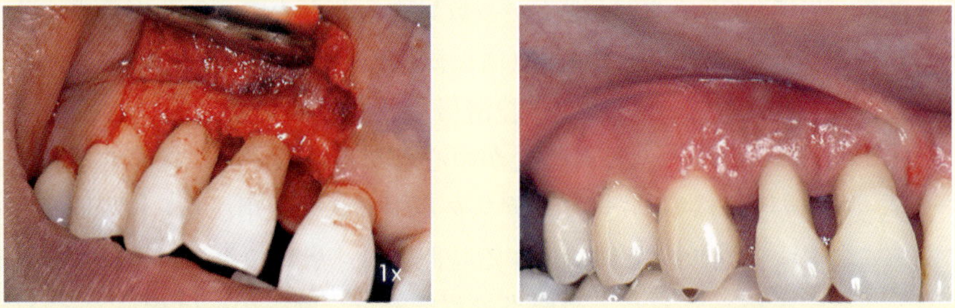

a. 歯肉の剝離の様子
歯肉縁下深くに付着した歯石を除去する。

b. 術後
健康な歯肉を取り戻すことができる。

図 1-18　歯肉剝離掻爬術

具で歯科医師や歯科衛生士が除去する(**スケーリング**)(図 1-17)。

咬合調整　咬合異常が原因となって歯根膜が拡大したり，歯根が吸収されたり，歯の動揺がひどくなることがある。この場合には，歯質を削合して特定の歯にかかる負担を軽くし，咬合力を均等に配分させる。これを咬合調整という。

歯周炎により歯の動揺が著しい場合は，コンポジットレジンや金属線を用いて隣り合った歯と一定期間連結させることもあり，これを暫間《ざんかん》固定という。

歯周外科　ここまでの初期治療で軽度の歯周炎の多くは改善するが，重度の場合には歯周外科手術が必要となる。

①**歯周ポケット掻爬術**　歯肉溝が病的に深くなった状態(歯周ポケット)に適応となる。歯肉溝の内面にある炎症をおこした歯肉を掻爬《そうは》し，その部位のスケーリングを行う。

②**歯肉剝離掻爬術**　歯肉を歯面と歯槽骨から剝離《はくり》し，直視下でスケーリングやルートプレーニング(歯根面をなめらかでつやのある状態にすること)を行うものである(図 1-18)。

③**歯肉切除術**　肥大した不良歯肉を除去して，正常な歯肉形態をつくる術式である。

近年，歯周炎により失った歯槽骨・歯根膜・セメント質を再生させる組織再生誘導法がさかんに試みられている。

歯周炎は歯垢が原因になることがほとんどなので，ひとたび治癒した歯周炎も管理を怠ると再発する可能性がある。そこで，メインテナンスとして一定期間ごとに再来院を促し，予後を診査し，プラークコントロールの再指導，スケーリング，歯面の研磨を行う。

3 歯内療法

齲蝕や歯周炎の病変が歯髄に達すると歯内療法が必要になる。いわゆる歯の神経の治療である。おもな治療法として，歯髄を保護する**鎮静・覆罩《ふくとう》法**，歯髄の一部を除去する**生活歯髄切断法**（断髄法），歯髄すべてを除去する**抜髄《ばつずい》法**，感染した根管を清掃して，根尖周囲の歯槽骨への感染拡大をくいとめる**感染根管治療**，さらには**外科的歯内療法**がある。

これらの処置を行う際には唾液などによる感染を予防し，処置を円滑に進めるために**ラバーダム防湿法**を用いる（➡ 図1-19）。

炎症が軽度で痛みも小さな場合には，鎮静・覆罩法として，炎症を抑制する薬剤を歯髄の近くや歯髄に直接塗りつけて，歯髄の保存をはかる。これにより，二次ゾウゲ質が形成されることもある。乳歯の歯内療法では生活歯髄切断法を用いることが多い。

抜髄法● 歯髄炎に罹患した永久歯には，ほとんどの場合は抜髄をしなければならない。局所麻酔下に齲蝕に感染した部位（齲窩《うか》）を完全に切削・除去し，明視下に歯髄を除去する。歯髄を保持していた根管は感染している可能性が高いので，リーマーやファイルを用いて根管を拡大し，次亜塩素酸ナトリウム溶液や過酸化水素水で清掃する（➡ 図1-20）。

その後，感染がみとめられなくなったら，根管内をガッタパーチャポイントという充塡材とセメントで緊密に充塡し，再度の感染をおこさないようにする。

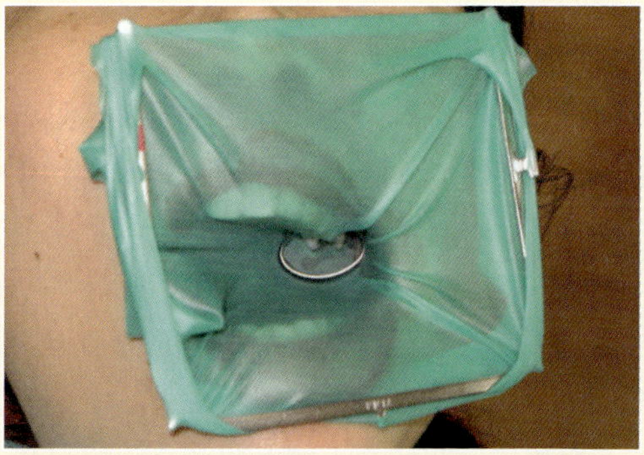

唾液で汚染されないように清潔を保ったり，治療する歯を乾燥させたり，器具が咽頭部に脱落しないようにゴムの膜をかける。これにより治療が円滑に行える。

➡ 図1-19　ラバーダム防湿法

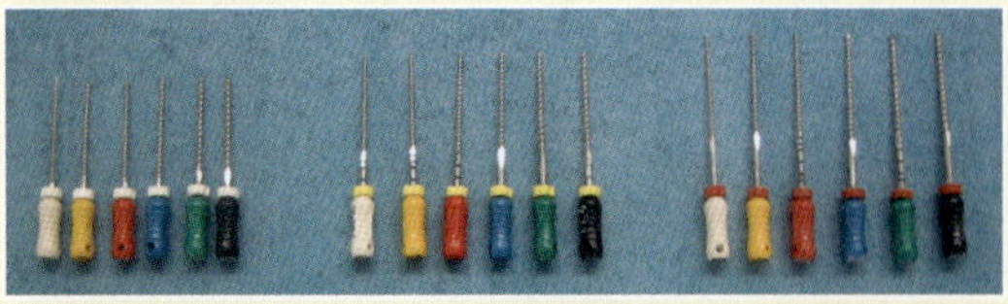

根管を機械的に清掃するためのリーマーやファイル。さまざまな太さ・長さのものがある。

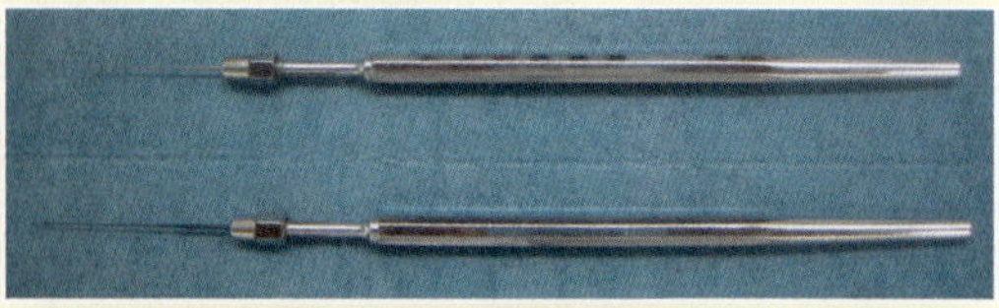

上：歯髄を抜き取る抜髄針(クレンザー)。
下：根管に貼薬するためのブローチ。

➲ 図 1-20　歯内療法に用いる器具

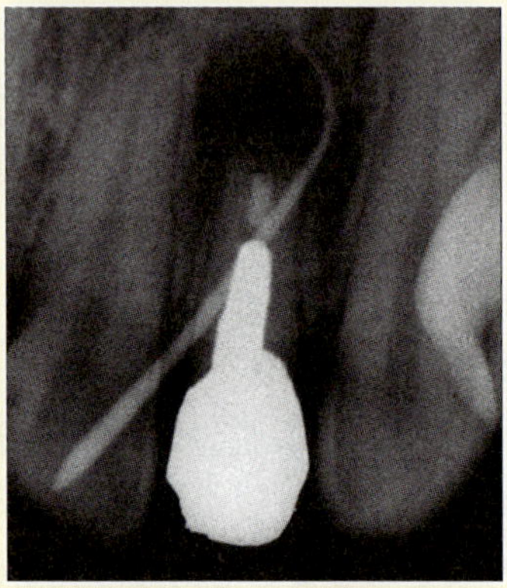

a. 造影 X 線画像
瘻孔から根管充塡材を充塡したところ。

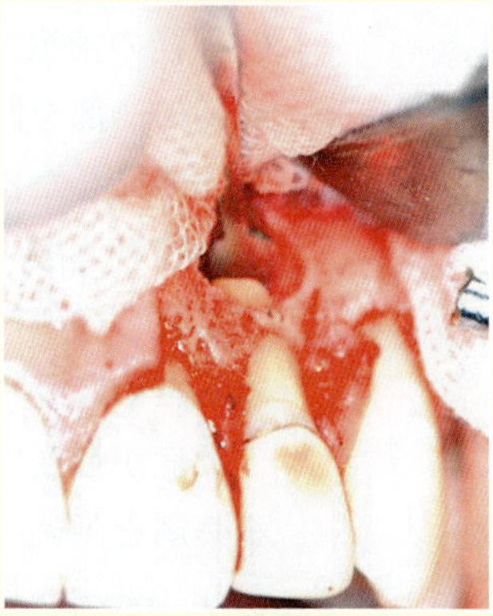

b. 手術時
歯尖部に歯冠大の骨欠損をみとめる。

➲ 図 1-21　歯根尖切除術

感染根管治療● 感染した根管を治療する方法(感染根管治療)は抜髄法と似ているが，根管内が滅菌されたことを培養試験で確認する必要があることから，治療回数は抜髄法よりも増えることが多い。抜髄法でも根管治療でも治療後にはＸ線撮影を行い，根管内が適切に充塡されているかを確認する。

外科的歯内療法● 歯槽骨内に大きな病変(根尖《こんせん》病巣)があり，根管治療でも改善が見込めない場合には外科的歯内療法を行う。歯肉を剝離し歯槽骨内にある歯根囊胞や歯根肉芽腫を歯根の先端部とともに除去し，さらに根尖部から根管充塡を行う方法で，歯根尖切除術とよばれている(➲ 図 1-21)。

以上の歯内療法に際しては，きわめて繊細な処置が要求されるので，専用の顕微鏡を用いたマイクロサージェリーを行うこともある。

2 補綴治療

補綴《ほてつ》治療とは，失われた歯質や歯を人工的に補い，形態，機能と審美的な外観の回復をはかる治療である。人工物によって，形態や外観ばかりでなく，機能を回復するために，複雑な工程と綿密な治療が必要となる。しかし，それまでにあった患者本人の歯とまったく同じ機能や形態をもった補綴物を製

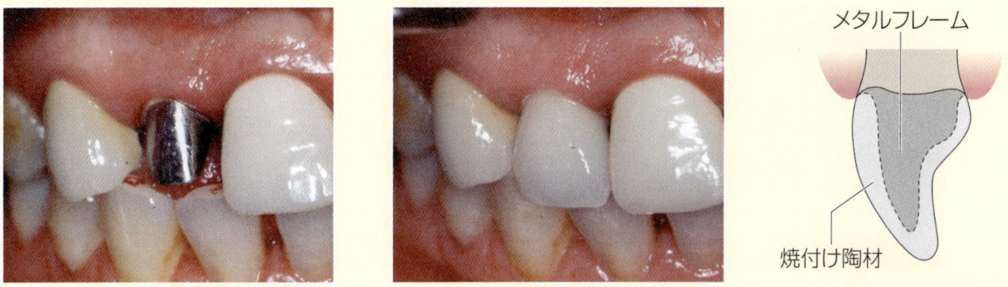

a. **支台歯**
まずは支台歯を形成する。その後，印象採得を行い，陶材冠を製作する。

b. **陶材冠の合着**
金属が露出しないので，天然歯（生来の歯）と同じように見える。

c. **陶材冠の模式図**

図 1-22　クラウン（金属焼付け陶材冠の例）

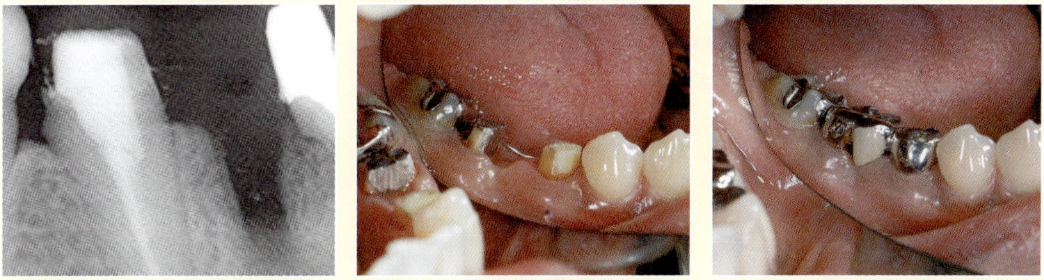

a. **ブリッジが必要な状態**（X線画像）　b. **ブリッジ装着前**（鏡像）　c. **ブリッジの合着**（鏡像）

図 1-23　ブリッジ（橋義歯・架工義歯）

作することは不可能であるから，治療前に患者に十分に説明をする必要がある。

歯冠補綴●　歯冠が大きく欠損している場合や根管充塡をした場合には，金属や陶材，合成樹脂でつくった**クラウン**（冠）や**継続歯**を装着する。少数の歯が欠損している場合には，欠損部位の前後の歯をクラウンや継続歯にして橋をかけるように欠損を補う**ブリッジ**（橋義歯・架工義歯）が補綴治療に使われる。

クラウンもブリッジも，歯冠《しかん》の崩壊が著しい場合には，まずコアという金属やレジンでできた土台をつくる。次に，歯冠を削り，金属や陶材が適合よく装着できるように形成する（支台歯形成）。形成した歯の正確な陰型をとり（**印象採得**），石膏《せっこう》模型を制作して，そこに金属を流し込んだり（**鋳造**《ちゅうぞう》），陶材を盛り上げたり（**築盛**《ちくせい》）して，もとの形態に近いものをつくる。口腔内で製作物を合わせ，適合がよく咬合も以前の歯が機能していた状態に近くなれば，歯科用セメントで合着する（➡ 図 1-22, 23）。

欠損補綴●　歯の欠損が多い場合には，**義歯**（入れ歯）を製作する（➡ 図 1-24, 25）。硬組織である歯と軟組織である歯肉粘膜や歯槽堤の正確な模型，動かない粘膜と動く粘膜の境界がわかる模型を制作するためには高度の技術が必要で，その

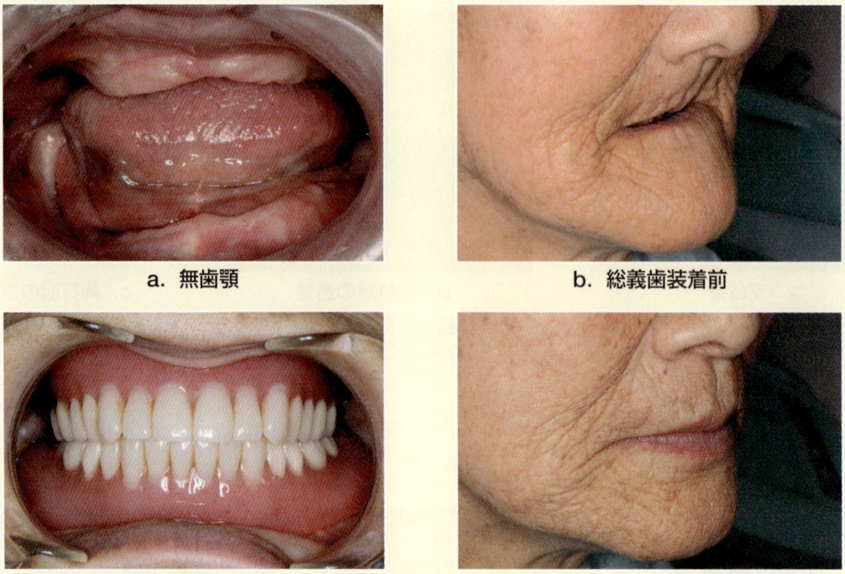

a. 無歯顎　b. 総義歯装着前　c. 総義歯の装着　d. 総義歯装着後

図 1-24　全部床義歯

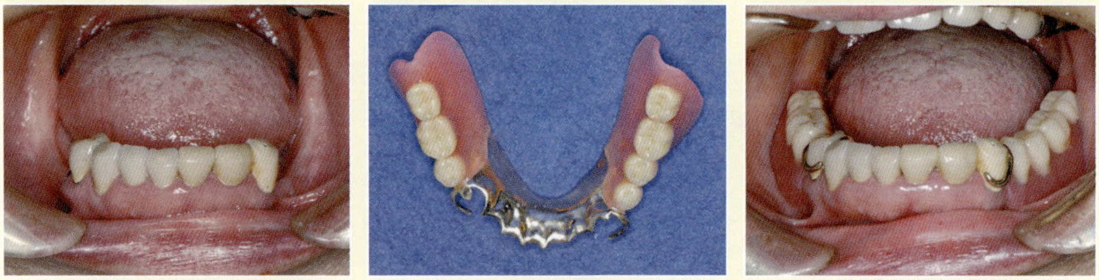

a. 臼歯が欠損している状態　b. 部分床義歯　c. 部分床義歯の装着

図 1-25　部分床義歯

ためには十分な時間をかけて印象採得を何度も行い，数個の模型をつくり検討する場合もある。

義歯は，口腔内で安定し，咬合や発音などの機能を満たし，審美的にも自然で，さらに異物感がないことが要求される。そのために，口腔内の模型を詳細に検討し，義歯を設計する。

これらからできあがった義歯を患者の口腔内に試適(装着状態を確認すること)し，何回かの調整を経てメインテナンスに移行する。複雑な形態の人工物が口腔内に装着されるので，口腔内は不潔になりやすい。齲蝕や歯周炎の再発を予防する意味で，義歯のメインテナンスはきわめて重要である。

インプラント● 近年，歯科では**インプラント(人工歯根)治療**が脚光を浴びている。義歯は安定に欠け違和感も大きいのに対し，インプラントは顎骨内に人工物(イン

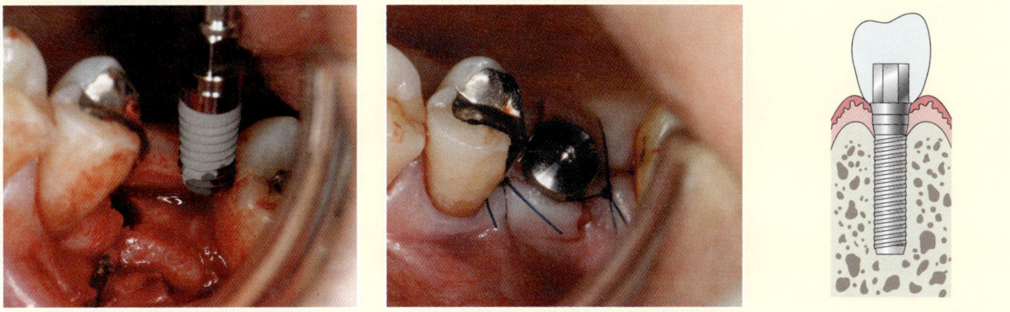

a. インプラント体の埋入　b. インプラント体がセットされた状態　c. インプラントの模式図

図 1-26　インプラント治療

プラント体)を植え込み，その上に上部構造物として義歯やクラウンを装着するもので，審美的にも機能的にもすぐれた治療法である(図 1-26)。材料の選択や術式の発展で予後が改善されてきており，患者からの評価も高い。一方，顎骨内に人工物を植え込むために，感染によるインプラント周囲炎および，インプラント体や手術の影響による三叉神経麻痺(知覚の異常・しびれなど)などの合併症が懸念される。また，現在インプラント治療は自由診療であり，概して高額な費用を要する。治療にあたっては十分な術前診査・準備と無菌的な処置，クラウンなどのインプラントの上部構造物の適切な形態が要求される。

3 口腔外科治療

口腔・顎顔面領域の外科処置を行う口腔外科で行われる治療は，抜歯術を中心として，膿瘍切開術，歯根尖切除術，嚢胞摘出術，腫瘍切除術，それに伴う即時再建術，口唇・口蓋形成術，外科的矯正術，顎骨整復固定術がある。また，薬剤による消炎・鎮痛，化学療法，放射線療法など，口腔外科治療は多岐にわたる。

1 抜歯

抜歯は，齲蝕や重度の歯周疾患で保存が不可能となったり，機能しなかったり，矯正治療などに不適切と診断された場合に行われる。

局所麻酔を行ったのちに，抜歯用挺子《ていし》(エレベーター，ヘーベル)と抜歯鉗子で歯根膜を断裂させることによって歯を挺出《ていしゅつ》・脱臼させ，摘出する(図 1-27)。その後，鋭匙《えいひ》で不良肉芽を取り除き，圧迫止血するのが一般的である。

抜去する歯の歯根が彎曲していたり，歯根と歯槽骨が癒着していたり，骨内に埋伏したりしていることがある。このような場合には，歯根を分割して抜去したり，切削器具で歯を離断したり，歯肉を剝離後，歯槽骨を除去して歯を明視野におくなどの処置が必要で，時間もかかり，手術侵襲も大きくな

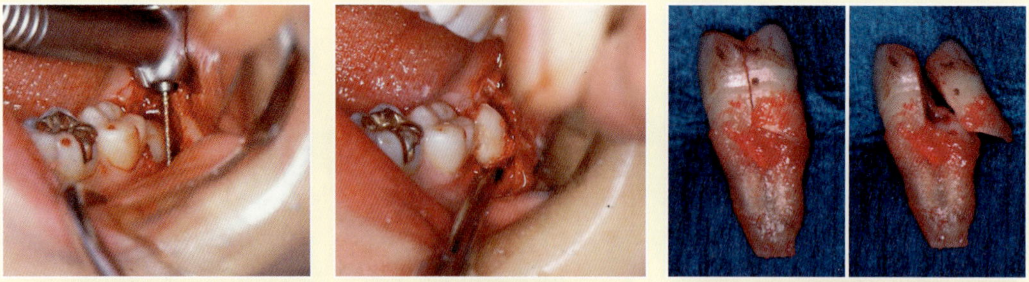

a. タービンによる歯冠分離　b. 分割抜去　c. 抜去した歯

図 1-27　抜歯

る。

抜歯窩(歯の抜けたあとの歯槽骨の欠損部)の止血や早期の骨再生を期待して，歯肉の縫合を行う場合もある。術後の出血や腫脹・痛みが続くこともあり，それぞれに応じた処置が要求され，感染にも注意をはらう必要がある。

2 その他の手術

歯周炎の急性期で，膿瘍が急速に拡大して激しい痛みが出た場合には，膿瘍を切開し，ドレーンガーゼを挿入する膿瘍切開術を行うことがある。

口腔・顎顔面領域に発生する良性・悪性腫瘍の切除も口腔外科治療の重要な部分で，外来で行える小手術から，10 時間以上に及ぶ全身麻酔下での大規模な手術まで口腔外科が担っている。

また，先天的な口唇・口蓋裂患者に対する口唇形成術(➲図 1-28)，口蓋形成術，顎裂閉鎖術，口唇修正術，上顎骨・下顎骨骨切り術による咬合改善術も口腔外科の範疇《はんちゅう》である。上顎骨・下顎骨の発育異常に由来する骨性の咬合異常に対しては，矯正治療とともに外科的矯正術を口腔外科で行う(➲図 1-29)。

交通事故などの外傷による口腔顔面領域の骨折に対しても，口腔外科が関与し，歯どうしを金属線やレジンで結紮《けっさつ》して保存的に整復したり，骨を露出させて金属線やねじで観血的に整復したりするなどの顎骨整復固定術も行う。

これら外科的な処置ばかりでなく，薬剤による消炎・鎮痛療法や，悪性腫瘍に対する化学療法・放射線療法にも口腔外科が深くかかわっている。

近年，顎関節症をはじめとする顎関節疾患にも口腔外科が積極的に関与しており，薬物療法，スプリント療法(上下顎の歯列間に新たにスペースを入れて関節頭の位置を調整する〔➲ 211 ページ，図 2-19〕)，外科的療法，精神療法を行っている。

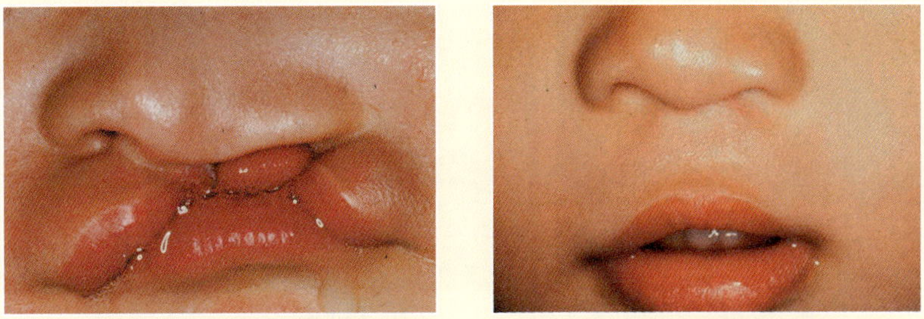

a. 口唇形成術の術前（4 か月男児）　　b. 術後（1 歳 6 か月）

月齢 4 か月で口唇形成術を行い，審美的回復のほか，経口摂取を促進する。
その後 1 歳 6 か月ころに口蓋形成術を行う。

➲ 図 1-28　右側唇顎口蓋裂

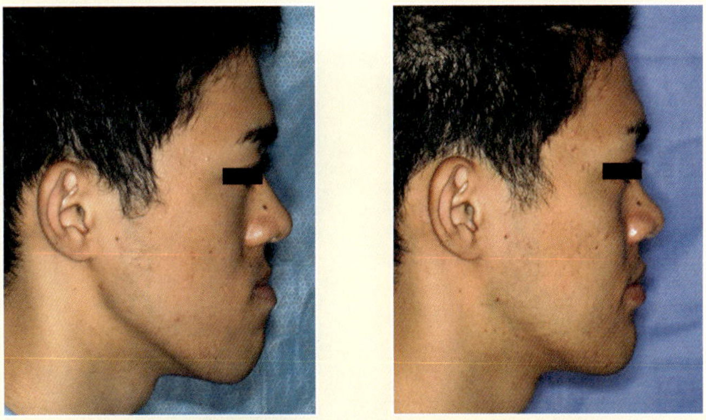

a. 下顎骨骨切り術の術前　　b. 術後

口腔内より下顎骨を離断（下顎枝矢状《しじょう》分割）し，後方へ後退させる。
顔貌が大きくかわる。

➲ 図 1-29　下顎前突症に対する骨切り術

4 矯正・小児歯科治療

1 矯正歯科治療

歯列不正や咬合異常による咀嚼機能の低下と審美的な問題を改善するために，矯正（歯科）治療を行う（➲ 図 1-30）。幼児期から成人までの歯列を調整したり，歯を移動したりするなど，長期にわたり治療と経過観察が必要である。X 線画像（X 線規格撮影）や石膏模型（顎態模型），口腔内診査，全身の成長記録などから，詳細な治療計画をたてる。

矯正装置には，ブラケットや唇側弧線《しんそくこせん》（➲ 図 1-30-b）・舌側弧線《ぜっそくこせん》とよばれる固定式のものと，床矯正装置やアクチバトール，ヘッドギア（➲ 図 1-31），チンキャップ（オトガイ帽《ぼう》）とよばれる可撤式のものがある。これらを装着させ，

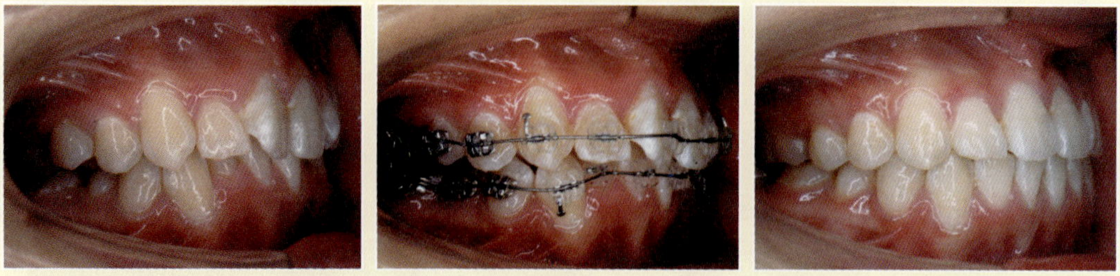

a. 矯正前
上顎の犬歯が外側にあり，切歯がずれていてかみ合っていない。

b. 矯正中
すべての歯にブラケットを装着し，金属ワイヤやゴムを用いて少しずつ移動させる。

c. 矯正後
２年半後には咬合状態が安定し，審美的にもよい結果が得られる。

➲ 図 1-30　矯正治療（初診時 20 歳女性）

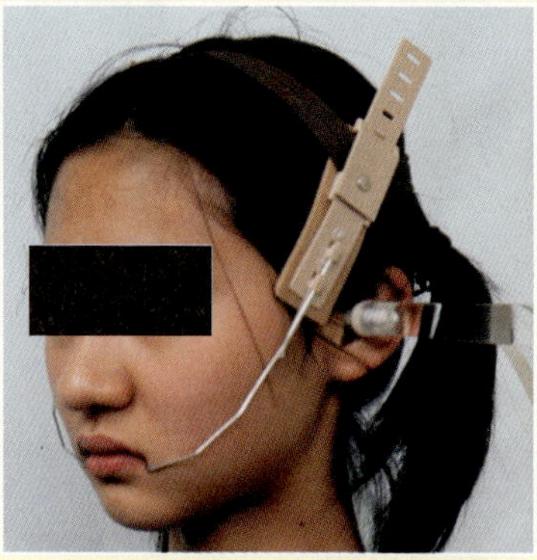

後頭部に支持を求め，上顎臼歯部の前方への移動を抑制する。

➲ 図 1-31　顎外固定装置（ヘッドギア）

長期の観察と調整を行う。とくに，唇顎口蓋裂患者は歯列不正と咬合異常が多いので，矯正歯科が口腔外科とともに治療に携わることが多い。

2 小児歯科治療

小児歯科治療は，成長期の小児の歯科管理全体を行うもので，乳歯から永久歯への変化を注意深く見まもり，健全な口腔内を構築することを目的としている。成人に行う歯科治療に加えて，次のような特殊な治療も含まれる。

乳歯の齲蝕治療は歯自体が小さく，顎骨の成長，後継永久歯への影響を考慮して行う。とくに永久歯との交換期の乳歯は歯根が吸収されているので，齲蝕治療は困難となる。成人の歯科で行われるコンポジットレジンを用いた保存治療のほか，既製の乳歯冠を用いた補綴処置も行われる（➲ 図 1-32）。乳歯が抜け，永久歯が萌出するまでの間，咬合を維持し，歯の移動をおこさないようにするために，咬合誘導という処置も行う。

そのほか，小児の精神面に配慮した治療も要求される。歯科治療に対して

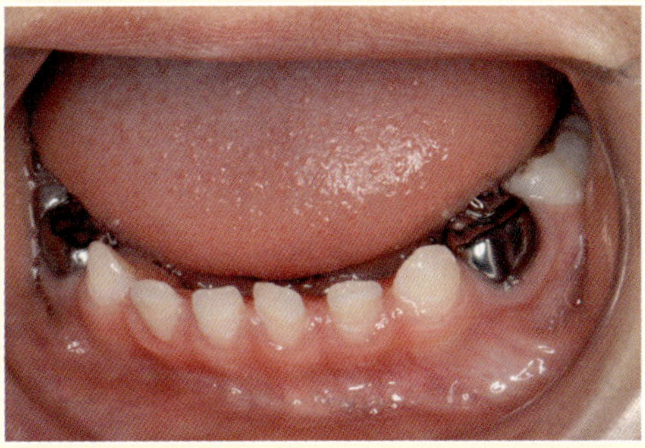

左側下顎第１乳臼歯に装着した乳歯冠(既成金属冠)。
歯質をわずかに削除するだけで短時間で装着できる。

図 1-32　乳歯冠

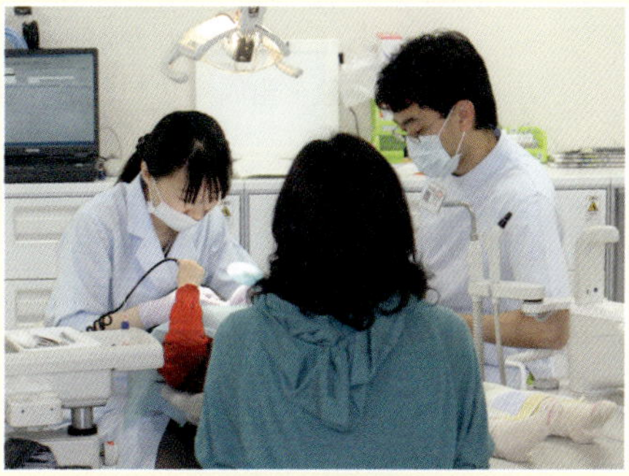

小児歯科では保護者が同席することが多い。
子どもが安心できる雰囲気を重視する。

図 1-33　小児歯科の治療風景

恐怖心をいだかせずに治療に協力的にすることは，患児の将来の口腔衛生状態を左右する。小児歯科ではさまざまな行動変容療法を駆使して，ブラッシングなどの口腔衛生状態の改善から充塡物の管理までを患児と保護者とに行っている(図 1-33)。

5　訪問歯科診療

在院日数の短縮化や地域包括ケアの推進に伴い，脳卒中の後遺症などで一般の歯科医院への通院が困難な患者を対象として，訪問歯科診療が全国で広がっている。看護師は，歯科医師や歯科衛生士とともに，患者の居宅や施設に往診する。訪問歯科診療は予防歯科としても重要であり，とくに齲蝕や歯周疾患を治療もしくは未然に防ぐことで，摂食機能の維持や誤嚥性肺炎の予防が期待されている。

まとめ

- 口腔のおもな機能は，摂食・咀嚼・味覚・嚥下・発音などである。
- 乳歯の萌出は生後６か月ころから下顎乳中切歯に始まり，満２歳ころの第２乳臼歯をもって，20 歯の萌出が完了する。
- 乳歯が脱落し永久歯が萌出する交換期を経て，11〜13 歳ころには永久歯 28 歯の萌出が終了する。
- 歯の主要構成部分は，エナメル質・ゾウゲ質・歯髄である。歯を支持する歯周組織には，セメント質・歯根膜・歯槽骨・歯肉がある。
- 歯を含めた口腔顔面領域は痛みにきわめて敏感な部分であり，さまざまな刺激を痛みとしてとらえる。
- 歯が欠損すると咀嚼能率が落ち，さらに残存歯の移動を引きおこして，歯列不正・咬合不全がもたらされる。

- 咀嚼・嚥下機能は，神経・歯・舌・顎骨・粘膜・筋肉が複雑にからみ合った協調運動であり，そのどれかが不調をきたすだけで機能障害がおこる。
- 齲蝕・歯周疾患の治療には，発生部位・進展の段階に応じて，さまざまな治療法がある。

復習問題

1 次の図の①～④の名称を答えなさい。

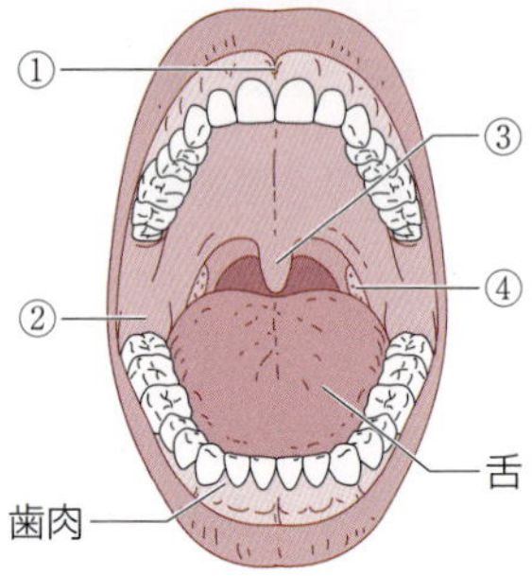

(①　　　　　)　(②　　　　　)
(③　　　　　)　(④　　　　　)

2 次の図は切歯の縦断面である。①～⑥の名称を答えなさい。

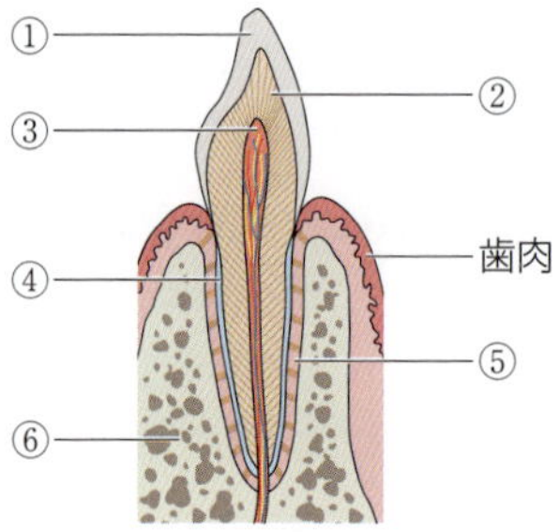

(①　　　　　)　(②　　　　　)
(③　　　　　)　(④　　　　　)
(⑤　　　　　)　(⑥　　　　　)

3 上顎左側の歯について，次の歯に対応する歯式を答えなさい。

①乳犬歯　(　　　)　②第 1 小臼歯(　　　)
③乳中切歯(　　　)　④第 2 乳臼歯(　　　)
⑤側切歯　(　　　)　⑥第 3 大臼歯(　　　)

4 次の文章の空欄を埋めなさい。

▶人間の身体の中で最も硬度の高い組織は(①　　　　)質である。
▶一般的に，乳歯は(②　　)本，永久歯は(③　　)本で萌出が完了する。
▶三大唾液腺とは(④　　　　)，(⑤　　　　)，(⑥　　　　)のことをさす。
▶歯列や顎骨の不正を治療するために第 1 小臼歯や第 3 大臼歯などを抜去することを(⑦　　　　)抜去という。
▶口腔 X 線検査の口外法では(⑧　　　　)撮影法を行う頻度が高い。
▶処置する歯だけを特殊なゴムで孤立させる処置を(⑨　　　　)防湿法という。
▶スケーラーを用いて歯石を除去することを(⑩　　　　)という。
▶補綴治療には，クラウンなどを装着する(⑪　　　　)補綴や，義歯を製作する(⑫　　　　)補綴がある。

第2章 おもな疾患

A 歯の疾患

1 歯の硬組織疾患

1 齲蝕

歯の硬組織疾患のうち，最もよくみられるのが齲蝕《うしょく》(むし歯)で，先進国の罹患《りかん》率は90%以上といわれている。齲蝕とは，おもにストレプトコッカス-ミュータンスというレンサ球菌が食物残渣の糖を栄養として繁殖し，そこから産生される酸が歯質を溶解する(脱灰《だっかい》する)過程である。

齲蝕の好発部位は，①歯面の小窩《しょうか》(小さな凹み)・裂溝《れっこう》(細い溝《みぞ》)，②歯間隣接部(歯と歯の間に面した部分)，③歯頸部《しけいぶ》で，これらを**齲蝕の三大好発部位**とよんでいる(図2-1)。また，齲蝕になりやすい歯は，上顎・下顎第1大臼歯，第2大臼歯，上顎切歯などで，反対に齲蝕になりにくい歯は，下顎犬歯と下顎切歯である。

細菌から産生される酸は，人体組織中で最もかたいエナメル質をも溶解して，その下層のゾウゲ質にまで達する。エナメル質・ゾウゲ質の齲蝕は立体

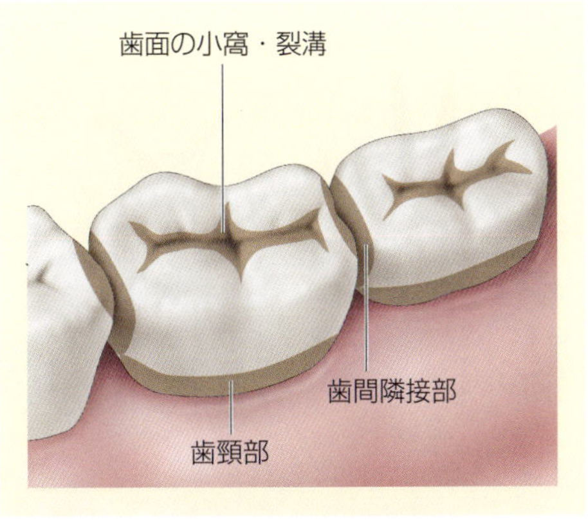

図2-1　齲蝕の三大好発部位

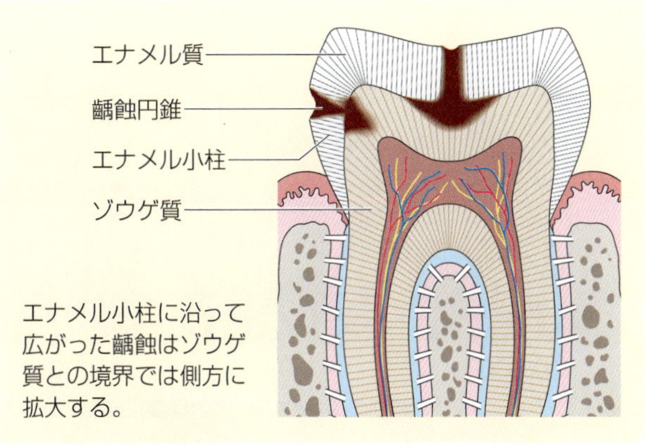

図2-2　齲蝕円錐

的な円錐形であり，これを齲蝕円錐という(➲ 193 ページ，図 2-2)。ゾウゲ質では側方に広範囲な脱灰を進める。したがって外見では小さな齲蝕に見えても，ゾウゲ質内部では相当の広がりをもっていることになる。しかし，痛みなどの自覚症状はほとんどない。

齲蝕が進行すると，ゾウゲ質を貫通して歯の中心部に存在する歯髄にまで脱灰が進む。脱灰した部位は唾液《だえき》に汚染され，細菌に感染するので，歯髄にまで細菌感染が及び，炎症がおこる。齲蝕が歯髄にまで達したときに急性化して，はじめて激しい痛みが引きおこされる。歯髄はかたいゾウゲ質に囲まれているので，ひとたび感染すると自然治癒は望めず歯髄壊疽《しずいえそ》に陥ることが多い。

さらに進行すると，ゾウゲ質をはじめとする歯質がもろくなり，歯冠部分の崩壊がおこり，最終的には歯根だけが残る。

齲蝕の分類● 齲蝕の進行程度は，C_0（または CO《シーオー》）：きわめて初期でエナメル質表層にとどまる着色程度の齲蝕，C_1：エナメル質に限局した齲蝕，C_2：エナメル質とゾウゲ質までの齲蝕，C_3：歯髄まで進んだ齲蝕，C_4：歯冠が崩壊して歯根のみが残るだけ(残根)となった進行した齲蝕の 5 段階に分類することが多い(➲ 図 2-3)。C_4 では感染が歯だけにとどまらず，周囲の歯根膜や歯槽骨《しそう》にまで及び，歯槽骨の吸収がみられる。

さらに，齲蝕の治療後に充塡物《じゅうてん》の周囲に齲蝕が再発することがあり，これを**二次齲蝕**とよんでいる(➲ 図 2-4)。

2 その他の硬組織疾患

酸蝕症● シンナーや有機溶剤，酸性度の高い飲料の摂取などにより，硬組織が欠損する疾患で，工場などの職業的環境や偏食でおきるとされる。

咬耗症● 上顎・下顎でかみ合う歯(対合歯)が強くかみ合ったため，それらが削れてしまったものをさす。

磨耗症● 歯ブラシや歯みがき剤(歯磨《しま》剤)などを不適切に使って，機械的に歯を磨滅《まめつ》させることをいう。

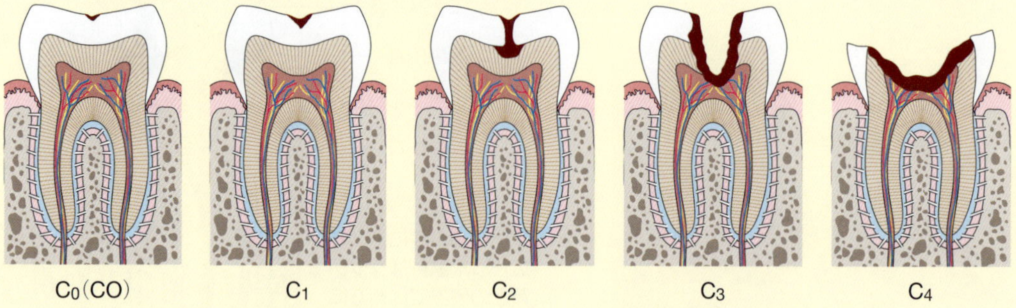

齲蝕の深さや広がりの程度によって，0 度から 4 度の 5 段階に分類する。

➲ **図 2-3　進行程度による齲蝕の分類**

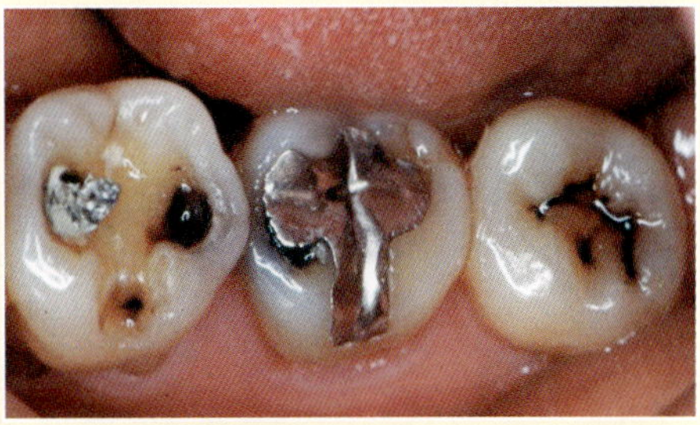

a. 修復物の脱落(左)，インレーの二次齲蝕(中央)，齲蝕(右)

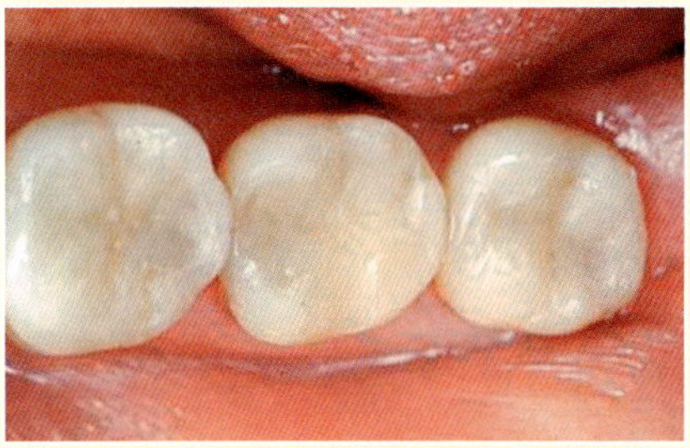

b. すべてをコンポジットレジンで修復

図 2-4　二次齲蝕

エナメル質減形成● 先天的にエナメル質が形成されていないか，形成の程度が不十分な状態をいう。

2 歯髄疾患

1 歯髄充血

熱などの物理的な刺激や化学刺激などの外来刺激により歯髄《しずい》が過敏になった状態で，齲蝕や齲蝕治療のために歯を切削して，刺激が到達しやすくなったときにおこる。細菌感染はないので，安静を保てば回復することがある。

2 歯髄炎

歯髄は，硬組織であるゾウゲ質に囲まれた根管内にあり，神経線維やリンパ液，血管などで満たされている。歯髄の歯冠側はゾウゲ質と接し，反対側の根尖《こんせん》部はきわめて細い根尖となっているので，齲蝕や歯周炎により刺激を受けると炎症が発生して痛みが生じやすい。また，その痛みは激烈なことが多い。

急性単純性歯髄炎● 歯髄に細菌感染がおこっていない初期の歯髄炎で，限局性で間欠性の鋭い自発痛が特徴である。冷刺激や甘味や酸味のある刺激で誘発痛が発生する。初期の急性単純性歯髄炎では，歯髄を除去(抜髄《ばつずい》)する必要がない場合がある。

急性化膿性歯髄炎● 急性化膿《かのう》性歯髄炎では，歯髄が齲蝕により感染した状態となる。口腔《こうくう》内と交通していない歯髄はゾウゲ質におおわれているので，歯髄の血流が阻害《そがい》され内圧が上昇し，知覚が亢進する。温熱刺激で誘発痛がおこり，自発痛がしだいに激しいものになり，痛みの持続時間が長くなる。痛みの部位もしだいに広がり，歯髄腔が開放されないとさらに痛みが激しくなり，電撃痛や拍動痛にまで悪化する。

慢性潰瘍性歯髄炎● 慢性潰瘍性歯髄炎では歯髄腔と口腔内が交通した状態となる(➡ 図 2-5)。内圧が開放されるので痛みは少なくなるが，齲窩《うか》に食片などが入り込むと鈍痛が生じる。排膿している状態で齲窩を食片などで閉鎖してしまうと，内圧が高まり激しい痛み，すなわち急性発作となることがある。

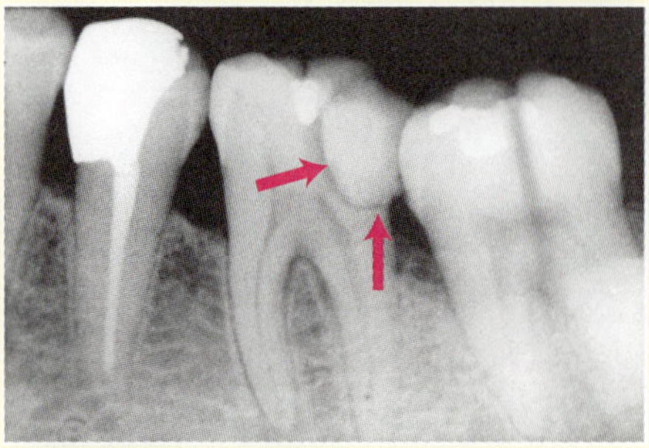

左側下顎第 1 臼歯の遠心(正中より離れた部分)に，歯質の大きな欠損とともに潰瘍性歯髄炎がおこっている。

➲ 図 2-5　慢性潰瘍性歯髄炎の X 線画像

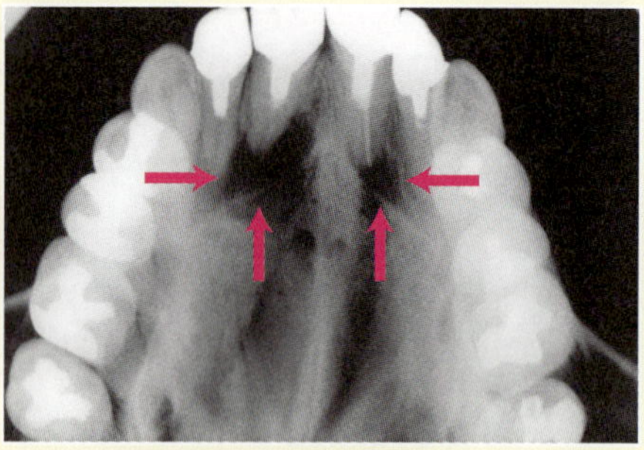

右側上顎中切歯，側切歯，左側上顎中切歯に根尖病巣をみとめる。

➲ 図 2-6　根尖病巣の X 線画像

慢性増殖性歯髄炎● 慢性増殖性歯髄炎とは，損傷された歯髄の治癒機転がはたらき，齲窩に肉芽組織が盛り上がった状態のことで，若年者に多くみられる。食片が圧入すると軽度の痛みをおこすが，激しい自発痛はない。

3 歯髄壊死・壊疽

歯髄壊死《えし》は根尖部の血管が破綻《はたん》した結果，歯髄が活動を停止した状態をさす。一般には細菌感染をおこして歯髄壊疽に陥るが，その際には特有の腐敗《ふはい》臭がみとめられる。さらに歯髄炎が悪化すると，そこから根尖を通過して歯周組織に感染を広げる(➲ 図 2-6)。

4 歯髄の退行性変性

加齢により，歯髄の組織変性と根管の狭小化がみとめられる。自覚症状を欠くことも多いが，抜髄や根管治療の障害となる歯髄疾患に対しては歯髄保存療法，歯髄除去療法(抜髄)，感染根管治療を行う。痛みの激烈な状態では局所麻酔が奏効しないので，内服による薬物療法を行い，痛みを抑制してから処置を開始することが多い。

3 歯の外傷

1 破折

齲蝕が進行すると，軟化ゾウゲ質が増加し，歯全体がもろくなってくる。しだいに歯質が崩壊し，大臼歯などは歯が分離して，歯根だけが残る(残根《ざんこん》)状態にまでなる。ここで，わずかな外力により歯が割れる(破折《はせつ》する)ことがある。

また，咬合《こうごう》力はきわめて大きいので，特定の歯が対合歯と強くあたっていると，長い年月の間には歯が破折することがある(➲ 図 2-7-a)。

さらに前歯の補綴《ほてつ》に多く用いられたポストクラウン(歯冠継続歯)は，歯根部を支台として深く歯根部に入り込んでいる。このポスト(合釘《ごうてい》)の角度に

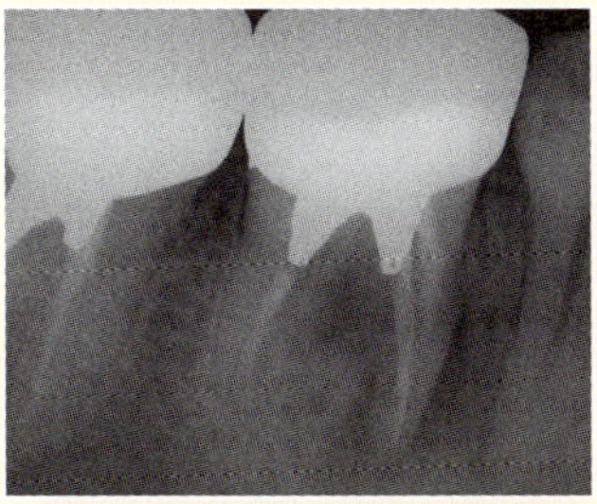

右側下顎の X 線画像。

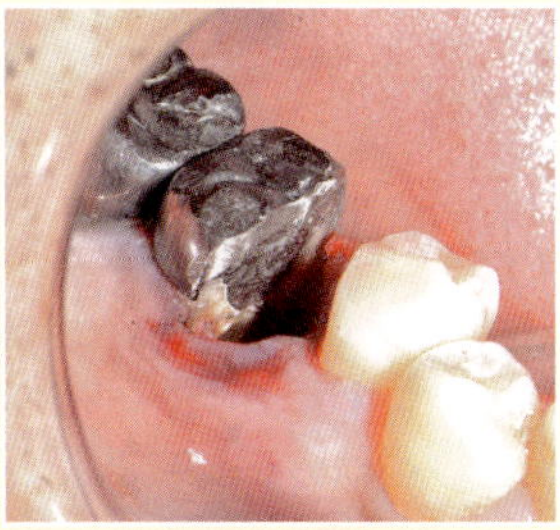

破折した部分を抜去した。

a. 右側下顎第 1 大臼歯の歯根破折

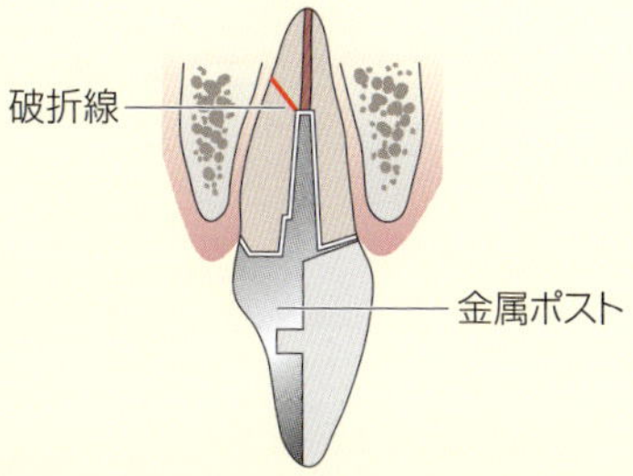

ポストに垂直方向の大きな力がかかり，くさびの効果で歯が破折することがある。

b. ポストクラウンによる破折

図 2-7　破折歯

よっては，咬合力などがかかったときに，ポストがくさびの役割を果たし，残っている歯根を破折させることがある(図 2-7-b)。

歯の破折では，自発痛や誘発痛などの症状はさまざまで，必ずしも歯の動揺がみとめられるわけではない。また，X 線画像で破折線がみとめられないこともあり，診断は困難である。破折線が肉眼で確認できた場合，それに沿ってピンセットを挿入すると歯が分離していることがわかる。破折線が口腔内と交通していると，早期に歯槽骨内に感染が及ぶ。

治療●　治療は歯の保存を目ざすが，多くの場合，抜歯をしなければならない。

2 亜脱臼・脱臼

交通事故や暴力，転倒，激しい接触のあるスポーツなどの外傷で歯が亜脱《あだっ》臼《きゅう》したり，脱臼することがある。多くは歯に著しい動揺がおこり，歯肉から出血がみられ，しだいに歯周組織が腫脹《しゅちょう》してくる。完全に脱臼した場合には，咽頭部や気管に入り込むことがあり，窒息の原因となる。

治療●　原則として抜歯することになる。しかし，脱臼した歯の歯根膜が正常であれば，隣接している歯と固定(結紮《けっさつ》固定)すると生着することがある。

B 歯周組織の疾患

1 歯肉炎

歯肉炎とは歯肉に限局した炎症がみられるもので，歯槽《しそう》骨の吸収はない(図 2-8-a)。局所の原因として歯垢《しこう》の付着と咬合《こうごう》の不正があるが，歯垢が原因となっていることが多い。全身的な原因としては白血病・糖尿病などの全身疾患，抗痙攣《けいれん》薬や降圧薬などの内服薬によるものが考えられる。

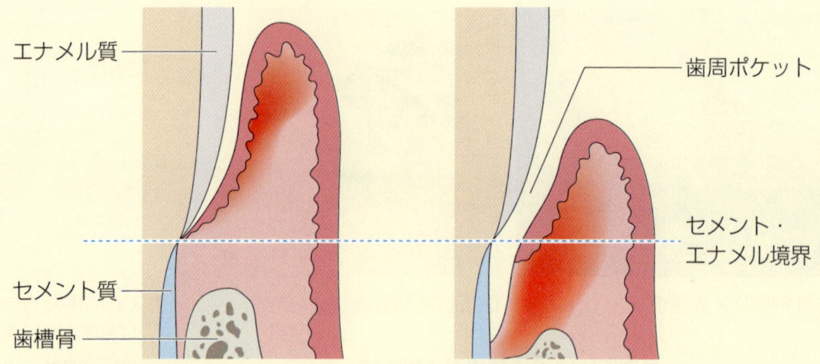

a. 歯肉炎
炎症のために歯肉が腫脹・発赤するが，歯槽骨の吸収はない。

b. 歯周炎
炎症が進み，歯周ポケットがさらに深くなり歯槽骨の吸収がおこる。セメント質がポケット内に露出してくる。

図 2-8　歯肉炎と歯周炎

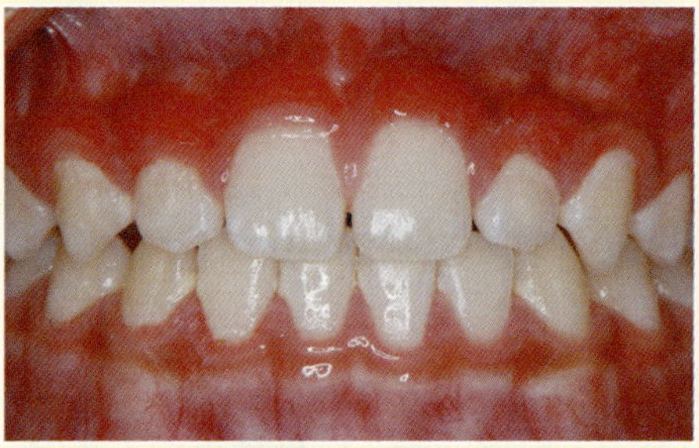

上顎歯肉，とくに辺縁歯肉と歯間乳頭部の腫脹・発赤が著明である。

図 2-9　プラーク性歯肉炎

1 プラーク性歯肉炎(単純性歯肉炎)

プラーク性歯肉炎(単純性歯肉炎)では，歯垢が増え，口腔内の細菌が増殖して歯肉からの出血，歯肉の発赤・腫脹がみとめられる(➡ 図 2-9)。若年者が十分なプラークコントロールを行わないと好発する。とくに歯間乳頭部と辺縁歯肉に症状がみられる。適合が不良な補綴《ほてつ》物でもおこる。

治療 治療法としては，個々の状況に応じて，ブラッシングなどの徹底的な口腔衛生指導とともに，歯石除去(スケーリング)を行う。

2 歯肉増殖症(増殖性歯肉炎)

歯肉増殖症(増殖性歯肉炎)とは，炎症，慢性白血病，抗痙攣《けいれん》薬の**フェニトイン**，降圧薬の**ニフェジピン**などの有害作用(副作用)による歯肉全体の増殖をさす。歯肉から出血する場合としない場合がある。重症の場合には，増殖・肥大した歯肉のなかに，歯が埋没してしまうこともある(➡ 図 2-10)。

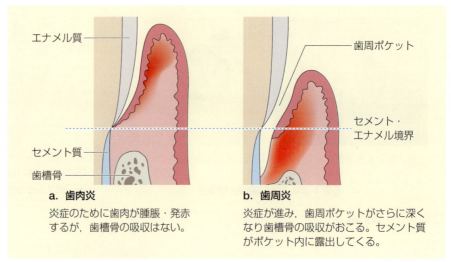

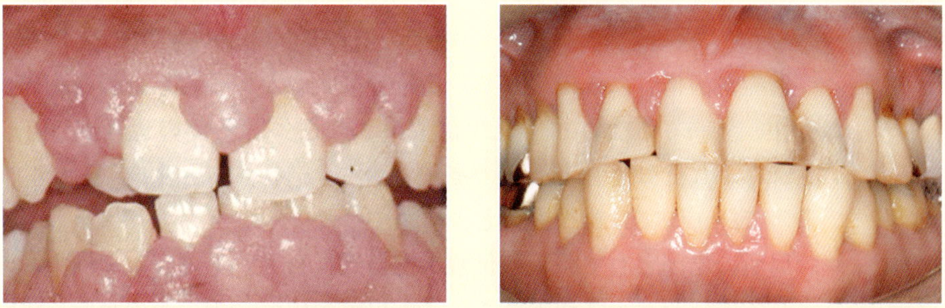

a. フェニトインによる歯肉増殖　b. 降圧薬(カルシウム拮抗薬)による歯肉増殖

図 2-10　歯肉増殖症

治療● 治療の初期には，口腔衛生指導を行い，歯石を除去して消炎をはかる。歯肉の肥大が著しい場合には，歯肉切除術を行い，正常な歯肉形態を形成することもある。

薬剤の内服による歯肉増殖症に対しては，以上の処置が奏効しないことが多く，薬剤の変更や休薬を検討する。なお，歯肉増殖症に対する根本的な治療は抜歯である。

3 急性壊死性潰瘍性歯肉炎

急性壊死性潰瘍性歯肉炎はまれな疾患である。原因は不明で，歯間乳頭部や辺縁歯肉に急速に壊死と潰瘍が生じ，出血と自発痛のほか，全身的に発熱する。

治療● 口腔衛生指導で歯垢を除去する(プラークコントロール)ほか，抗菌薬を内服させる。

4 慢性剝離性歯肉炎

慢性剝離《はくり》性歯肉炎は，歯肉が剝離し，激痛を伴う疾患で，比較的まれである。栄養・代謝障害，内分泌障害，精神的なストレスが原因と考えられているが，明らかな原因は不明である。

治療● 口腔内の衛生状態を改善するとともに，抗菌薬や副腎皮質ステロイド薬を内服させる。

5 出血性歯肉炎

出血性歯肉炎は，ビタミンCの欠乏や血小板減少性紫斑病などによる出血性素因があり，かつ抗凝固薬や抗血小板薬を内服している場合におこる。通常では出血しないようなわずかな刺激，たとえば，歯周ポケット検査などの際に止血が困難になる。

口腔衛生状態改善のためにブラッシング指導を行う際には，出血が持続しないような配慮が必要となる。しかし，外科処置に起因しない多くの口腔内出血では圧迫止血を確実にすることで止血できる。

2 歯周炎

炎症が歯槽《しそう》骨にまで広がり，歯槽骨の吸収が始まったものを歯周炎という(➲ 198 ページ，図 2-8-b)。発生部位により根尖部と歯肉辺縁部の2つに区分され，それぞれ急性と慢性の症状を示す。進行すると歯肉から排膿《はいのう》がみられるので，かつては歯槽膿漏《しそうのうろう》とよばれていた。

局所の原因として歯垢《しこう》の付着と外傷性咬合《こうごう》とがある。生理的な歯肉溝《しにくこう》が拡大して歯周ポケットが形成され，歯根膜の破壊，歯槽骨の吸収，歯肉の退縮，さらには歯の動揺がおこる。

1 急性単純性根尖性歯周炎

急性単純性根尖性歯周炎は，歯髄炎や根管内に留置した薬剤によって，根尖孔《こんせんこう》を通じて歯根膜が炎症をおこす病態である。軽度の自発痛，咬合痛，打診痛を訴える。

2 急性化膿性根尖性歯周炎

急性化膿性根尖性歯周炎では，歯髄が壊疽《えそ》をおこした場合に，根尖を通じて歯根膜に細菌感染が及ぶ。自発痛が著明で，根尖相当部の歯肉に膿瘍《のうよう》を形成し腫脹《しゅちょう》する。発熱することもある。

3 慢性化膿性根尖性歯周炎

急性の歯肉膿瘍に瘻孔《ろうこう》(➲ 図 2-11)があらわれたり，人為的にドレナージ(排膿)を行ったりすると内圧が減少し，痛みがやわらぐ。ここで感染の治療が行われない場合，根尖性歯周炎が慢性化する。

治療● 歯冠側から根管孔を明示し，活動を停止した歯髄を取り除き感染源を断つ。そのためにはリーマー，ファイルなどの器具を使って根管を拡大・清掃し，薬剤を使って滅菌・消毒する(➲ 184 ページ，図 1-20)。感染源となった根管にガッタパーチャポイントという充塡《じゅうてん》材とセメントを緊密に充塡して再感染を防ぐ。

歯肉や歯槽骨内にできた小さな膿瘍《のうよう》や嚢胞《のうほう》では自然治癒を待つ。膿瘍，嚢

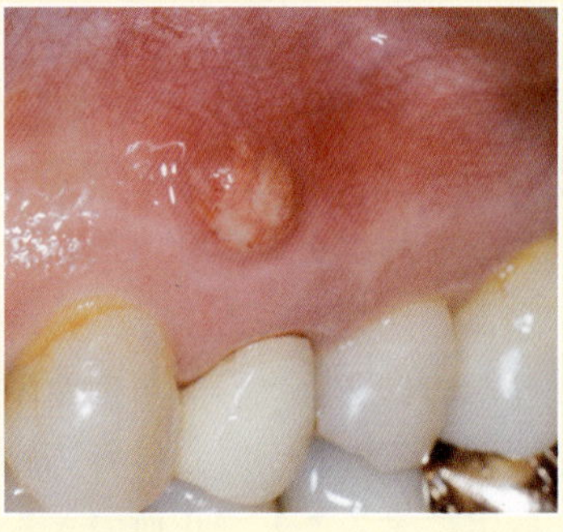

根尖性歯周炎が増悪すると，膿瘍を形成する。内圧が高まると瘻孔が出現し，外部へ圧を逃がす。

➲ 図 2-11　瘻孔

胞，肉芽腫が大きな場合には，根管治療を行っても改善が望めないので，外科的に治療する。局所麻酔下に歯肉を剝離し，歯槽骨を露出してこれらの病変を摘出する。囊胞や肉芽腫の内部には根尖が突き出ているので，これを一部削除して，完全に細菌を除去する。これを歯根尖切除術という(➲184ページ，図1-21)。

4 慢性歯周炎(歯周病)

歯肉と歯槽に炎症が及び，歯肉溝が深くなり，歯槽骨が吸収される慢性疾患で，いわゆる「歯周病」とよばれている。わが国での罹患率は高く，とくに中年以降で歯を喪失する原因は，齲蝕よりも本疾患によるほうが多いといわれるほどである。ほとんどの場合，慢性の経過をたどり，初期に痛みなどの自覚症状が少ないので治療の開始が遅れがちになる。

症状● はじめに歯肉炎をおこし，歯肉溝が深くなり歯槽骨の吸収が始まる。歯肉に違和感が生じ，歯肉が出血し，唾液の粘稠《ねんちゅう》度《ど》が増加する。進行すると歯槽骨の吸収が著明になり，歯が動揺するようになる(➲図2-12)。加えて歯肉の退縮が始まり，動揺する歯のために咬合力が低下し，口臭も増す。さらに進行して急性化すると，歯肉膿瘍を形成する。

治療● 原因である歯垢と歯石を取り除く。歯垢を除くには，歯ブラシやデンタルフロスを効果的に使えるように口腔衛生指導を行う(➲181ページ，図1-16)。毎日摂取する食物の性状についてアドバイスを与えたり，摂取回数なども指導する。高齢者や障害者の一部には自身で適切なブラッシングができない場

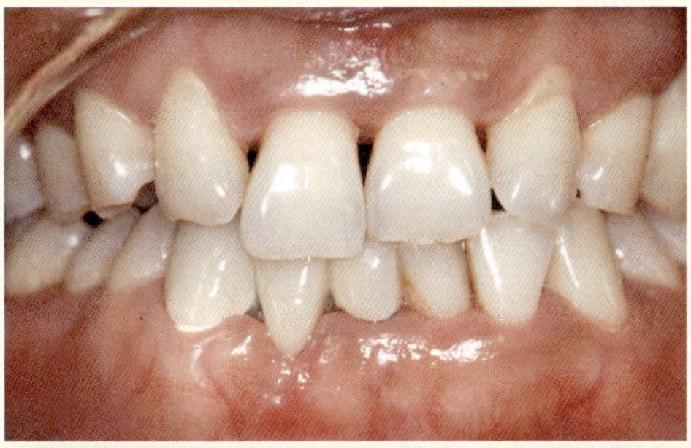

a. 口腔内写真
下顎前歯に歯肉の発赤・腫脹がみとめられ，歯肉炎が全体にみられる。

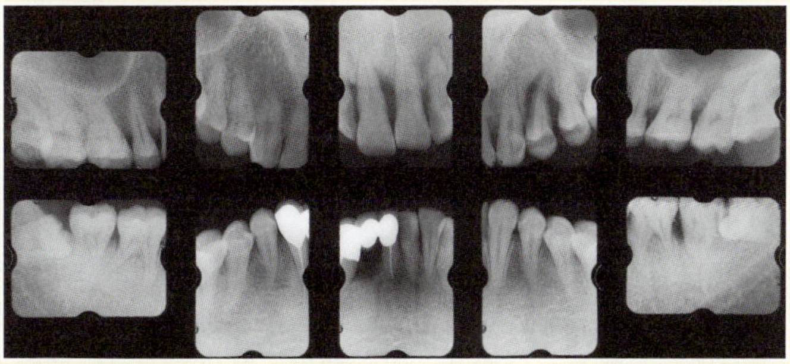

b. X線画像
上顎前歯，上顎左側小臼歯に歯槽骨の吸収が著明で，歯周ポケットが深く，動揺がある。

➲ 図2-12　慢性歯周炎(43歳男性)

合もあり，家族や介護者などが介助することもある。歯石はハンドスケーラーや超音波スケーラーで除去する(➡ 182 ページ，図 1-17)。

また，歯垢や歯石がつきにくくなるように，歯面を滑沢《かったく》化する(ルートプレーニング)。特定の歯に大きな咬合力が及び，歯の動揺を悪化させている場合には，強くあたっている部分をわずかに削ること(咬合調整)もある。

歯の動揺を防止し，歯周組織を安静にするために，周囲の歯とともに，金属線やコンポジットレジンで固定することもある。

このような初期治療ののち，歯周炎の状態を再評価して，必要に応じて「歯周治療」の項(➡ 182 ページ)で述べたような歯周外科治療(歯周ポケット掻爬《そうは》術，歯肉剝離《はくり》掻爬術，歯肉切除術など)を行う場合がある。また，不適切な充塡物や補綴《ほてつ》物が歯周疾患を増悪させている場合には，これらを除去して再修復する。メインテナンスは歯周治療ではとくに重要で，定期的かつ長期にわたる口腔内診査を続ける。

全身疾患・習癖との関係● 近年，歯周疾患と糖尿病をはじめとする全身疾患や，習癖《しゅうへき》との関係が注目されている。たとえば，糖尿病が悪化すると歯周疾患が重症化する，反対に歯周疾患が改善されると糖尿病も軽症化するといった関係である。糖尿病以外には，動脈硬化性疾患や喫煙も口腔内の病変に影響があるとするもので，これらの関係について研究が進んでいる。

5 咬合性外傷

上顎・下顎の歯がとくに強くあたり(外傷性咬合《こうごう》)，歯の動揺，歯槽骨の吸収，痛みなどが生じることを咬合性外傷とよぶ。原因には病的なかみ合わせ(咬合異常)，歯周疾患による歯の動揺，不適切な修復物などが考えられる。咬合の診査で明らかになったり，X 線検査で歯槽骨に特有の吸収像が見られたり，咬合面に咬耗《こうもう》が発見されたりして本症が明らかになることがある。

治療● 治療としては，原因の除去，すなわち，咬合調整を行ったり，不適切な修復物を撤去して新たに製作したりする。動揺が著しい場合には，原因を除去したのちに，隣在歯を固定元として暫間《ざんかん》固定，または永久固定を行うこともある。

3 急性歯槽骨炎

根尖性または辺縁性歯周炎の炎症が，歯槽《しそう》骨内にまで急速に広がり，激しい痛み，歯の挺出《ていしゅつ》感(押し出される感覚)や動揺を自覚し，歯の打診によっても激痛を訴える。炎症が骨膜下にまで達すると，歯槽膿瘍《のうよう》や皮下膿瘍が形成され，著しい腫脹《しゅちょう》と波動を触れるようになる。

治療● 膿瘍形成まで悪化した場合には，切開・排膿を行うと痛みは軽減するが，急性化は繰り返す。抗菌薬と消炎鎮痛薬を内服させ，発熱・倦怠《けんたい》感なども出現するので安静を保ち，解熱をはかり，栄養補給に努める，急性期が過ぎたら，原因歯の治療を開始する。

4 顎骨骨髄炎

1 急性化膿性顎骨骨髄炎

根尖性または辺縁性歯周炎や智歯周囲炎の炎症が，歯槽骨内にまで急速に広がり，さらに骨髄まで及んだ炎症である。

症状● 初期には歯肉の発赤・腫脹《しゅちょう》は著しくないが，発熱，食欲不振，倦怠《けんたい》感，不眠，不安を訴える。進行すると，歯肉の腫脹や歯の動揺が明らかになり，顔面にも発赤・腫脹が及ぶ。下顎の大臼歯が原因の場合には，開口障害とともに嚥下《えんげ》障害もみとめられる。

治療● 膿瘍が形成されている急性期には，切開・排膿を行う。安静を保ち，栄養補給に努め，抗菌薬と消炎鎮痛薬による薬物療法を行う。

2 慢性顎骨骨髄炎

顎骨の骨髄炎が慢性化し，骨髄腔が硬化して，場合によっては腐骨《ふこつ》を形成する炎症である。急性化した場合には排膿がみられることがある。

治療● 抗菌薬を投与して，腐骨や皮質骨を除去するなどして消炎をはかるが，原因歯は抜去することが多い。

5 急性口底炎

さまざまな歯性感染症が，疎《そ》な結合組織である舌下隙《げき》，顎下隙，オトガイ下隙に進んでおこした炎症で，口底蜂巣《ほうそう》炎，口底蜂窩織《ほうかしき》炎ともよばれる。

症状● 口底・顎下部が腫脹して，舌は挙上し，開口・嚥下《えんげ》障害が出現する。腫脹が著しい場合には気道が狭窄《きょうさく》し，呼吸困難にもなる。全身的には発熱，倦《けん》怠《たい》感，食欲不振を訴える。

治療● 気道狭窄や呼吸困難が著明な場合には，気管挿管や気管切開といった気道確保を優先させることもある。他の炎症と同様に，安静にさせ，薬物療法を積極的に行う。

6 歯性上顎洞炎

上顎の小臼歯や大臼歯の根尖が上顎洞《どう》底と近接していて，それらの歯や歯周組織の炎症が上顎洞に波及しておこる。

症状● 慢性の症状は，鼻閉や膿性鼻漏《びろう》，頰部の違和感，頭重感などで，急性期には歯や上顎洞の痛み，歯肉の腫脹などがみとめられる。

治療● 抗菌薬と消炎鎮痛薬を投与するが，原因の歯に歯髄処置をしても軽快しない場合には抜歯を選択する。抜歯窩《か》が上顎洞と交通していれば，洞内を洗浄する。以上でも改善がみられなければ，上顎洞根治術が必要になる。

C 口腔粘膜・顎骨の疾患

1 口内炎・舌炎・ヘルペス

1 口内炎

口腔粘膜の炎症を総称して口内炎という。原因は不明の場合が多く，全身疾患の症状として発症したり，抗菌薬などの薬剤アレルギーとしてあらわれたりする。

カタル性口内炎● 広範囲に粘膜が発赤して唾液分泌が増加し，温度刺激・接触刺激・酸味・甘味により痛みを感じる。

アフタ性口内炎● 円形または楕《だ》円形で，米粒大の白色または黄白色で周囲が赤く縁《ふち》どられた斑点《はんてん》をアフタとよぶ。通常は1つ(孤立性アフタ)だが，複数のこともある。灼熱感《しゃくねつかん》があり，接触すると激しい痛みが生じる。数日で治癒するが，再発する場合もある(再発性アフタ)。過労や胃腸疾患，月経，栄養状態に関連してあらわれるとされるが，詳細は不明である。再発性アフタはベーチェット病では初発症状となる。

潰瘍性口内炎● カタル性口内炎が水疱《すいほう》を形成したのち，潰瘍《かいよう》となり偽膜《ぎまく》を形成する。これを潰瘍性口内炎という。放射線性口内炎(放射線治療後の口内炎)とともに激しい痛みを伴う。

扁平苔癬● 頰粘膜に好発し慢性に経過する炎症性角化症である。レース状の白い縁どりがあり，中心に紅斑があり，びらんがみられるときには痛みがある。

ワンサン口内炎● スピロヘータと桿菌《かんきん》の感染症で，潰瘍性口内炎と症状は似ているが，咽頭粘膜や扁桃《へんとう》に壊疽を形成する。

白板症● 口腔粘膜の角化亢進によるもので，炎症ではない。痛みなどの自覚症状はなく，境界明瞭な白色の盛り上がりが頰粘膜・舌・口唇・歯肉・口蓋などに発生する。前がん病変と考えられており，10% 程度が悪性化するといわれている。治療は外科的切除が望ましい(➡ 図 2-13)。

口腔カンジダ症● 口腔内常在菌によるカンジダ-アルビカンスによる感染症で，体力の低下した場合や菌交代現象として発症する。白色の偽膜が出現し，初期には剝離《はくり》できるが，進行すると剝離しにくくなり，びらんや潰瘍となる。患部の清潔を保つことと，抗真菌薬の投与が有効である。

2 舌炎

ビタミン B_{12} や葉酸が欠乏すると，悪性貧血を発症するとともに，舌を中心として特有な症状があらわれる。これをメラー-ハンター舌炎とよび，舌の炎症のほか，舌の灼熱感や疼痛《とうつう》などの異常感覚，舌乳頭の萎縮《いしゅく》，舌表面の紅斑が特徴である。

治療としては，ビタミン B_{12} の非経口投与，鉄剤や葉酸・ビタミン B_6 の

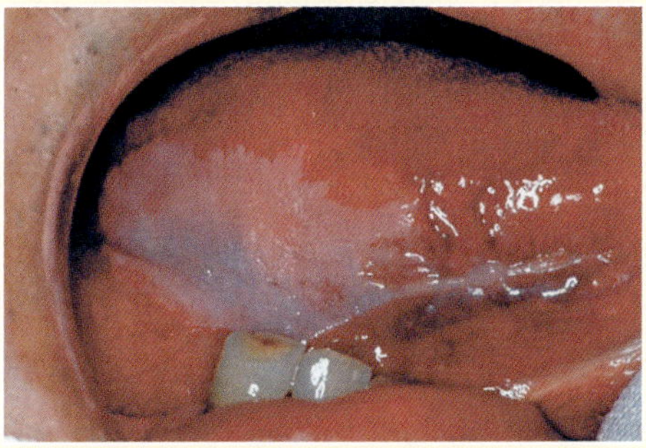
舌の側縁に生じた白板症。経過を観察し，増大するようならば切除を検討する。

図 2-13　白板症

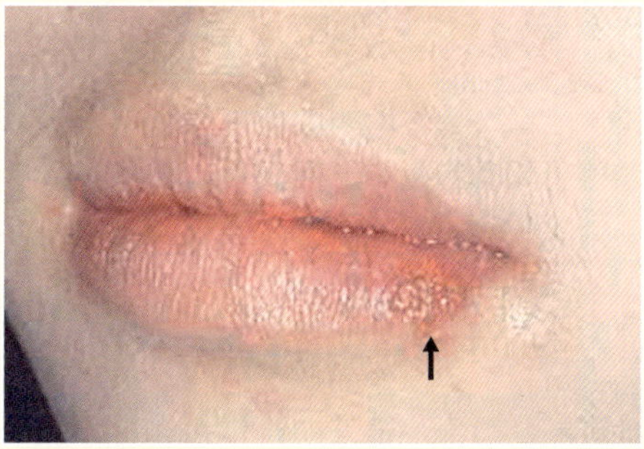

口唇の左側に生じたヘルペス。

図 2-14　口唇ヘルペス

内服を行う。

3 ヘルペス

口唇ヘルペス● 口唇ヘルペスは単純ヘルペスウイルス1型（HSV-1）による感染症である。紫外線や肉体疲労が誘因となる。はじめに赤唇部に灼熱感を感じ，その後，口唇の粘膜と皮膚の移行部やその周辺に直径1～3 mmの小水疱が集まって発生する。まもなく小水疱は破れてびらんとなり，その後，痂皮《かひ》におおわれる（図 2-14）。

7～10日間で治癒するが再発する。治療は，抗ウイルス薬であるアシクロビルの投与が有効である。

帯状疱疹● 帯状疱疹《たいじょうほうしん》は，HSV-1と同じヘルペスウイルス科に属する水痘《すいとう》-帯状疱疹ウイルスによる疾患であるが，片側性に三叉《さんさ》神経領域や顔面神経の走行に沿って顔面皮膚や口腔粘膜に帯状に小水疱が多発する。激しい三叉神経痛様の痛み，軽度の発熱，摂食障害，味覚異常を伴う。小水疱は，破れてアフタ性口内炎のようになり，その後，痂皮を形成する。

治療として，抗ウイルス薬や鎮痛薬の投与，神経ブロックがある。高齢者では，摂食障害が進むと低栄養状態になり，全身状態の改善が必要なこともある。

2 嚢胞を形成する疾患

含歯性嚢胞（濾胞性歯嚢胞）● 歯が萌出しないでその周囲を嚢胞《のうほう》が取り囲んでいるもので，歯原性嚢胞（歯胚や歯に関連した嚢胞）に分類される。症状はないことが多く，発育は緩徐なので，X線画像で発見されることもある。大きな嚢胞は開窓し，小さなものは原因歯とともに摘出する。

鼻口蓋管嚢胞（切歯管嚢胞）● 歯胚や歯の発生とは無関係な嚢胞で，非歯原性嚢胞に分類される。別名を切歯管嚢胞といい，切歯管の位置に発生する。摘出することが多い。

歯根嚢胞● 歯根肉芽腫に上皮が増殖して嚢胞化したと考えられる炎症性嚢胞である。

齲蝕が悪化して発生するので，頻度は高く，顎骨を膨隆させることもある。小さな囊胞は感染根管治療で縮小することもあるが，大きな場合には，歯根尖切除術，抜歯，囊胞摘出術から選択する。

術後性上顎囊胞● 上顎洞炎の手術後，長期間経過したあとに，同じ上顎洞内に発生する囊胞である。手術時に残った粘膜上皮が増殖したためと考えられる。長期間，無症状に経過したのち，鼻閉・鼻漏などの鼻症状，頰部・歯肉の腫脹・疼痛，頭重感・頭痛があらわれる。感染すると急性上顎洞炎に似た症状を呈する。急性期には抗菌薬と消炎・鎮痛薬を内服させ，症状が安定したところで洞粘膜とともに摘出する。

3 顎骨骨折

顎骨骨折は，歯槽骨・上顎骨・下顎骨・頰骨・頰骨弓・顎関節の骨折に分類される。歯槽骨骨折が最も多く，ついで下顎骨，上顎骨の順となる。

原因● 交通事故・転倒・作業事故・暴力・スポーツなどがおもな原因である。頭蓋骨の骨折を合併する場合には，脳外傷の治療を先行させるなど，隣接各科と連携して緊急性を判断しなければならない。

症状● 口腔周囲の裂傷，出血・皮下出血，顔面の腫脹と痛み・擦過傷《さっかしょう》・挫傷《ざしょう》，口腔粘膜の裂傷，歯の亜脱臼《あだっきゅう》・脱臼・脱落，歯列の偏位《へんい》，開・閉口障害，知覚障害など，多様である。

歯槽骨骨折の場合には骨折線上の歯は著明に動揺するが，開・閉口障害はみられない。下顎骨骨折では，骨片は異常に動き，摩擦《まさつ》・軋轢《あつれき》音が聞かれる。咬合《こうごう》異常となり，歯列の正中が骨折線側に偏位することが多い。上顎骨骨折の場合には，以上の症状のほかに鼻出血や鼻閉，結膜の出血，複視が加わることがある。

治療● 口腔は気道の入口なので，出血や腫脹が著しい場合には，まず気道確保をはじめとする呼吸管理を行う。口腔顔面領域は血管が集中しているので，輸血も含めた大量出血に対する処置も必要となることがある。

次に，止血，創傷の処置・縫合，保存不可能な歯の抜去，二次感染防止を行う。骨片の偏位がほとんどない場合には，金属線やコンポジットレジンを用いて歯を固定元としたり，線副子を用いたり，金属プレートを応用したりして骨片固定を行う。これを**非観血的整復術**とよぶ。消炎・鎮痛薬の内服とともに，痛みや開口障害で著しい摂食障害のある場合には，経管栄養を検討することもある。

骨片の偏位の大きな場合では，上記のほか，骨片の偏位を整復し，骨体と固定する方法も行われる。これを**観血的整復術**という。金属線で骨片と骨体を固定し，さらに上顎と下顎の歯を金属線で結紮《けっさつ》(顎間固定)する。近年，金属プレート，金属ネジで強固に骨を固定することができるようになったので，顎間固定の期間を短くしたり，症例によっては顎間固定が不要となる場合がある。

4 顎関節脱臼

顎関節の関節頭である下顎頭は前方に脱臼《だっきゅう》することがほとんどで，もとに戻らなくなった状態が顎関節脱臼である。

原因● 歯科治療中の大きな開口・打撲・あくび・大笑い，全身麻酔のための気管挿管などが原因となる。ふつうの開口や小さな外力で脱臼を繰り返すことを，習慣性脱臼とよぶ。

症状● 両側の脱臼では開口したままで閉口できなくなる。顔貌《がんぼう》は長くなり，下顎が前突したように見える。咀嚼《そしゃく》は不能で嚥下《えんげ》ができず，発音も不明瞭となり，流涎《りゅうぜん》(唾液が流れ出ること)がみとめられる。耳珠《じじゅ》の前方部は下顎頭が前方に脱臼しているので，陥没《かんぼつ》する。

片側性の脱臼では下顎が健側(脱臼していない側)に偏位するので，顔貌が左右非対称になるが，開・閉口はできる。

治療● 新鮮例では徒手整復ができる。徒手整復ができない場合や，脱臼をおこしてから時間が経過した例では，観血的に整復が必要となる場合もある。

5 腫瘍

1 歯原性腫瘍

エナメル上皮腫● 歯胚《しはい》のエナメル器に由来する腫瘍《しゅよう》で，良性であるが浸潤《しつじゅん》性に発育する。下顎の大臼歯部に好発し，顎骨が膨隆《ぼうりゅう》したり，顔面が変形したりして発見される。X線画像では大小の嚢胞《のうほう》状の小胞がみとめられ，腫瘍内に埋伏歯《まいふく》がみられることもある(➡図2-15)。

治療としては，摘出や掻爬《そうは》だけでは再発することが多いので，顎骨も含め

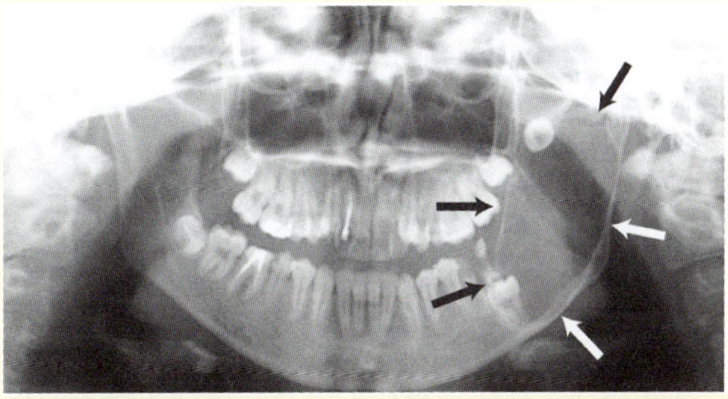

16歳女性の下顎骨の左側に生じたもの(矢印で囲んだ部分)。埋伏歯を2つ含んでいる。このように大きなものは，下顎骨骨折をおこす可能性もあるので，腫瘍摘出後，金属プレートで補強することがある。

➡ 図2-15　エナメル上皮腫のX線画像

た拡大手術が行われる。

歯牙腫● 歯胚の形成異常による奇形腫で，良性で発育は緩慢である。上顎の前歯部，上顎・下顎の臼歯部に好発する。自覚症状がないので，歯科治療の際のX線画像で指摘されることが多い。治療法は腫瘍《しゅよう》摘出である。

セメント質腫● 歯根にセメント質が大量に付着するようにできた良性腫瘍である。10代に好発し，自覚症状はない。X線画像では歯根肥大や歯根囊胞との鑑別が必要である。治療は経過を観察するだけでよいが，原因歯の抜去に際しては難渋することがある。

2 非歯原性良性腫瘍

骨腫● 顎骨が正常な粘膜でおおわれながら膨隆《ぼうりゅう》した良性腫瘍である。若年層に好発し，下顎下縁にみられることが多い。骨膨隆以外のX線所見もなく，境界もない。外骨症(口蓋隆起・下顎隆起)ともいわれる。

義歯などの補綴《ほてつ》物を装着する際の障害となるので，必要に応じて外科的に切除する。

乳頭腫● ウイルスや義歯などの慢性的な機械的刺激により発生する，上皮性の良性腫瘍である。高齢者の歯肉・舌・頰粘膜にみられ，有茎性で外方に発育し，乳頭状・いぼ状・線毛状を呈する白色腫瘤である。

治療法として外科的切除，凍結外科による切除，レーザー蒸散が行われる。

血管腫● 血管組織からなる良性腫瘍である。口腔内のいずれの部位にもみとめられ，出生時または乳児期から加齢的に増大する。腫瘍はやわらかく，表在性であれば鮮紅〜青紫色で，深在性であれば粘膜でおおわれた膨隆となる。

治療法として，原則としては切除するが，栄養血管を塞栓《そくせん》させて腫瘍を縮小させることもある。

リンパ管腫● 血管腫同様，組織奇形とみなされるリンパ管組織からなる良性腫瘍である。舌に多くみられ，出生時に確認される。外科的な切除が適応となる。

脂肪腫● 健常粘膜でおおわれた良性腫瘍で，頰粘膜・口唇・口腔底に発生し，やわらかく弾力性がある。治療法としては切除することが多い。

線維腫● 線維組織が機械的刺激により増殖した良性の増殖物である。口腔内で機械的刺激を受ける部位に発生し，ポリープ状に発育し，無痛性である。外科的に切除される。

エプーリス● 歯肉の歯間乳頭部，とくに上顎前歯部の唇側に好発する良性の腫瘤《しゅりゅう》である(➡ 図2-16)。線維質が多いと白色，血管が多いと赤色になる。発育は緩慢であるが，増大すると歯を動揺させたり移動させたりする。発生時期により先天性・妊娠性に区別され，病理組織学的には，肉芽腫性・線維性・血管腫性・線維腫性・骨線維腫性に分類される。

治療法は外科的切除となるが，小さな場合には歯が保存できる。妊娠性エプーリスでは経過を観察すると，分娩《ぶんべん》後に縮小することもある。

多形性腺腫● 唾液腺にみられる最も多い良性腫瘍である。耳下腺由来が多く，小唾液腺

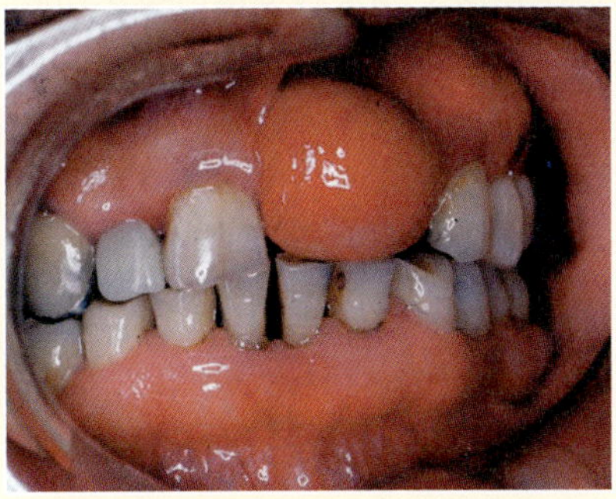

上顎前歯部歯肉に生じたもの。

図 2-16　エプーリス

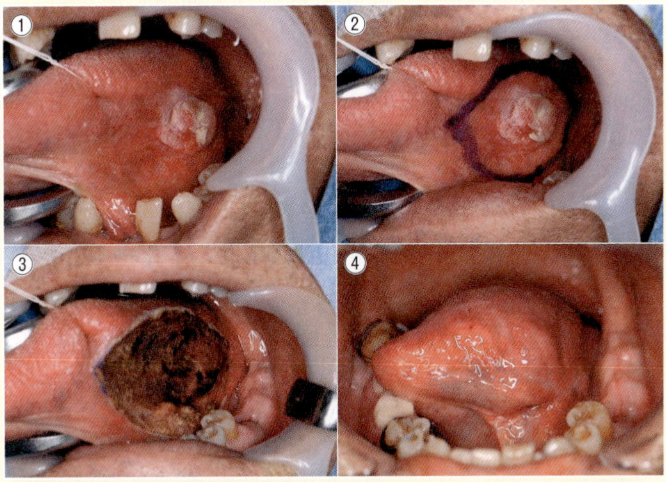

左側舌縁に生じた腫瘍を周囲組織とともに切除。

図 2-17　舌がんとその手術経過

では口蓋腺に多い。表面は平滑，発育は緩慢で，無痛性に増大する。外科的な切除術が適応となる。

3 非歯原性悪性腫瘍

扁平上皮がん　口腔内の扁平《へんぺい》上皮細胞に発生するがんで，部位によって舌がん(図 2-17)，歯肉がんなどとよばれるものである。口腔内の悪性腫瘍で最も多く，口腔がんといえばこれをさすことが多い。初期には無症状で，あっても食物がしみる程度である。その後，潰瘍を形成し，腫脹して深部へ浸潤を始め，硬結《こうけつ》(かたいしこり)を触れるようになる。

リンパ性に転移するので，顎下・頸部リンパ節をはじめとして肺・肝臓・胸膜・脊椎への転移が多い。浸潤が進むと悪臭を発し，顎骨の吸収，出血，気道や食道への圧迫がおこる。

肉腫● 間葉系組織の悪性腫瘍で，まれではあるが口腔内に発生することがある。潰瘍《かいよう》形成は少なく，表面が不整な腫瘤を形成し，扁平上皮がんと異なり，やわらかいことが多い。リンパ性の転移と血行性の転移が早期におこり，予後は不良である。

悪性黒色腫● ほかの部位の皮膚だけでなく，口蓋や上顎歯肉に発生することのある悪性腫瘍である。色は黒く，発育は速く，遠隔転移もおこりやすい。予後は不良である。

悪性リンパ腫● リンパ節または細網内皮系細胞に由来する，歯肉，顎下・頸部リンパ節に発生する悪性腫瘍である。リンパ節での浸潤は，圧痛や発赤を伴い腫脹するので，気道狭窄《きょうさく》をきたすことがある。

腺様囊胞がん● 唾液腺に発生する悪性腫瘍で，口蓋腺などの小唾液腺と顎下腺に好発する。発育は緩慢であるが，浸潤性で痛みを伴う。

■悪性腫瘍に対する治療

悪性腫瘍に対する治療には，外科療法，化学療法，放射線療法の3種類の治療法が，症例に応じて，単独であるいは併用して使われている(**三者併用療法**)。最近は外科療法が中心となっており，顎下・頸部リンパ節に転移していることが多いので，頸部郭清《かくせい》術も含めた広範な切除が必要である(➲図2-18)。

顎骨も含めた切除手術は侵襲が大きく長時間を要し，さらに，機能的ならびに審美的な目的から金属プレートや皮弁などを用いた再建の必要もあり，即時再建には顕微鏡下の血管吻合手術も選択されることがある。また，再発

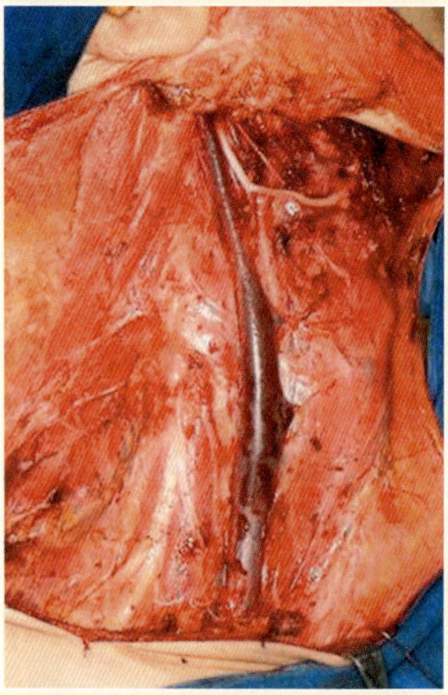

62歳女性。歯肉がんの切除とともに頸部リンパ節摘出などの頸部郭清術を行う。

➲図2-18　頸部郭清術

の可能性もあるので，長期間にわたり，経過を観察しなければならない。

化学療法や免疫療法は，外科療法と異なり実質欠損は生じないが，薬剤によっては副作用が激烈に発現する。放射線療法が効果のあることも多いが，皮膚への放射線性の熱傷が大きな痛みを与える。両者とも外科系の分野だけでなく，広く内科や放射線科との連携が必要な領域である。

6 顎関節症

症状● 開口・閉口，咀嚼《そしゃく》，かみしめ，あくびなどの顎《がく》運動時の関節痛，ゴツゴツ音・クリック音などの顎運動時の関節雑音，さらに十分に口の開かない開口障害をおもな症状とする疾患を顎関節症という。特徴は関節部に急性炎症がないことである。なお，不定愁訴《しゅうそ》の表現方法として，以上のような症状を訴える場合もある。

原因● 咬合《こうごう》異常(不正咬合)，不適切な義歯や補綴《ほてつ》物による咀嚼《そしゃく》筋の異常な緊張，関節部の打撲《だぼく》・圧迫，下顎頭の変形，関節円板や関節嚢《のう》の形態の異常，精神的な緊張やストレスが考えられている。

治療● 通常のX線検査のほかに，最近では磁気共鳴画像(MRI)や関節鏡による診断が可能となってきた。治療法には，咬合異常の改善，咬合挙上副子(スプリント)の装着，筋緊張の緩和，関節円板の修正，安静などがある。

咬合異常の改善には，全体的な咬合の調和を評価して，不適切な補綴物や充填《じゅうてん》物の調整や再製作を行う。

スプリントによる治療とは，咬合を上げるために，歯列全体をおおう装置を装着して，下顎頭の位置を修正しようとするものである。目的により，上顎または下顎に透明なスプリントを装着し，できるだけ長時間装着するように指導する(➲図2-19)。

筋緊張を緩和させるには，中枢性筋弛緩薬《きんしかんやく》を内服させたり，精神・心理学的療法を行ったりすることもある。

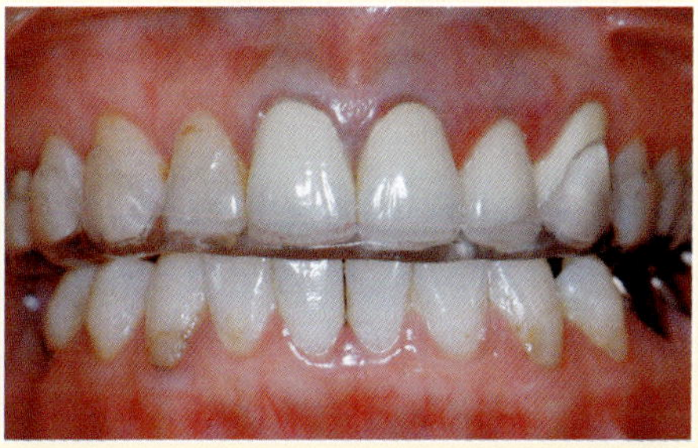

スタビリゼーションタイプとよばれるもので，上顎に装着することが多い。できるだけ長時間装着することが推奨されている。

➲ 図2-19　顎関節症治療のスプリント

関節円板の修正は，外科的に顎関節を露出して形態を修正する方法で，最近では関節鏡視下の手術も行われるようになってきた。また，安静を目的として，チンキャップ(オトガイ帽《ぼう》)などを装着して開口を制限することもある。

D 唾液腺・神経疾患

1 唾液腺の炎症

1 流行性耳下腺炎

唾液腺の炎症のなかでも，とくにムンプスウイルスによる耳下腺への感染で，いわゆる「おたふくかぜ」とよばれるものである。顎下腺にも同時に発症することが多く，精巣・卵巣・膵臓にも波及することがある。

飛沫感染により2〜3週間の潜伏期を経て，耳下腺部の腫脹と疼痛とともに高熱を発する。

治療● 治療として消炎療法が行われ，小児科や耳鼻咽喉科が担当することが多い。

2 舌下腺炎，顎下腺炎

上記のウイルス感染のほか，唾石に代表される唾液の排泄障害，細菌感染，あるいは免疫異常が原因で，舌下腺や顎下腺に炎症が及ぶ。急性・慢性，化膿性，再発性などに分類されるが，いずれも分泌腺周囲の腫脹と疼痛がおもな症状となる。

治療● 治療法として，抗菌薬と消炎・鎮痛薬の内服による薬物療法が主流である。

2 唾液腺の嚢胞

1 粘液嚢胞

粘液嚢胞とは，口腔腺などの小唾液腺に粘液が貯留した嚢胞をいう。咬傷や感染による閉鎖が原因と考えられている。口唇，とくに下口唇や粘膜に，大豆《だいず》大の弾力性のある腫瘤ができ，大きくなると波動を感じる。

治療● 治療としては切除・摘出を行う。

2 ガマ腫

顎下腺・舌下腺・小唾液腺などの唾液腺に由来する粘液嚢胞で，口底部に舌を持ち上げるような透明な嚢胞壁がみられ，カエルの咽頭のように見えるのでこの名称がある。舌を持ち上げ，圧排するために発音・咀嚼障害がおこりやすい。痛みはなく，舌下部が腫脹し，顎下部まで及ぶこともある。

治療● 治療法として，開窓療法があり，粘稠で透明な内容液が吸引される。全摘する場合もあるが，再発することもある。

3 唾石症

唾液腺の腺体とその導管にみられる結石を唾石《だせき》という。多くは顎下腺にみられる。唾石は数個に及ぶこともあり，大きさもさまざまである。異物が中心となりカルシウムが沈着して形成されると考えられている。

症状● 食事などで唾液の分泌量が増加すると，激しい痛みをおこし，唾液腺も腫脹し，分泌量が減ると痛みも腫脹も軽減される。発症に伴い唾液量が減少することもある。顎下腺内の唾石は触診でかたく触れるが，確定診断には造影検査も含めたX線検査がきわめて有効である。

治療● 消炎を優先させる。導管内の場合には口腔内から摘出し，腺体内や導管と腺体の移行部では，口腔外から皮膚切開を行い，唾石と腺体両者を摘出する。

4 三叉神経痛

三叉《さんさ》神経領域に発生する激しい痛みを伴う神経痛である。原因には不明な点もあるが，特発性三叉神経痛は，頭蓋内の三叉神経根部が動脈などに圧迫されたためと考えられる。症候性三叉神経痛は，歯髄炎・歯周炎・腫瘍・外傷・耳鼻科疾患などが原因となる。

1 特発性三叉神経痛

特発性三叉神経痛は，中年以降の女性に多く，休止期を伴った片側性の激烈な痛みが各枝の支配領域に発生する。第Ⅰ枝(眼神経)より第Ⅱ枝(上顎神経)に多く，第Ⅲ枝(下顎神経)にさらに多い。痛みの持続時間は数秒から数分で，いわゆる電撃痛と表現される。

痛みが大きな場合には，摂食も困難になる。ブラッシング，洗顔，会話，冷風，摂食などにより誘発され，バレーの圧痛点というトリガーポイント(誘発点)も特徴的である。

治療● 治療法としては，抗痙攣《けいれん》薬であるカルバマゼピンによる薬物療法が著効を示す。そのほか，アルコールによる神経ブロックや東洋医学的療法などが選択される。頭蓋内の三叉神経根部で動脈などが圧迫している部位を解除する三叉神経減圧術が脳神経外科で行われる。以上の治療で痛みが寛解することが多いが，再発することもある。

2 症候性三叉神経痛

症候性三叉神経痛では，上述の歯髄炎・歯周炎・腫瘍・外傷，耳鼻咽喉科領域の疾患などによる痛みが持続的にあらわれるが，特発性より痛みの程度は小さく，持続的である。また，好発年齢はなく，トリガーポイントもない。

治療● 治療法としては原因疾患の処置であるが，対症療法として鎮痛薬の投与を行うことがある。

5 顔面神経麻痺

運動神経である顔面神経が麻痺《まひ》するとさまざまな障害がおこる。顔面神経麻痺の原因は中枢性と末梢性に分けられる。中枢性顔面神経麻痺は脳梗塞・脳出血などの脳血管疾患により，また末梢性顔面神経麻痺はウイルス感染，外傷，糖尿病やサルコイドーシスなどの全身疾患，腫瘍，中耳炎，神経疾患，中耳手術や耳下腺手術といった医原性などによる。多くは末梢性顔面神経麻痺で，なかでも単純ヘルペスウイルスⅠ型(HSV-1)によるベル麻痺や，ラムゼイ-ハント症候群がほとんどである。

末梢性顔面神経麻痺では前額を含む表情筋全体に運動障害がみられる。麻痺のほとんどは一側性であるが，まれに両側性に出現する。麻痺は発症時には軽度でも数日で増悪することがある。また，麻痺に伴って涙液の分泌低下や，耳痛・耳後痛，味覚異常，聴覚過敏などがみられる。中枢性と末梢性の鑑別には，麻痺の症状以外に構音障害や歩行障害などがある。

治療● ステロイド薬と抗ウイルス薬を投与する。高度の麻痺で薬物療法が奏効せず，電気生理学的検査で予後不良が考えられる場合には，顔面神経減荷術や表情筋マッサージを検討する。後遺症(病的共同運動，顔面拘縮，顔面けいれん)に対しては，発症後1年を目安に形成外科的治療やボツリヌス毒素の注射を考慮する。

まとめ

- 歯の硬組織疾患のうち，齲蝕の罹患率は先進国では90％以上といわれている。
- 齲蝕の3大好発部位は，①咬合面の小窩・裂溝，②歯の隣接面，③歯頸部である。
- 齲蝕は，深さや広がりの程度から5段階(C_0～C_4)に分類される。
- 齲蝕や歯周炎により，歯髄が炎症をおこすと痛みが発生しやすく，その痛みは激烈であることが多い。
- 歯肉炎では，歯肉に限局した炎症がみられ，歯槽骨の吸収はない。おもに歯垢が原因となっている。
- 歯肉の炎症が歯槽骨まで進展し，歯槽骨の吸収が始まったものが歯周炎である。
- 歯肉炎・歯周炎の治療の基本はプラークコントロール，歯垢・歯石除去であるが，ブラッシング指導をはじめとする口腔衛生指導が非常に重要である。
- 口内炎は，全身疾患や薬剤アレルギーなど，さまざまな原因によってあらわれるが，原因不明のものも多い。
- 歯・口腔領域の外傷としては，歯の破折・脱臼，顎関節の骨折・脱臼があげられる。
- 口腔内に発生する腫瘍に対する治療は，外科的切除が基本となるが，悪性のものでは化学療法・放射線療法を加えた三者併用療法が適用されることもある。

復習問題

1 次の文章の空欄を埋めなさい。

- 齲蝕は細菌により産生された(① 　　)が歯質を脱灰するものである。
- 齲蝕のおもな原因菌は(② 　　)である。
- 齲蝕の好発部位は(③ 　　)の小窩・裂溝，(④ 　　)部，(⑤ 　　)部である。
- 歯周治療は(⑥ 　　)の除去が大切である。
- 歯肉炎と歯周炎では(⑦ 　　)のほうが表層の疾患である。
- カタル性口内炎は粘膜が(⑧ 　　)し，唾液分泌量が(⑨ 　　)する。
- 口腔内に生じる円形で境界が明瞭な白色の斑点を(⑩ 　　)という。
- 口唇ヘルペスは(⑪ 　　)の感染により生じる。
- 顎骨骨折の部位は(⑫ 　　)骨，(⑬ 　　)顎骨，(⑭ 　　)顎骨の順に多い。
- 舌がんや歯肉がんは(⑮ 　　)がんに分類される。
- 唾液腺の腺体と導管にみられる結石を(⑯ 　　)という。
- 三叉神経痛は(⑰ 　　)性と(⑱ 　　)性のものに分けられる。

2 次の語群を A～C に分類しなさい。

【分類】

A：歯原性腫瘍

B：非歯原性良性腫瘍

C：非歯原性悪性腫瘍

【語群】

①乳頭腫(　　)	②線維腫(　　)
③肉腫(　　)	④エナメル上皮腫(　　)
⑤骨腫(　　)	⑥歯牙腫(　　)

3 齲蝕の分類を正しく組み合わせなさい。

① C_1 ・	・Ⓐゾウゲ質まで
② C_2 ・	・Ⓑ歯髄まで
③ C_3 ・	・Ⓒ残根
④ C_4 ・	・Ⓓエナメル質まで

第3章 患者の看護

A 共通する看護

1 身体的な問題への援助

歯科領域に関する疾患は，年齢層に関係なく乳児期から老年期まで，すべてにみられるものといえる。代表的な齲蝕《うしょく》でいえば，幼児から高齢者までが対象となる。また，齲蝕や歯周炎などは軽い疾患と認識されやすく，症状が強く出ないと受診行動につながらないことも多い。一方で，口腔内の悪性腫瘍などの疾患に関しては，機能障害や外見の変化につながる疾患ということが周知されていない現状がある。

1 経年的変化の影響

人間は年齢を重ねるごとに機能低下がみられるものである。口腔内においても唾液量の減少がみられる。唾液は消化液としてはたらくほかに，食物を飲み込みやすくしたり，口腔内の清潔を保つ役割をもっている。

加齢に伴う唾液量の減少により，口腔内は乾燥しやすく，炎症やびらんなどの症状が出やすい状態となる。嚥下機能の低下もみられるようになり，かたいものや粘度の低いものや高すぎるものが飲み込みにくくなり，誤嚥や窒息の可能性が高くなっていく。

2 全身との関連

口腔内にあらわれる症状が，ほかの部位の疾患と関連していることがある。たとえば，粘膜からの出血がみられることがあるが，このことから，ベーチェット病や白血病，血友病が考えられる場合がある。また，口腔内細菌は心臓疾患に影響を与えるとして，心臓手術前に治療をすすめられる場合もある。

口腔領域の症状は全身との関連があり，影響を受けかつ与えるものであることを忘れず，全身疾患との関連をつねに意識しておく必要がある。

3 口腔機能障害への援助

摂食・嚥下障害●

口腔領域の疾患で把握しなければならない重要な点は，口から食べられる状態であるか，なにがどのような形態であれば摂取できるのか，もしくはできないのか，という点である。

口腔内の症状によっては，顎関節の運動障害による開口障害，炎症などからくる痛みによってかめなくなる咀嚼障害，舌に異常があって飲み込めない嚥下障害などが出現し，食事ができなくなる。

患者の訴えを聞き，細かい状態観察を行って，患者の栄養管理と水分補給が確保できるよう支援することが重要である。また，口腔からの栄養確保が困難となった場合は，経管栄養や点滴治療などの管理が必要となる。

言語障害　人が社会生活を円滑に過ごすには，会話は不可欠なコミュニケーション手段である。疾患による障害によって言葉を発する機能が低下，あるいは喪失することは，身体的・精神的にも大きなダメージを与える。

残された機能に対してはリハビリテーションを行い，改善を期待する。その際，患者の病態や経緯を理解している医療チームや，家族からの精神的支援が必要となる。

呼吸障害　口腔は，人間の呼吸経路の1つである。全身麻酔下での手術後では創部の腫脹，粘膜の浮腫などの症状により，呼吸しにくい状態となることもある。手術直後は創部の疼痛や咽頭部違和感により，唾液・血液をスムーズに吐き出せず，口腔内に貯留した状態となり，安定した呼吸を阻害した状況となっている。また，口腔内の腫瘍は気道を狭くする。

口腔疾患患者の観察を行う場合には，呼吸管理の知識と観察力を養うことが必要である。

2 心理・社会的問題への援助

口腔内疾患は，炎症の痛みや，食事ができない，うまく話せないことなどによって，生活の質(QOL)の低下に直結する。そのため，患者の精神的なストレスや不安，社会生活での不便さや不自由さを，治療にかかわった医療スタッフや家族が身近で支え，理解し，患者の気持ちに寄り添っていく姿勢を示すことが大切となる。

悪性腫瘍　悪性腫瘍の場合では，舌や下顎部位の切除により，話せない，口から物が食べられない，唾液が出ない，唾液が流れ出る，顔貌の変化などの障害がいくつも重なることがある。手術により障害をかかえた患者にとって，治療後の社会生活は快適なものとはいえない場合が多く，医療スタッフによる支援が不可欠となる。

先天異常　唇顎口蓋裂などの先天異常のある患児に関しては，医療スタッフはまず，両親の出産後からの精神的な不安や，身体的な負担に共感する必要がある。そして，家族や周囲の関係者に，患児がこれから必要とする治療の経過や，それによってどのように改善されていくかなどの，具体的な説明を繰り返し行う。患児の病態への理解を深めていくための情報提供や，日常生活での具体的な指導が必要である。

3 外来・入院時の援助

1 外来治療での看護

歯科外来には，あらゆる年齢層の患者が受診に訪れるため，まずは各年齢層に合った対応が要求される。年齢層が高くなるにつれ，既往歴や障害をもった患者が多くなることを理解し，患者の背景を考慮しながら，治療の介助や観察を行うことが大切となる。歯科治療は，精神的にも不安が高まる場面が多いため，安全な治療環境と異常時の迅速な対応ができるように準備しておくことも重要である。

外来では直接的な治療・処置が行われるが，治療後の具体的な生活指導を行うことが看護の重要な役割である。帰宅後に痛みや出血，創部の腫脹などの症状が出現したり，増強することが考えられるため，患者の理解度や生活状況を確認しながらの説明が必要である。

2 入院治療での看護

口腔疾患で入院治療が行われるのは，手術を目的とする場合である。手術の内容や範囲は，抜歯から腫瘍摘出術，頸部・下顎の切除術など，さまざまである。対象は，乳幼児から老年期と幅広い年齢層となる。

手術の介助● ほとんどが全身麻酔下での手術であり，手術部位が口腔周囲であるため，手術中の気道確保には制限がある。また，口腔内は狭く，暗いため，医療スタッフには手術に適した環境となるような介助が求められる。

苦痛や不安の軽減● 患者の手術後の状態としては，創部の違和感や会話の不自由さ，あるいは呼吸のしにくさを感じることによる不安や恐怖があると考えられる。また，唾液や血液が口腔内や咽頭に貯留されやすい状況でもある。このため，看護師は呼吸の安定をはかり，口腔内や気道内容物の吸引を行い，創部の安静と患者の苦痛や不安を軽減することが必要である。

また，術式によっては会話を禁止される場合もある。話せないことは，患者にとっては，自分の不安や思いが相手に伝わっているのかと不安が増強するものである。そのため，医療者側からの声かけが重要であり，患者の不安の軽減につながることがある。

リハビリテーション● 手術後の回復期になると，手術によって生じた機能低下に対しての説明や，リハビリテーションの方法などのはたらきかけが必要である。食事に関しては，口からの食事摂取が困難な場合は，経管栄養の方法や内容の説明，管理方法の援助がある。嚥下困難な場合は，管理栄養士とともに，食事の形態や調理方法を考えたりする必要がある。

退院に向けては，早い時期から，患者・家族と医療スタッフがチームとなって取り組む必要がある。機能低下は目に見えて回復するものではないため，患者や家族のモチベーションが維持できるよう，声かけやこまやかな対応を行い，具体的な目標を設定して根気強く行っていくことが大切となる。

歯・口腔疾患での入院であっても，合併症や機能障害，認知症などをかかえている患者は当然存在する。看護師は，歯科領域に限らず，全身疾患に対しても観察や援助が要求されることになるため，全身疾患に対する医学的知識，看護技術にも関心を寄せていく必要がある。

4 口腔ケア

口腔はその周囲の器官とともに，呼吸や摂食，会話などをつかさどっている。これらは人間が生活していくうえでの基本的な機能であるため，口腔の健康は，身体だけでなく心理面や社会面の健康にも大きな影響を及ぼす。人間の尊厳を維持し，人として生きていくための基盤の１つといえる。

口腔の健康をまもる基本的な方法が口腔ケアである。➡表 3-1 におもな内容を示す。口腔の清潔が保てなくなると，疾病をまねくだけでなく闘病意欲も低下する。適切な口腔ケアは，疾病の予防や生きる意欲の向上，生活の質（QOL）の向上につながる。

口腔ケアの目的

- 口腔内疾患の予防（齲蝕，歯周炎，口臭などの予防）
- 誤嚥性肺炎の予防
- 日常生活の質の向上（会話などのコミュニケーションの改善，口腔機能の維持・改善〔リハビリテーション〕など）

1 年代別の口腔ケア

乳幼児期　乳歯は生後 6〜8 か月ごろからはえ始め，3 歳ごろまでにはえそろう。その後 3 年前後が齲蝕になりやすい。この時期には，歯みがきの習慣づけや仕上げみがきを行うとともに，定期的な歯科健診を受けるようにする。

齲蝕の予防として，歯にフッ素（フッ化物）を塗ることが推奨されている。フッ素には歯の表面の歯質を強化し，齲蝕になりかかった歯の再石灰化を促進するはたらきがある。

学童期　永久歯は 6 歳前後から 13 歳前後までにはえかわる。この時期の歯並びは，乳歯が抜けて永久歯と入れかわり，不均等である。歯ブラシのあて方に注意し，みがき残しがないようにする。

➡表 3-1　おもな口腔ケアの内容

・口腔内（歯・舌・歯肉・粘膜）および口唇周囲の清掃（保清）
・口唇・口角のケア
・摂食・嚥下訓練
・咀嚼筋・口腔周囲筋・舌の運動訓練
・口腔周囲筋のマッサージ
・義歯装着のケア（義歯の管理，口腔内管理）
など

思春期 ホルモンバランスの乱れや日常生活の拡大や環境の変化があらわれ，歯肉周囲のはれや歯肉炎がおこることがある。外食や間食などが増え，齲蝕になりやすくなる時期である。

成人期〜壮年期 仕事や家事・育児などに忙しい時期であるため，口腔内のケアが手薄になる。40 代以降では，歯周炎などで歯を抜くことになりやすい時期である。年 1〜2 回程度の定期的な歯科受診を行うことが大切である。

年齢とともには歯肉は退縮し，歯根がでてくることがある。齲蝕になりやすい状態となるため，注意が必要である。通常の歯みがきに加え，歯間ブラシやデンタルフロスを用いてのセルフケアが必要となる。

妊娠期 妊娠中はホルモンの分泌に変化がおこり，唾液が酸性に傾く。そのため，齲蝕や歯肉炎になりやすい状態になる。歯肉炎は低体重児出産，早産の原因となる場合もあるため，定期的な歯科受診を行うことが望ましい。

老年期 65 歳を過ぎると歯の本数が減少傾向となる。できるだけ自分の歯を残せるように，口腔ケアの継続を促すことが重要である。義歯を使用する場合には，残存歯の口腔ケアを怠らず，義歯の正しい管理方法を知ることが必要である。日常生活の中でよくかんで食事を摂取したり，周囲の人たちと会話して笑うことは，認知症の予防にもなるといわれている。

2 口腔清掃の実際

■アセスメントとケア計画の立案

患者の特徴や背景に適したケアを提供するためには，情報をもとにしたアセスメントを行い，ケア内容や手順を計画立案してから実践することが重要である。**表 3-2** に示すような情報から，①座位保持ができるか，②咳嗽ができるか，③どの物品が必要か，④誰に対して指導したらよいか，などを確認して計画をたてる。

アセスメントにあたっては客観的かつ，患者の特殊性がわかるような情報を収集する。また情報は，医療チームで共通認識ができる内容であることが大切である。医療チーム内の共通ツールであるアセスメントシートに記載された情報は，個々の患者に一貫性のある口腔ケアを提供していくうえで重要な基礎となる。

表 3-2 口腔ケアのために収集する情報

一般的情報	現病歴・既往歴，意識レベル，理解力の程度，バイタルサイン
口腔の状態	咀嚼・嚥下機能，舌苔，腫脹，舌の動き，唾液の分泌状態，口唇・粘膜・歯肉の色，義歯の有無，残存歯数，齲歯本数，開閉口障害など
その他	自立または介助，家族や介護者の状況など

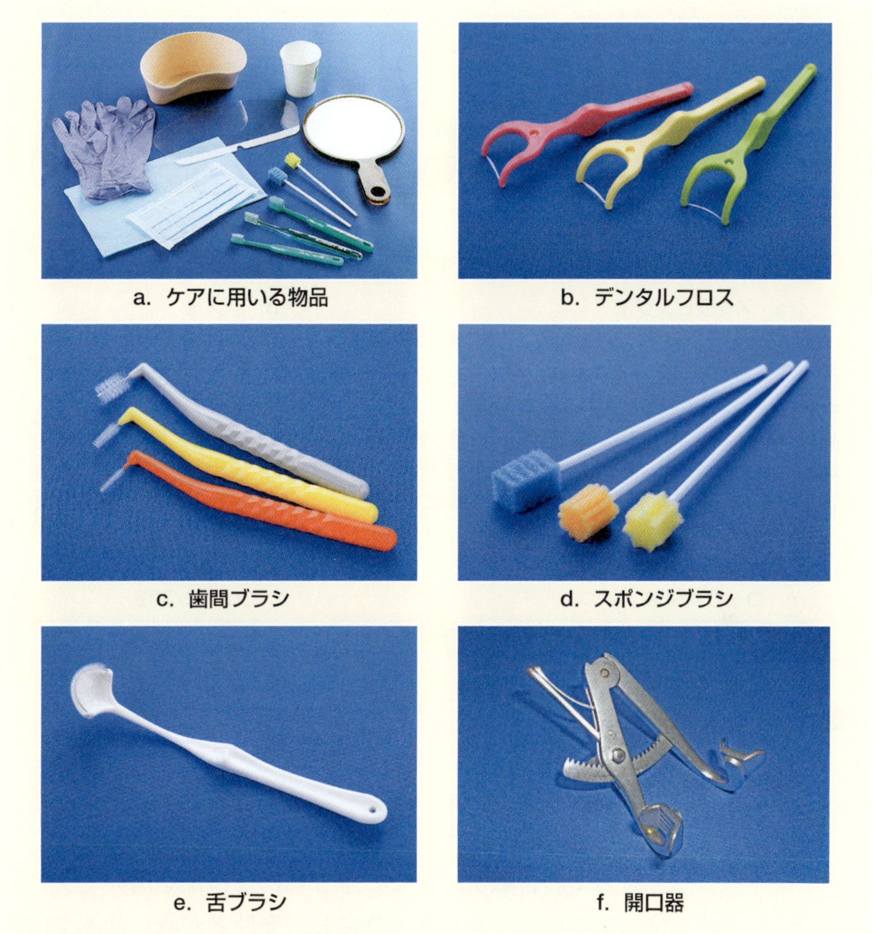

図3-1　口腔ケアに用いる物品

清掃方法の種類

口腔の清掃方法には，含嗽《がんそう》や歯みがき(ブラッシング)などの方法がある。口腔ケアを患者や家族に指導または実施するにあたっては，患者の状態や状況にできるだけ適したものを選択することが大切である。そのためには，必要物品(➡図3-1)の種類や用途，ブラッシング方法の手技や効果をよく知っておく必要がある。

1 含嗽法

含嗽は，口腔内に水分を含み，水分を移動させることで口腔内全体を洗浄する方法である。口腔内組織の表面に付着した汚染物の除去は可能であるが，歯垢や歯間のよごれの除去は望めない。

この方法を安全に行うためには，①意識が清明であること，②口を閉じられること，③頬や舌の運動に障害がないこと，④自分で口腔内の水分を吐き出せること，が必要である。

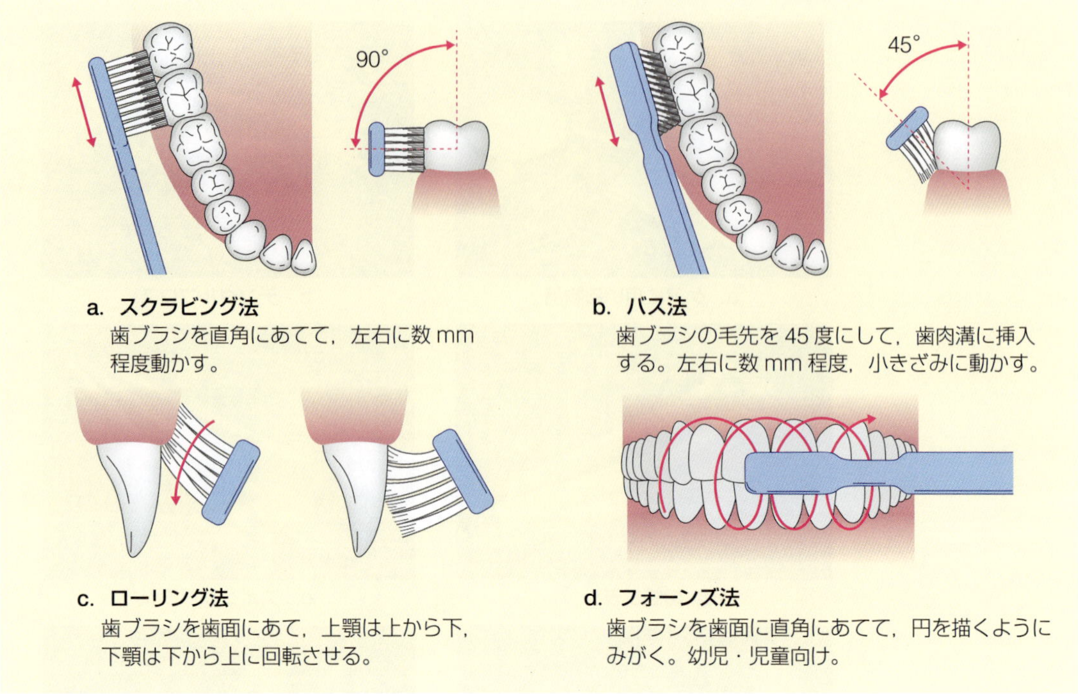

a. スクラビング法
歯ブラシを直角にあてて，左右に数 mm 程度動かす。

b. バス法
歯ブラシの毛先を 45 度にして，歯肉溝に挿入する。左右に数 mm 程度，小きざみに動かす。

c. ローリング法
歯ブラシを歯面にあて，上顎は上から下，下顎は下から上に回転させる。

d. フォーンズ法
歯ブラシを歯面に直角にあてて，円を描くようにみがく。幼児・児童向け。

➲ 図 3-2　おもな歯みがき法

2 洗浄法

自力での含嗽ができない患者には洗浄法を用いてケアを行う。患者を側臥位，あるいはファウラー位にし，介助者が吸い飲みや口腔洗浄器により，口腔内に水を注入しながらよごれを洗い流す。口腔内の水は吸引器にて除去する。

3 歯みがき法(ブラッシング)

歯ブラシを使用して，歯垢を除去する方法である。みがき方にはバス法，スクラビング法，ローリング法など，さまざまな方法がある(➲ 図 3-2)。口腔内の形状，歯の大きさ・性質，歯肉の状態などを考慮し，患者に適した歯ブラシとみがき方を選ぶ必要がある。

患者がふだんから電動歯ブラシ使用している場合も，患者の身体的条件や口腔内の状況などを考慮してから選択する。そのほかの補助用具として，デンタルフロスや歯間ブラシがある。

4 清拭法

自分ではブラッシングや含嗽ができない場合に，綿球やガーゼ，スポンジブラシを用いて口腔内をふき取る方法である。綿球やガーゼなどに水または洗口液をしみ込ませ，軽くしぼってから歯・歯肉・口腔粘膜の付着物を除去する。

清掃の手順

必要物品

①患者の状態に応じた口腔清掃用具(歯ブラシ，舌ブラシ，歯間ブラシ，デンタルフロス，ポイントブラシ，粘膜ブラシ，スポンジブラシ，綿棒など)，②ガーゼ，③コップ，④ガーグルベースン，⑤タオル，⑥ティッシュペーパー，⑦エプロン，⑧微温湯，⑨含嗽剤，⑩歯みがき剤，⑪保湿剤(ワセリン，リップクリーム)

【必要時】吸引器，シリンジ，吸い飲み，鏡，開口器

【介助者用】手袋，マスク，エプロン，アイガードなど

事前準備

- 患者に口腔ケアの必要性と効果を説明し，実施の同意を得る。
- 必要物品を準備する。
- 看護師はマスクや手袋などを装着する。

手順

1 患者の体位を整える。看護師は，口腔内と患者の顔の観察ができ，ケアしやすい位置に移動する。複数名でケアを行う場合は，各自の役割を明確にし，互いの動きを妨げないように周囲の状況に配慮しながら行う。

- **立位・介助不要の場合**　鏡を見て，みがき残しがないように確認しながら行う。
- **座位保持が可能な場合**　上体を座位の状態に保持し，頭頸部が前屈の姿勢になるようにベッドや椅子を調節する。
- **臥床状態で行う場合**　可能であれば 10～15 度ほど上体を起こすか，側臥位にする。片麻痺がある場合は，健側が下になるように体位を整える。

  理由・根拠　側臥位は唾液や含嗽剤を口腔外に排出しやすい。健側を下にすると，含嗽がしやすく，誤嚥をしにくくなる。
- **意識障害・気管挿管の場合**　開口器を装着する。

2 ケアに伴う患者の顔や衣類の汚染を予防するため，患者の胸もとをエプロンやタオルでおおう。

3 口唇周囲に異常がないか観察する。口唇および口角を湿らせたガーゼや綿球で清拭し，湿潤させて組織をやわらかくする。

理由・根拠　ケアの間は開口したままの状態となるため，口唇や口角は伸展をしいられる。口唇や口角は乾燥しやすい部位であり，そのまま伸展させると傷つきやすい。

4 口腔内を観察する。歯，歯肉，舌などを順番に観察する。

POINT　舌の乾燥や舌苔がみられる場合は，舌と密着する硬口蓋部位の観察も行う。

5 歯みがきをする。

1）水や微温湯で含嗽する。

理由・根拠　口腔内を湿潤させ，よごれや歯垢が落ちやすい状況にするため。

POINT　歯ブラシは口腔内の奥まで届くように，ヘッドの小さいタイプを選択する。歯肉や歯根部位をいためないように毛のやわらかいものが望ましい。

2）歯ブラシは鉛筆を持つようにして(ペンホルダーグリップ)，歯に直角にあてて 1 本ずつ小きざみに左右に動かしてみがく(スクラビング法)。

POINT　握力や体位に問題がある場合には，患者が持ちやすいようにハンドル部位の太いタイプを使用する。また状況に応じて電動歯ブラシなどを使用する。

留意点　力を込めてみがく必要はなく，肩や腕の力を抜いた状態でみがくように心

がける。みがき残しがないように順番を決め，歯の全本数をみがくことを意識して行う。

3）歯間ブラシやデンタルフロスを使って，歯肉や歯間部位を清掃する。

POINT 1か所につき2〜3回の出し入れで十分であり，必要以上に行わないようにする。

4）終了後は含嗽して口腔内のよごれや歯垢を喀出する。

POINT 含嗽ができない患者の場合は，水や洗口液で湿らせたガーゼやスポンジブラシを使用する。

また状況により，シリンジで水分を口腔内に注入しながら吸引を行う。このとき，水分は口腔前庭や口底に流れ込む場合があるため，忘れずに吸引を行う。

6 舌のケアをする。

1）含嗽，または水や洗口液で湿らせた綿棒・スポンジブラシを使用し，舌全体を保湿する。乾燥が強い部位や舌苔が多い部位は，保湿したことで状態が改善しているか観察する。

2）舌ブラシまたはやわらかい毛の歯ブラシを用いて，舌の奥から手前によごれや舌苔をかき出す。

POINT 強い力を加えず，よごれや舌苔をすくい取るようにかき出す。また同一部位に連続してブラシをあてないようにする。

3）よごれた舌ブラシは微温湯に浸し，よごれを落としたのちに同じケアを繰り返し行う。

留意点 介助者によるケアの場合は，口腔内の吸引を適宜行い，誤嚥の予防に努める。口腔内吸引を行う場合は，水分は臼後《きゅうご》三角の周囲にまで流れ込むため，ケアの途中，終了時は必ず臼後三角周囲の吸引を心がける。

7 口腔粘膜のケアをする。

▶**含嗽が可能な場合** 水や微温湯あるいは洗口液で含嗽し，口腔内のよごれを落とすとともに，乾燥をやわらげる。

▶**含嗽ができない場合** 綿棒やスポンジブラシに微温湯などを含ませ，湿らせた状態で頰粘膜や歯肉のよごれを，奥から手前に引き寄せるようにふき取る。よごれは1回ごとにすすぎ，同様の手順で頰粘膜と歯肉全体のよごれをふき取る。

POINT 粘膜に付着した唾液や痰は，粘稠度が高く，除去しにくい。綿棒やスポンジブラシを回転させながら，からませて取り除くようにする。

8 ケアの最後に，口唇・口角に再度清拭を行い，ワセリンやリップクリームを塗布する。開口器などを使用した場合は口角部位の皮膚の裂傷がないか，圧迫痕がないか確認する。

9 患者の身なりと体位を整える。

10 器具をかたづけ，記録を行う。

B 症状・機能障害に対する看護

1 症状に対する看護

1 疼痛

疼痛は，顎口腔領域で最も多くあらわれる自覚症状である。患者にとっての苦痛は他者の想像以上に大きく，食事や睡眠などの日常生活にも支障をきたすことがある。看護師は疼痛の状態をよく把握し，誘因と考えられるものを避け，身体的・精神的苦痛が緩和されるように支援する。

看護にあたっては，まず痛みの部位・程度・種類・持続時間，さらに鎮痛薬使用の効果などの状態を把握する。誘因となる接触や圧迫，冷熱刺激を避け，血行が促進される入浴・飲酒・運動などは，疼痛が強まるため，制限する。がん性疼痛の場合は，非オピオイド鎮痛薬やオピオイド鎮痛薬を効果的に使用し，QOL の向上に努める。

疼痛の状態に応じて，食事形態や摂取方法を選択する。かたい食べ物や刺激の強いものは避け，常温や分割食にするなど，患者に合わせて工夫する。

疼痛には，身体的要因のほか，心理的要因も影響していることが多いため，患者の苦痛や不安の訴えをよく聞き，がまんしないように伝えて精神的苦痛の緩和をはかる。また十分な睡眠が得られるように支援する。

2 腫脹

腫脹のおもな原因には，炎症や腫瘍がある。急性炎症による腫脹は，急激に増大し，疼痛や熱感を伴う。一方，腫瘍による腫脹は，一般に無痛性で徐々に増大するが，悪性腫瘍では短期間に増大するものが多い。状態によっては発熱などの全身症状が出現したり，開口障害，摂食・嚥下障害，呼吸障害などを伴うこともある。

看護にあたっては，異常の早期発見に努め，苦痛の緩和や適切な食事指導などの援助を行う。

患部の疼痛や熱感に対しての急激な冷罨法は，血管が収縮して治癒が遅れることになるため，行わないように指導する。また，接触・圧迫や，血行が促進される入浴・飲酒・運動などは避け，できるだけ安静を保つ。

腫脹の急激な増大に伴う呼吸障害は，患者にとって大きな苦痛や不安となる。腫脹の状態や全身症状をよく観察して異常の早期発見に努め，不安の軽減や安楽な体位の工夫を行い，苦痛が緩和されるように支援する。

疼痛や開口障害，摂食・嚥下障害を伴う場合は，水分・食事摂取困難になりやすく，栄養低下や体力低下をまねくことがある。患者の状態に応じて，食べやすい食事形態や食具・食器の選択，摂取方法などの工夫をする。

口腔ケアは感染予防のためにも重要であるが，患者は苦痛や不安からケアに消極的になり，保清が不十分となりやすい。苦痛の緩和をはかりながら，患者の状態に合わせた歯ブラシや含嗽剤の選択と，含嗽・ブラッシング方法を指導する。

3 口腔内出血

口腔内の出血は，局所の安静の保持が困難であるため止血しにくい。また出血は少なくても唾液がまざると実際よりも多く見えることがあるため，患者の不安は一層強くなる。注意深く観察して状態を正しく把握し，さらなる出血の誘因を避けて患者の不安が軽減されるように支援する。血液疾患や抗凝固薬の服用などは出血を助長させる要因となるため，各専門医との連携も大切である。

進行がんにおける動脈性出血は，短時間での大量出血により，気道閉塞や出血性ショックをおこしやすい。そのため，出血が予測される場合には，緊急時の対応ができるよう準備をしておく必要がある。

血行が促進される入浴・飲酒・運動などは制限する。局所の安静のため，やわらかい形態の食事にしたり，舌や指で刺激しないようにして出血の誘因を避ける。場合によっては経管栄養食となることもある。

多くの患者は出血に対して不安が大きいため，その気持ちを受けとめることが大切である。口腔内の出血は止血しにくく，唾液により出血量が多く見えることを説明する。また，行われている治療や目途を説明し，不安の軽減に努める。

口腔ケアについては，ブラッシングや強い含嗽が出血の誘因とならないように，やわらかい歯ブラシの選択や，含嗽・ブラッシング方法を指導する。

4 歯の欠損

歯の欠損は，齲蝕や歯周疾患，腫瘍などによる抜歯，外傷による脱臼・脱落，先天的な欠如が原因となる。顔面や口腔の形態に影響を及ぼし，咀嚼障害や構音障害，審美障害を伴うことがあるため，患者の苦痛を理解して治療が継続できるように支援する。

欠損した歯は，義歯やインプラントなどによる補綴《ほてつ》治療によって補うことができる。原因疾患および補綴治療において，患者が納得して治療が継続できるように支援する。同時に，咀嚼障害や構音障害，審美障害に対しての配慮も大切である。

5 口臭

口臭は，歯周疾患，口腔がん，口腔内乾燥，舌苔《ぜつたい》，口腔衛生不良など，口腔に原因がある場合が多いが，気道・消化管や全身疾患，食事内容によるものや，飲酒・喫煙などが原因となる場合もある。口臭はコミュニケーションの妨げとなり，精神的苦痛を伴うことがある。

原因を正しく把握し，原因疾患の治療へのはたらきかけや，適切な口腔ケアの指導を行う。患者のセルフケア能力を高め，症状の緩和や予防につながるように支援する。口腔保清については，食後と就寝前の適切なブラッシング方法を指導し，患者のセルフケア能力を高める。舌苔の付着には舌ブラシの使用が効果的である。

規則正しい食事，十分な睡眠といった生活習慣を整えるとともに，においの残る食物を控え，咀嚼機能を高めて唾液の分泌を促すような食事を指導する。つねに口臭の客観的評価や言葉かけを行い，患者自身が正しい状態を認識し，精神的安定がはかれるように支援する。

2 顎口腔機能障害のある患者の看護

1 呼吸障害のある患者の看護

顎口腔領域の呼吸障害は気道閉塞によるものが多く，おもに腫瘍や炎症による閉塞と，出血や分泌物などによる閉塞がある。原因を正しく理解して状態の観察を行い，気道の確保や閉塞予防に努め，患者の苦痛の緩和をはかる。また呼吸障害の変化を予測しながら異常の早期発見に努め，迅速に対応できるように準備する。

呼吸障害がみられた場合，まず気道を確保し，必要な酸素が十分に取り込める状況をつくり，胸郭が十分に拡張できるような体位を工夫する。舌根沈下のある場合は，下顎を挙上して気道を確保する。口腔内の腫脹が強い場合は，座位や前屈姿勢をとると呼吸しやすい。痛みや顎間固定などにより口腔内に貯留した血液や痰が喀出しにくい場合は，口や鼻腔からの吸引を行う。顎間固定をしている場合は開口できないので，咳ばらいをして痰を舌で前方へ押し出すようにし，歯間から吸引する。

術後の気道閉塞　手術後の腫脹や浮腫により気道の閉塞が考えられる場合は，気道確保のため，手術中に気管切開を行い，気管カニューレが挿入される。手術直後は酸素吸入を行い，経皮的動脈血酸素飽和度（Spo_2），呼吸形式，呼吸のリズム，呼吸数，呼吸の深さなどの呼吸の観察，胸郭の動きやチアノーゼ・喘鳴の有無，聴診による呼吸音の確認，分泌物の量・性状・臭気などの観察を行う。また動脈血ガス分析により呼吸機能を把握する。

気管カニューレからの吸引　気管カニューレからの分泌物の吸引は，清潔（無菌）操作で行う。閉塞予防のため，分泌物がかたくならないように，人工鼻の装着やネブライザーなどによる加湿を行う。またカフ圧やひもの固定などを確認し，気管カニューレが抜けないように注意する。

術後急性期は，カフ・サクションライン付きのカニューレ（➡ 図 3-3-a）が挿入され，カフ上部に貯留した分泌物の吸引を行うことで誤嚥性肺炎を予防する。咳ばらいによる痰の喀出ができ，上気道の閉塞がなく，発声が行えることが判断されたら，発声可能なカニューレ（➡ 図 3-3-b）に交換され，発声訓練や呼吸訓練，痰喀出訓練，嚥下訓練などを行っていく。

呼吸困難がなく，発声，痰の喀出，唾液の嚥下が良好に行われ，肺炎の徴候がなければ，カニューレは抜去される。カニューレ交換時や抜去直後は，注意深く呼吸状態の観察を行う。

不安の軽減　呼吸障害のある患者は不安が強く，その不安がさらに呼吸困難を増強させることもある。できるだけ患者のそばにいて，状態を観察しながら安心できる環境をつくるようにする。

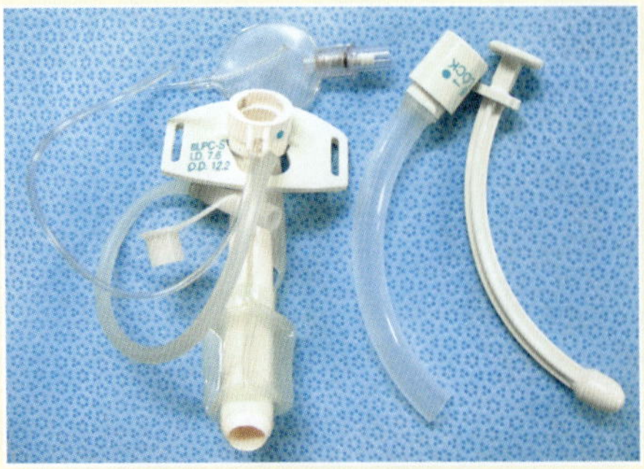

a. 複管式低圧カフ付きカニューレ
（サクションライン付き）

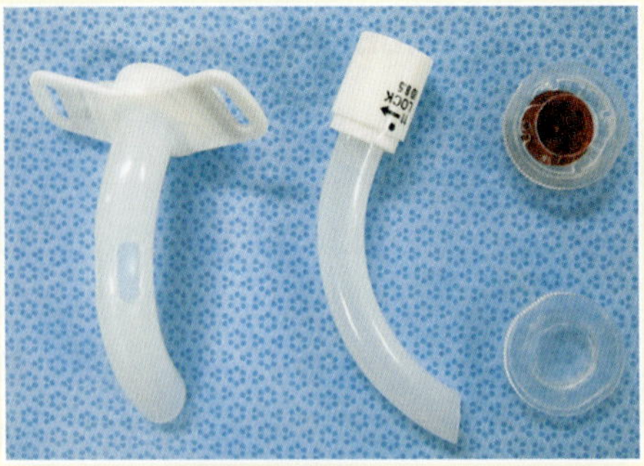

b. 複管式高研式カニューレ
（カフなし）

図 3-3　気管カニューレ

2 開口障害のある患者の看護

炎症・腫瘍・外傷や，関節・神経・筋の障害，術後の瘢痕などが原因で開口障害がおきる。また，術後の創の安静のため一時的に開口制限をする場合などもある。十分な開口が行えなくなると，食事摂取，会話，補助呼吸，口腔ケアなどが困難となり，日常生活に支障をきたすので，原因を把握し，患者の状態に応じて支援を行う。

食事　食事は，できるだけ経口摂取ができるように援助する。開口状態に合わせて，食事形態や食具・食器を工夫する。

意思疎通　開口が不十分だと発音が不明瞭になる場合があるので，筆談やジェスチャーなどによってコミュニケーションをはかる。

呼吸　口呼吸が妨げられたり，分泌物をうまく排出できないことで呼吸が困難になる場合がある。その場合は，歯間からゆっくり口呼吸するように指導する。また，分泌物は舌で前方に押し出し，歯間から排出したり，吸引によって取り除いたりするように説明する。

口腔ケア　炎症や咀嚼機能の低下によって唾液の分泌低下がおこると，口腔内の自浄作用が低下するため，口腔ケアが大切である。ヘッドの小さい歯ブラシを選択するなど，患者の状態に応じて，含嗽・ブラッシング方法を指導する。

3 味覚障害のある患者の看護

味覚は，おもに舌にある味蕾《みらい》で感じる，甘味・苦味・酸味・塩味を基本とする感覚である。味覚障害の原因には，舌炎や放射線照射による有害事象，口腔乾燥，脳梗塞・外傷などによる神経障害，辛味の多い食物の多食，亜鉛不足などの栄養障害，薬物の副作用，加齢，喫煙，全身疾患，心理的な要因などがある。患者の味覚障害の原因や程度を把握したうえで，必要な栄養量を補給する。また，単に栄養を摂取するにとどまらず，食べる楽しみを回復し，患者の食への欲求が満たされるような支援が求められる。

食事　味つけや歯ごたえ，かおり，見た目など，食事の工夫をする。梅干しや柑《かん》橘《きつ》類などの酸味のあるものは，唾液の分泌を促すため，適度に取り入れるとよい。また，患者自身が調理する場合は，味つけが濃くならないように注意し，塩分や刺激物は控えて薄味にするよう指導する。喫煙や障害に悪影響を及ぼす嗜好《しこう》品などの生活習慣は見直す。バランスのよい食生活を心がけ，できるだけ楽しく食事ができるように家族に協力を得ることも大切である。

口腔ケア　口腔ケアに際しては，唾液の分泌低下によって口腔内の自浄作用が低下し，口腔乾燥や舌苔が付着しやすいことに注意する。口腔乾燥が著しい場合は，刺激の少ない含嗽剤や湿潤剤配合洗口液などを使用する。舌苔は，舌ブラシなどを使用して，味蕾を損傷しないようにやさしく除去する。

4 摂食・嚥下障害のある患者の看護

「共通する看護」(➡216 ページ)でも述べたとおり，口腔に生じるさまざまな障害により，摂食・嚥下障害がおこる場合がある。とくに口腔がんの術後は，切除される原発病巣や所属リンパ節周囲の器官が，摂食・嚥下にかかわりが深いために，摂食・嚥下障害を呈することが多い。摂食・嚥下障害による問題として，誤嚥性肺炎のリスクが高まること，脱水や低栄養，食べる楽しみの喪失などがあげられる。とくに高齢者は嚥下機能の低下により，誤嚥のリスクが高くなる。QOL を高め，残存機能を最大限にいかせるよう，障害の状態に応じた食事援助を行うとともに，術後などに必要に応じて摂食・嚥下訓練などの支援を行う。摂食・嚥下訓練には，医師・看護師(摂食・嚥下障害看護認定看護師)・栄養士などが連携したチームアプローチが大切である。

食事の工夫　摂食・嚥下障害の状態に応じて，患者が摂取しやすい食形態を考慮する。ミキサーにかけてペースト状にする，きざんだ食事にとろみをつけるなどの方法がある(➡図 3-4)。できるだけ見た目を工夫し，食に対する楽しみが失われないようにすることも大切である。誤嚥がないかどうかなど，患者の状態を確認しながら援助を行う。患者の摂取状態や意向に応じて，段階的に食形態を常食へ近づけていく。

摂食・嚥下訓練　口腔がんの手術後には，口腔内の創が治癒するまで経鼻経管栄養法が行われ，胃管より濃厚流動食などが注入される(➡図 3-5)。その後，意識清明，離床が可能，気管カニューレがバルブで閉鎖，呼吸状態の安定，発熱がないなどの条件が整ったら，摂食・嚥下訓練を始める。まずは舌や口腔の運動や，息こらえ嚥下などの食物を使用しない基礎的な訓練(間接訓練)を始める。

食物を使用する訓練(直接訓練)は，水飲みテストや食物(フード)テストなどの摂食・嚥下障害スクリーニングや，嚥下造影検査・嚥下内視鏡検査の結果に基づいて開始される(➡147，173 ページ)。直接訓練時は，バイタルサイン

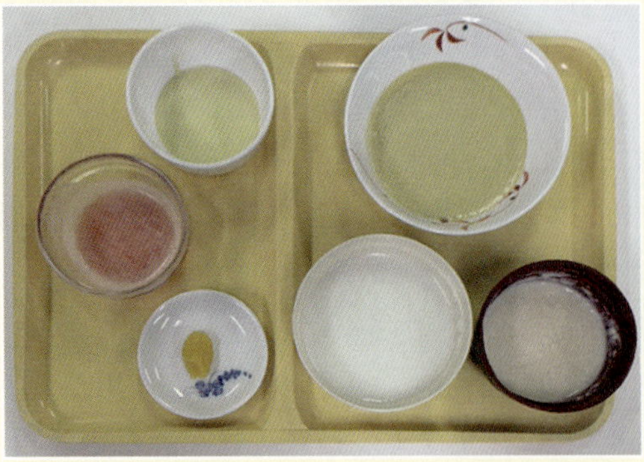

a．ペースト食

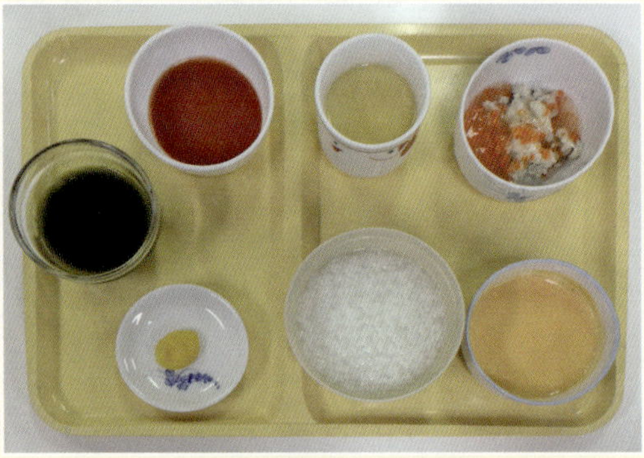

b．きざみ食・とろみ食

図 3-4　嚥下食

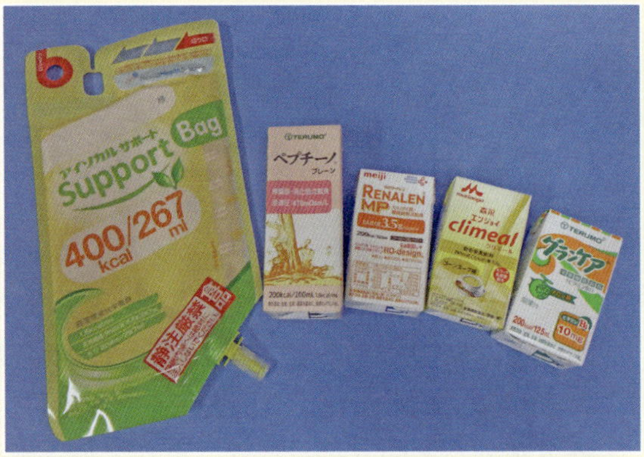

図 3-5　濃厚流動食

を観察し，血液検査や胸部 X 線検査などの結果を把握しながら，誤嚥性肺炎や脱水，低栄養にならないように予防管理を行う。

誤嚥すると，気道の防御反応でむせや咳が生じるため，その観察は大切である。ただし不顕《ふけん》性誤嚥といい，明らかな誤嚥をみとめているにもかかわらず，咳反射がおこらない状態もあるため注意が必要である。窒息の危険に備えて吸引器の準備をしておく。むせ・咳のほか，摂取量，口唇からのこぼれ，咽頭部の残留感，意欲，疲労感，また嚥下後の咳や発声などを観察し，食形態，摂取する速度・量，食器，食物挿入部位，姿勢・体位などを考慮し，安全に前向きな姿勢で訓練を継続できるように支援する。

最終目標は口から食事摂取ができることであるが，経口摂取と経鼻経管栄養を併用することや，胃瘻を造設することもある。

退院後に継続して訓練が必要となる場合も，患者の残存機能が最大限に活用されるようにする。とくに家族の協力体制を整えることが重要であり，トラブル時の対応の指導も必要となる。

5 言語障害のある患者の看護

口唇・舌・軟口蓋などの構音器官の障害により，器質性構音障害が生じることがある。おもな原因としては，先天性形態異常や手術による舌切除などがあげられる。

発音が不明瞭となり，会話に支障をきたすようになった場合の精神的苦痛は大きく，社会生活にも影響を及ぼすことがある。看護師は，患者の気持ちを受けとめ，前向きな姿勢で治療や機能訓練を受けられるよう，また社会生活に適応できるように支援する。

障害の特徴の把握　障害の原因が，口唇・舌・軟口蓋のうち，どこなのかによって影響を受ける音が異なる。口蓋部に欠損があり，口腔と鼻腔が交通している場合は，全体的に開鼻声となり，とくに，破裂音の「パ・タ・カ行」や，通鼻音の「マ・ナ行」が不明瞭となる。まず障害の特徴を把握し，早く患者の発音に慣れることが必要である。

欠損のある場合　顎・口蓋を欠損している場合は，特殊な義歯を用いて欠損を埋め，発音を可能にする場合もある。

手術により広範囲に顎骨，舌・口底などが欠損した場合は，再建された皮弁の形態や歯の欠損により，構音障害を呈することが多い。手術後のコミュニケーション手段については，手術前より患者とよく話し合って準備しておくことが大切である。気管カニューレを挿入中の場合は，発声ができなくなるため，筆談ボードや五十音の文字盤，予想した言葉を書いたボードなどを使用し，意思の疎通をはかる。

気管カニューレがバルブで閉鎖されて発声が可能になったら，構音機能のリハビリテーションを兼ねて，できるだけゆっくり，はっきりとした会話を多く心がけるように促し，話しやすい環境を整える。とくに破裂音の「パ・タ・カ行」の発音が不明瞭になることが多いため，これらの音を含んだ言葉の練習を行うことも効果がある。また家族にも患者に積極的に話しかけるよう促し，聞き取りにくくても，あせらずゆっくり話を聞き，理解に努めるよう協力を得て，患者が前向きな姿勢がもてるよう支援する。また，言語療法士とのコンサルテーションを行うことも効果がある。

C 治療・処置を受ける患者の看護

1 齲歯・歯周疾患の治療を受ける患者の看護

齲歯《うし》(むし歯)・歯周疾患の治療は，歯およびその周囲組織の疾患に対して，抜歯することなく治療し，機能回復をはかることを目的とするものである。

治療内容により修復治療，歯内治療，歯周疾患治療に分けられる。患者の多くは疼痛や腫脹を主訴に，行われる治療への不安をかかえて来院する。緊張や不安を取り除き，安全・安楽に治療が受けられるよう援助するとともに，診療中の異常の早期発見に努めることが必要となる。また，治療後の再発を予防するため，生活指導や口腔衛生指導を行うことが重要となる。

1 診療前の看護

患者を治療椅子に誘導し，按頭台の調節や，エプロンを掛けるなかで声かけを行う。緊張をほぐすことができるようにコミュニケーションをはかると同時に，体調がわるくないかなど，患者の状態把握に努め，必要な情報は担当医に報告する。

切削器具による音や振動のある処置は，患者の不安を増大させる。治療開始前に，治療内容や治療時間の目安，使用する器具について説明するなどして，患者の不安を取り除き，安心して治療が受けられるように援助する。また，治療中の急な体動は危険を伴うため，痛みや気分不快を感じたら，がまんをせずに手を上げて知らせることや，口呼吸がむずかしい場合は鼻からゆっくり深呼吸をすることなどを指導しておく。

2 治療中の看護

患者は治療中に，局所麻酔薬の使用などによりショック状態に陥る危険性がある。ときどき声かけを行い，苦痛の有無を確認すると同時に，顔色や口唇の色，表情や手指の動きなど，全身状態の観察を通して異常の早期発見に努める必要がある。

治療中は，診療室内に音楽を流すなどしてリラックスをはかれるように努める。同時に，医療者どうしの会話にも注意をはらい，患者の不安を助長するような言動はつつしむようにする。

3 治療後の看護

局所麻酔がきいたまま食事をすると，舌をかんだり，口の中をやけどしても気づかないことがある。感覚が戻るまで原則として飲食は禁止とし，飲食可能な時間の目安を説明する。鎮痛薬や抗菌薬が処方されている場合には，その薬効と内服方法を説明する。

治療が完了しておらず，次回の治療までの一時的な充塡(仮封充塡)を行った場合は，その脱落予防のための注意点を指導する。食事は，かたい食物や粘着性のある物を避け，仮封側での咀嚼はなるべく避ける。仮封した部分に指や舌で不必要に触れたり，強くブラッシングしたりしないように心がける。また，帰院後，仮封が脱落した場合や，疼痛が増強した場合にはすぐに担当医に連絡するなど，異常時の対処方法を指導する。

再発予防のために，患者の口腔内の状況や，生活習慣・嗜好などの個別性をふまえた生活指導・口腔衛生指導を行う。

2 外科的治療を受ける患者の看護

外来で行われる口腔外科治療は，抜歯・歯根尖切除術・嚢胞摘出術・良性腫瘍摘出術など，局所麻酔を使用した観血的処置が多い。患者は疾患に対する不安だけでなく，行われる治療に対する不安をもっていることも多いので，不安と苦痛の軽減に努める。また，治療中の患者の状態を把握し，異常を早期発見することも重要である。治療後は日常生活における注意点，トラブル時の対処方法などの指導も十分に行う必要がある。

1 治療前の看護

手術のオリエンテーション● 治療の日時が決定した時点で，治療目的やその内容，治療時間の目安などについて詳しく説明を行う。治療当日までに体調を整えて処置にのぞむために，睡眠を十分にとった規則正しい生活を送るように指導する。

診療室への誘導● 治療時間が通常よりも長いため，患者を診療室内に誘導する前に，トイレなどをすませておくように説明する。診療室内に誘導したあとは，按頭台を調節したり，エプロンを掛けたりするなかでコミュニケーションをはかり，体調がわるくないかなどの状態把握に努める。また，衣服による締めつけをなくし，リラックスした状態で治療が受けられるよう，靴を脱がせたり，ベルトやネクタイをゆるめたりするなどの配慮を行う。

諸注意● 治療途中の急な体動は危険を伴うため，痛みなどの苦痛や気分不快を感じた場合には，がまんをせず，手を上げて知らせるように説明する。

不安や緊張の軽減● 治療開始前に，治療内容，治療時間の目安，使用する器具などについて再度説明を行い，不安や緊張の軽減に努める。

2 治療中の看護

治療中は，つねに患者の全身状態(バイタルサイン，顔色，口唇色，爪床色，表情，手指の動きなど)を観察すると同時に，ときどき声かけをし，意識状態や苦痛の有無の確認を行って異常の早期発見に努める。

治療が長時間にわたる場合には，途中で治療の進行状況や残り時間を説明し，患者の不安軽減をはかる。診療室内に音楽を流すなどして緊張をほぐすことも効果的である。

3 治療後の看護

治療終了後，パンフレットなどを用いて，日常生活における注意点や異常時の対処方法を指導する。

注意事項● 局所麻酔が行われた場合には，感覚が戻るまで原則として飲食は禁止とする。食事はしばらくの間，創部を傷つけるかたい食物を避け，やわらかく調理して摂取するように説明する。飲酒や激しいスポーツ，長時間の入浴は，血行を促進し，再出血の原因となるため，治療当日はこれらを避ける。創部は抜糸までブラッシングを避け，含嗽のみとするが，創部以外は通常どおりブラッシングを行い，口腔内の清潔を保つように指導する。また，処置後

2〜3日は腫脹が増強する可能性があるが，氷水などで冷やすと血行を阻害して創部の回復が遅くなったり，腫脹が長引いたりするため，患部を冷やす場合には，10〜15℃程度の水を用いるようにする。

緊急時への備え● 帰宅後に出血がとまらない場合は，乾燥した清潔なガーゼで圧迫し，安静にして様子をみる。何回も強くブクブクうがいをしたり，指や舌で創部に触れたりすることは止血の妨げとなる。数時間たっても止血しない場合には異常と判断し，連絡するように説明しておく。そのほか，夜間も含めて異常が生じた場合の連絡先を伝えておく。

3 補綴治療を受ける患者の看護

補綴《ほてつ》治療のなかで，ここでは，とくに義歯を用いた治療の看護について説明する。

義歯には，全部床義歯・部分床義歯・ブリッジなどがある。義歯の完成後には，違和感がなくなるまでには時間がかかり，調整も必要であることから，食事のとり方，義歯の管理方法，トラブル時の対処方法などについて十分な指導が必要である。

1 治療前の看護

義歯作成には，多くの受診が必要となることもあるため，事前に治療内容や通院回数の見込みなどについて詳しく説明を行う。また，義歯治療は高齢者が対象となることが多いため，歩行介助や車椅子介助など，転倒防止をふまえた誘導が必要となる。処置開始前には必ず体調の確認を行い，処置の目的や方法，注意点などを説明して不安の軽減をはかる。

2 治療中の看護

義歯治療には印象採得を行うことが多い。印象材の刺激から吐きけ・嘔吐が誘発される場合もあるため，事前に使用する印象材の味やにおいなどについて説明を行う。同時に，印象材が硬化するまでの時間の目安や，印象トレイが口に挿入されたら，鼻でゆっくり深呼吸することを指導し，嘔吐した場合を考慮して膿盆を準備する。

印象材が硬化して印象トレイを口腔内から除去するまで，患者の体位は起座位とし，嘔吐による窒息の予防に努める。

装置完成まで，患者は歯が欠損した状態や仮の歯の状態で食事を行うことになるため，口腔内の状況に合わせた食事摂取方法の指導が必要となる。

3 治療後の看護

はじめて義歯を装着する患者には，その装置の構造や着脱方法，清掃方法，保管方法，食事のとり方，トラブル時の対処方法などの指導を行う。指導内容を書いたパンフレットを用いると，帰院後に再確認することができて効果的である。患者が高齢などの理由で自己管理できない場合には，介護者へ指導を行う。

義歯の清掃方法● 毎食後義歯を外して，義歯と残存歯を清掃する。清掃は水をはった洗面器かタオル上で行い，落下時の破損を予防する。熱によってレジンが変形するため，熱湯につけることは避ける。週に 1 回程度は，義歯用洗浄剤を使用することが望ましい。

義歯の保管方法● 就寝時には，義歯床下の口腔粘膜の安静をはかるため，義歯を外す。外した義歯は乾燥による変形を防ぐため，ティッシュペーパーなどに包んでおいてはいけない。ふた付きの容器に水を入れ，義歯全体を水につけて保管する。

食事のとり方● 義歯に慣れるまでの食事加工方法の指導を行う。まず流動食から開始し，徐々に軟食とし，最終的に普通食を目ざす。かまなくても舌と上顎でつぶせるやわらかさまで煮る，細かくきざむ，牛乳やスープなどに浸す，つぶす，ミキサーにかけるなど，食べやすくするための調理の工夫を指導する。

粘着性のある食品（もち・チューインガム・キャラメルなど），かたい食品（マメ類・フランスパン・イカ・たくあん・せんべいなど）など，義歯では食べにくい食品の説明を行う。

トラブル時の対処方法● 粘膜が傷つき，疼痛が持続する場合や，義歯のばねがゆるんで外れやすくなった場合など，なんらかの異常が発生したときは，自分で義歯を調節するようなことはせず，担当医に連絡するように説明する。

4 矯正治療を受ける患者の看護

矯正治療は，一般的に 2 年から 3 年と長期にわたることが多く，保険適用外となり高額であるため，治療開始前の詳細な説明が重要となる。また，装置装着後は月 1 回程度の来院となるので，その間の自宅や学校での口腔保清・装置管理が治療成果に直接影響を及ぼすことも多い。とくに学童期では治療を始めるきっかけが保護者の意思であることが多く，患者の協力を得られにくいことがある。患者自身のモチベーションを高めることが治療を成功させるカギとなるため，患者家族も含めた協力体制が必要となる。

1 生活指導

矯正装置装着後，患者とその家族に対して生活指導とトラブル時の対処方法の説明を行う。その際にパンフレットを用いると，生活のなかで実際に困ったことが生じてからも読み直すことができるだけでなく，当日説明を受けていない家族にも正しい理解と協力を得ることができるため，効果的である。

食事指導● 矯正装置装着後，6〜7 時間程度で痛みや不快感を感じはじめる。2〜3 日間は歯が痛かったり，歯の浮いた感じがしたりするなどの違和感が強く，食事摂取が困難になることが多い。痛みは歯を食いしばったときに強くみられることが多いため，調理方法の工夫を指導する必要がある。また，装置に負担をかけて，こわす原因となる，歯に付着しやすい食物やかたい食物などはとくに注意して食べるように説明する。

口腔清掃指導● 装置周囲には細い針金がはりめぐらされていることなどから，野菜の繊維がからまったり，めん類や米飯がくっついて詰まったりするなど，食物残渣が付着しやすい状況である。また清掃が行き届きにくく，齲蝕や歯周炎となりやすい。ブラッシングは手鏡を見ながらペンホルダーグリップで行うなど，装置に負担をかけずに行う清掃方法を指導する。来院ごとに歯垢染色剤で清掃効果を確認し，みがき残しやすい部分を認識させることも効果的である。

2 トラブル時の対処方法

装置がとれたり，ワイヤーが折れたりした場合など，装置に異常が発生したときには，担当医に連絡するよう説明する。また，装置の一部が口唇や頰粘膜にあたって痛みが生じたときは，応急処置として，小さくちぎって丸めたワックスを，装置の粘膜に接触する部分につけることで，痛みを軽減できることを指導する。

5 小児の歯科治療時の看護

小児歯科外来に来院する患児は，乳歯萌出から永久歯列完成の 12〜13 歳ごろまでが最も多い。成長発達段階を理解し，その身体的・精神的特性を十分考慮した対応が必要とされる。治療内容は，齲蝕予防処置，乳歯歯髄炎処置，乳歯冠装着，乳歯抜歯など，歯科全般にわたっている。低年齢の患児では，治療や口腔保清の必要性が理解できず，保護者の理解と協力が欠かせないため，医療者と保護者間の十分なコミュニケーションと信頼関係が重要となる。

1 治療時の看護

患児が診療室の雰囲気に慣れるまでの間は，保護者とともに入室してもらう。ただし，保護者が付き添うことにより，かえって甘えがでて治療進行の妨げになる場合もあるので，なるべく早い時期にひとりで治療を受けさせるようにする。

子どもの集中力が持続する時間は短いため，使用する器具や材料は事前に準備し，診療の介助を行いながら，治療時間をできるだけ短くするように心がける。患児が治療に慣れるまでは，必要以上に恐怖心を与えないよう，使用する器具や注射器などは，なるべく患児の目にふれないようにし，医療者どうしの会話にも注意をはらう必要がある。

診療中はやさしい言葉で適宜声掛けを行い，患児の不安や緊張の軽減に努める。治療にある程度慣れた段階になったら，使用する器具を「バキューム」は「掃除機」，「エアー」は「風」などと，子どもでも理解できるわかりやすい言葉で説明し，実際に動かして見せたり，手鏡を持たせて治療の進行状況を見せたりすることで，徐々に恐怖心を取り除いていく。

子どもは，治療中に予測できない行動をとることがある。頭を不意に動かすなどの急な体動には，つねに十分注意をはらう必要があるが，どうしても治療への協力を得られない場合には，保護者の了解を得たうえで，危険防止としてレストレイナーや大判のバスタオルで身体を包み込み，抑制を行う。

治療終了後はがんばったことをほめて，患者の自信につなげることが大切である。

2 保護者への指導

保護者に対しては，治療後の再発を予防するために，糖分を多く含む菓子類やジュースをできるだけ控えること，菓子などをだらだら摂取させないこと，毎食後のブラッシングを徹底することなどの生活指導や，口腔衛生指導を行い，協力を得る。

D 歯・口腔疾患患者の看護

1 舌がん患者の看護

口腔がんのなかでは舌がんが最も多い。舌がんの治療法としては手術療法が主体であり，ほかに放射線療法・化学療法・免疫療法などがある。早期の舌がんでは手術療法あるいは放射線治療単独で治療することが多いが，進行した舌がんではこれらの併用方法が行われる。

進行した舌がんの広範囲に及ぶ手術では，組織欠損の形態・機能改善を目的に，各種の皮弁を用いた即時再建術が行われる。また，舌がんは頸部リンパ節に転移しやすいため，頸部郭清術が併用されることが多い。

以下に，進行した舌がんの手術を行う患者の看護について述べる。

1 手術前の看護

患者に十分な情報が提供されるように医師と調整をはかり，不安の軽減に努める。その際は，患者が手術方法や手術後に予測される状況，機能障害などをどのように受けとめ，どの程度理解しているかを把握したうえで行う必要がある。また，訴えを表出しやすい環境をつくり，患者・家族とのコミュニケーションを十分にはかりながら，信頼関係を築くことが大切である。手術に向けての準備として，術前オリエンテーションなどの術前指導を行う。

2 手術直後の看護

手術直後は観察を十分に行い，異常の早期発見に努める。

全身状態の観察● バイタルサイン，皮膚の色，冷感，チアノーゼ，また，輸血・輸液量と尿量・排液など，水分出納バランスの循環動態を把握する。切除範囲が大きく，手術後の腫脹や浮腫により気道の閉塞が考えられる場合は，手術中から気管切開と気管カニューレの挿入が行われるため，呼吸管理も大切である（➡ 227ページ，「呼吸障害のある患者の看護」）。

創部の観察 疼痛や腫脹，出血，滲出液，ガーゼ汚染の有無と程度の観察を行う。皮弁は，48時間以内はとくに注意深く観察し，うっ血や色調の変化がみられた場合はただちに医師へ報告する。創部周囲にはドレーンが留置されるため，排液の量・性状・においなどの観察も行う。また，感染の徴候に注意する。

疼痛コントロール 手術後の疼痛には，創痛のほか，胃管による咽頭痛，ドレーン挿入部痛，同一体位による腰痛などがある。疼痛は，患者にとって最も苦痛の大きい自覚症状の1つであり，不眠や体力の消耗などをまねき，術後の回復に影響を及ぼす。バイタルサインと，疼痛の部位・程度・性質・誘因などを把握し，効果的な鎮痛薬の使用や誘因を取り除く支援を行う。

3 手術後の看護

苦痛の緩和 手術直後は，移植した皮弁の血管吻合部の安静保持のため，頸部の伸展が禁止され，ベッド上安静となる。そのため，患者は体位制限によるストレスを感じやすい。手術後は，徐々にベッドアップから歩行へと行動拡大を進めていく。訴えの傾聴，早期離床へ向けての支援，夜間十分な睡眠が得られるような配慮などを行い，不安や苦痛の緩和に努める。患者の性格や病状の受けとめ方を把握し，不安を与えないように，家族と医師・看護師が統一した対応をとれるようにする。

食事の援助 創部を安静にするため，また，摂食・嚥下機能低下のため，手術後は経鼻経管栄養法による栄養摂取となり，胃管から濃厚流動食などを注入する。吐きけ・嘔吐，胸やけ，腹部膨満感，腹痛，下痢の有無などを観察しながら，徐々に注入する速度やエネルギー量を調整し，必要量が注入できるようにする。創部の治癒や摂食・嚥下機能の回復が確認されたあと，胃管は抜去される。

清潔の援助 シャワー浴が可能になるまでは，全身状態を観察しながら，全身清拭や陰殿部洗浄，足浴，手浴などを行う。清拭の際は，ドレーンや膀胱留置カテーテルなどの抜去や圧迫に注意し，また褥瘡好発部位の皮膚を観察する。洗髪時は頸部の伸展に注意し，外創部のガーゼをぬらさないように介助する。

含嗽は，創部の安静と誤嚥予防のため，医師の許可がでてから行う。許可がでるまでは，創部に注意しながら口腔内清拭を行う。含嗽の許可がでたら，嚥下が良好にできるようになるまでは，口内に含ませて吐き出す含嗽方法を指導する。

コミュニケーションの工夫 気管カニューレ挿入中は発声ができなくなるため，筆談ボードや文字盤などを使用し，意思の疎通をはかる。発声が可能となったら，構音訓練を行う(➡ 231ページ，「言語障害のある患者の看護」)。

摂食・嚥下訓練 手術後は，摂食・嚥下障害を呈することが多く，誤嚥のリスクが高くなる。創治癒や全身状態が安定したかどうかの判断のもとで，摂食・嚥下訓練が開始される(➡ 229ページ，「摂食・嚥下障害のある患者の看護」)。

4 退院指導

退院後の生活をイメージするためにも，指導時は家族に同席してもらうことが望ましい。

機能訓練● 摂食・嚥下障害については，患者が自分の状態を把握し，誤嚥などを未然に防止できるように，退院後におこりやすいトラブルについて指導を行う。また栄養士と連携をはかりながら食事指導を行う。

構音障害については，会話を多くし，ゆっくりはっきりと話すように心がけることを指導する。嚥下機能と構音機能をつかさどる筋は関連が深いため，それぞれの訓練に相乗効果があることを説明する。

頸部郭清術後は，とくに上肢の可動域制限があるため，日常生活のなかで，できるだけ上肢を使うように意識し，自然にリハビリテーションができる方法を指導する。

口腔ケア● 口腔ケアは，感染予防や摂食・嚥下機能回復のためにも大切であることを説明し，効果的な含嗽の方法やブラッシング方法を指導する。

定期的受診● 再発や転移の早期発見のためにも，定期的な外来受診を継続できるように支援する。退院後，内服が必要な場合は，正確に服薬が行えるよう指導する。

精神的ケア● 緊急時や不安が増強したときの病院連絡先を伝える。また，家族の協力体制が整うように支援する。必要に応じて社会資源を活用しながら，医療ソーシャルワーカーなどと連携・調整を行う。

2 顎骨骨折患者の看護

口腔領域の骨折には上顎骨骨折・下顎骨骨折などがある(➲206ページ)。原因としては交通事故やスポーツ事故などの外傷が多く，顔面だけでなく頭部打撲の可能性も考慮に入れて，全身状態の観察を行う必要がある。

骨折部の治療は，全身状態が安定して炎症が消退した時点で，非観血的整復固定や観血的整復固定術が行われる。

1 手術前の看護

全身状態の観察● 受傷直後には，全身状態の管理，気道の確保，止血処置が最優先となる。外傷による骨折の場合は，頭部打撲の可能性も考慮に入れて，意識レベルなどの全身状態の観察を行い，状況に応じて専門医の診察を優先する。

気道の確保● 骨折の部位，また口腔内の腫脹・出血などによっては気道が閉塞され，呼吸困難となる可能性がある。吸引器を使用し，頻回に血液や分泌物の吸引を行うと同時に，腫脹や舌根沈下により気道が閉塞される場合には，経鼻(ネーザル)エアウェイの挿入や気管切開を行い，気道を確保する。

不安の緩和● 患者は入院による急激な生活環境の変化，顔面の傷や予後に対する不安などのさまざまな因子によって，精神的に不安定になりやすい。現在の状況や今後の治療方針などについて，医師から説明を受けられるように調整すると同時に，コミュニケーションを十分にとり，不安や疑問を訴えやすい環境づくりに努める。

栄養管理 骨折部痛や口腔粘膜の損傷，歯の損傷などがある場合には，患部の安静を考えて，ペースト食やきざみ食といったやわらかい食事とすることが多い。

2 手術後の看護

顎間ゴム牽引 観血的整復術の手術後は，創部の安静のため，顎間ゴム牽引による固定を行うことが多い。顎間ゴム牽引は，開口が制限され，分泌物の喀出が困難となる。そのため，術前より吸引器を用いた自己吸引方法の説明を行い，必要時には患者自身で吸引できるように指導を行っておく。顎間ゴム牽引状態での嘔吐は，誤嚥や気道閉塞につながる危険性も高いため，早期対処を行うことが重要である。嘔吐時は顔を横に向け，誤嚥・気道閉塞を防ぐと同時に，必要に応じて牽引を解放する。

また，状態が落ち着いたら，食事やブラッシングのために，ゴムの着脱を患者自身が行えるように指導する。

疼痛の緩和 手術後は，創痛や手術中の挿管チューブの圧迫による咽頭痛など，さまざまな要因により疼痛がおこる可能性がある。痛みはがまんせず，すぐに知らせるように説明し，痛みがひどくなる前の鎮痛薬の使用を促す。鎮痛薬の使用時には，効果・持続時間について説明をし，薬効の観察を行う。

栄養管理 口腔内に創のある間は，食事にも注意して創部の安静をはかる。ペースト食をスプーンなどで摂取することから開始し，創や身体の状態を見ながら，きざみ食へと移行することが多い。

感染防止 術後は，口腔内分泌物の喀出や口腔ケアが困難な状態となる。状況に応じた口腔ケア用品を選択し，含嗽・ブラッシング方法の指導を行うことで，口腔内の保清を徹底し，感染防止に努める。

まとめ

- 口腔の疾患では，機能面・審美面の問題をもつことが多く，患者の心理的・社会的側面の援助が重要である。
- 口腔ケアは，口腔保清だけでなく QOL の向上という意義をもっている。ライフサイクルや疾患に応じた口腔ケアがつねに必要である。
- 疼痛・腫脹・出血のある患者に対しては，症状の緩和と同時に，食事摂取への援助や口腔ケアの指導が必要である。
- 摂食・嚥下障害のある患者に対しては，食事の工夫や摂食・嚥下訓練を指導する。
- 齲蝕・歯周疾患は生活習慣病ととらえられ，その予防に重点がおかれている。個別性をふまえた生活指導・口腔衛生指導が大切である。

- 外科的治療を受ける患者に対しては，つねに全身状態を観察し，異常の早期発見に努める。
- 補綴，矯正治療を行う患者に対しては，日常生活の指導が必要である。
- 小児の歯科治療にあたっては，コミュニケーションを重視し，歯科への恐怖心をもたせないように注意する。
- 舌がん患者に対しては，術後の摂食障害・構音障害へのケアが大切である。
- 顎骨骨折患者の看護では，誤嚥や気道閉塞など全身状態に注意する。

復習問題

1 次の文章の空欄を埋めなさい。

▶口腔疾患の治療には，形態の修復や機能回復だけでなく（①　　）性も求められる傾向にある。

▶疼痛がある場合，身体的苦痛だけでなく（②　　）苦痛の緩和をはかる。

▶口腔内の出血は，（③　　）によって出血量が多く見える。

▶口臭は（④　　）の妨げになる。

▶開口障害のある患者には（⑤　　）やジェスチャーをまじえてコミュニケーションをはかる。

▶手術が長時間にわたる場合は治療の状況を伝えたり，（⑥　　）を流したりして不安を軽減する。

▶顎骨骨折の受傷直後には，全身状態の管理，（⑦　　）の確保，（⑧　　）処置を最優先に行う。

▶顎間固定中の食事は（⑨　　）食や（⑩　　）食などとする。

2 〔　〕内の正しい語に丸をつけなさい。

①外科的治療後，創部は抜糸まで〔含嗽・ブラッシング〕を避ける。

②舌ブラシは〔歯垢・舌苔〕の除去に有効である。

③口腔内の腫脹は，氷や冷却剤で急激に〔冷やす・冷やさない〕。

④治療後に出血が予想される場合，〔食事・飲酒〕をせず，創部を刺激しないように指導する。

⑤手術後の腫脹や浮腫によって気道閉塞が考えられる場合は〔気管内吸引・気管切開・酸素吸入〕を行う。

⑥味覚障害のある患者の食事は〔濃い・薄い〕味つけにならないようにする。

⑦義歯は就寝時には外し，専用の容器で〔乾燥させて・水につけて〕保管する。

⑧矯正治療中の食事では〔やわらかい・かたい〕食物に注意する。

⑨舌がんの治療は〔化学・手術〕療法が中心となる。

[歯・口腔疾患患者の看護 資料提供者一覧]

足達 淑子	東京医科歯科大学歯学部附属病院歯科衛生保健部部長	(図 1, 1-16, 1-17)
加藤 誠一	埼玉県総合リハビリテーションセンター歯科診療部副部長	(図 2)
船山ひろみ	鶴見大学歯学部助教	(図 1-4-a)
飯田 良平	鶴見大学歯学部助教	(図 1-7)
大槻 昌幸	東京医科歯科大学大学院准教授	(図 1-10, 1-11, 1-14, 1-15, 2-4)
倉林 亨	東京医科歯科大学大学院教授	(図 1-12, 2-15)
小田 茂	東京医科歯科大学歯学部附属病院総合診療科准教授	(図 1-18, 2-9〜12)
砂川 光宏	東京医科歯科大学歯学部附属病院総合診療科准教授	(図 1-19, 1-21, 2-5, 2-6, 2-7-a・b)
篠ヶ谷龍哉	タートルズ歯科クリニック院長	(図 1-22, 2-7-c)
下山 和弘	東京医科歯科大学歯学部教授	(図 1-23〜25)
塩田 真	東京医科歯科大学大学院准教授	(図 1-26)
樺沢 勇司	東京医科歯科大学大学院教授	(図 1-29)
松本 芳郎	東京医科歯科大学歯学部附属病院育成系診療科講師	(図 1-30, 1-31)
宮新美智世	東京医科歯科大学大学院准教授	(図 1-32, 1-33)
山城 正司	NTT 東日本関東病院歯科口腔外科部長	(図 1-27, 1-28, 2-13, 2-14, 2-16〜18)
小川 匠	鶴見大学歯学部教授	(図 2-19)

［特論］
放射線診療と看護

第1章 放射線診療　総論

A 放射線医学と看護

1 放射線診療とは

放射線診療とは，X《エックス》線をはじめとする**放射線**を応用して検査や治療を行うことである。

画像診断のための検査
多くの病気は，体内の臓器や組織の異常によって発生するため，身体の外観を観察するだけでは診断がつかない場合が多い。このようなとき，人体を透過するX線を使うと，体内の異常を観察することができる。たとえば，かぜが長引いて咳《せき》や喀痰《かくたん》がとまらない場合には，胸部X線写真を撮影し，肺炎の可能性を診断する。

このように，得られた画像を利用して病気の診断を行うことを**画像診断**という。かつて画像診断は，X線CT検査のように放射線を用いた検査をもとに行われることが大半であったが，最近では超音波検査や磁気共鳴画像検査(MRI検査)など，放射線を使わない検査も増えている。

IVR
また，画像診断検査の技術を応用して，血管を造影し，疾病の治療まで行う手法も開発されており，**インターベンショナルラジオロジー(IVR)**とよばれている(➲270ページ)。

核医学診療
細胞を傷害する作用をもった放射線(β《ベータ》線やα《アルファ》線)を放出する**放射性同位元素**を利用して，検査・診断することも古くから行われている。これは**核医学検査**とよばれ，現在は診断だけでなく，治療にも用いられる。放射性ヨウ素(ヨード)を用いて甲状腺疾患の診断を行い，甲状腺機能亢進《こうしん》症と診断された場合に，やはり放射性ヨウ素を用いて治療を行うのはその代表例である。

放射線治療
画像診断検査に用いるX線も，高エネルギーのX線をがん病巣《びょうそう》に照射することでがん組織を破壊して，がんの治療を行うことができる。最近は，放射線照射の技術が向上し，多くのがんに対して根治《こんち》的治療が行われるようになった。またX線以外にも，電子線や陽子線，重粒子《じゅうりゅうし》線などを使った治療も行われており，難治《なんち》がんの治療成績の改善に寄与している。

2 放射線診療における看護師の役割

1 患者への支援

身体的な支援や介助　画像検査や放射線治療を受ける患者は，身体機能に問題をかかえている場合が多い。そのような患者は，検査室までの移動に時間を要したり，検査中の体位変換がうまく行えなかったりするため，検査や治療をとどこおりなく実施するための支援や介助が必要となる。

心理的な支援　患者は疾病やその治療について不安をかかえており，このような状態で放射線による侵襲を伴う検査を指示されると，不安が増大してしまう。そのため，検査を実施する前に，検査の手順や手技の説明を行っておくことは重要である。また，検査の実施に際しては，患者の同意を確認しておくことが必要である。最近では，患者から書面で同意を得ることが一般的であるため，同意書が診療録に保存されていることを確認しておくべきである。

2 安全性の確保

不要な被曝の回避　放射線画像検査や放射線治療を受ける患者は，放射線にさらされること（放射線被曝《ひばく》）が避けられないが，不要な被曝を避けるような介助が必要である。検査中の安静の保持の必要性の説明，X線が透過しない金属体の取り外し，体位変換の誘導などを適切に行い，再検査や追加検査を極力，防ぐように努めなければならない。

その他の事故の防止　MRI検査などの放射線を使わない画像検査でも注意が必要である。たとえば，MRI検査では，磁力により金属製品が機器に吸着し，その過程で患者を傷害する事故がおこっている。

救急時の備え　画像検査では，造影剤などの薬剤を用いた検査を行うことも多い。こうした薬剤は，ときに副作用を生じることがあるため，造影剤などの薬剤を投与した患者を注意深く観察することは重要である。また，薬剤などを用いて負荷を加えた状態で検査を実施することもあり，この場合も副作用の発現を注意深く観察する必要がある。

3 職種間の連携

放射線診療には，医師や看護師だけでなく，診療放射線技師，医学物理士などの複数の職種が携わっている。また医師も，画像診断医や放射線治療医のように，放射線診療を中心に行っている者だけでなく，内科医や外科医など他科の医師も，専門領域の造影検査などで放射線診療にかかわる。このため，それぞれの検査および治療にかかわるすべての医療者の間で情報の共有がなされるように，十分な申し送りを行い，その内容を診療録へ記録するようにしなければならない。

B 医療に使用される放射線

1 放射線とは

放射線とは，広い意味では，高いエネルギーをもった粒子《りゅうし》の流れ(粒子線)や電磁波《でんじは》全般をさす言葉である。しかし，一般的には，生体を傷害する電離《でんり》作用[1)]を有した**電離放射線**をさすことが多い。画像診断検査や放射線治療で利用される放射線も，ほとんどが電離放射線である。

2 放射線の分類

電離放射線は，電磁波や中性子線のように電荷を有していないものと，電子や陽子などの電荷を有しているものとに分類される(➲ 表 1-1，図 1-1)。

電離放射線のうち，X 線や γ《ガンマ》 線は**電磁波**の一種であり，その波長はテレビなどの放送に使われる電波や，赤外線，可視光線，紫外線などよりも短い。X 線や γ 線は，波としての性質を有しているだけでなく，非常に高速に移動する粒子としての性質ももち合わせており，光子(フォトン)とよばれることもある。これらの実体は同じ電磁波であるが，原子核外から発生するものを**X 線**，原子核内から発生するものを**γ 線**とよんで，区別している。波長が短いほど高いエネルギーをもつようになるが，波長が長くエネルギーの低い X 線は画像診断検査に利用され，波長が短くエネルギーの高い X 線は放射線治療に利用されている。

電磁波以外の放射線を**粒子線**とよび，電磁波よりも細胞を傷害する作用が強いため，**β 線**(電子線)，**陽子線**，**重粒子《じゅうりゅうし》線**といった粒子線が，放射線治療に利用されている。最近では，β 線のほか，α 線を放出する放射性核種《かくしゅ》を利用した核医学治療も行われている。

➲ **表 1-1 放射線の分類**

		電離放射線	非電離放射線
電磁波	非荷電粒子線	X 線，γ 線	電波，赤外線，可視光線，紫外線
粒子線		中性子線	
	荷電粒子線	β 線(電子線)，α 線，陽子線，重粒子線，中間子線，など	

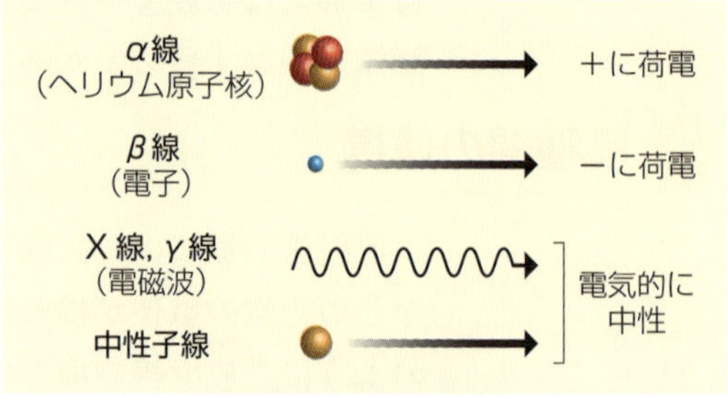

➲ **図 1-1 放射線の種類と電荷**

1）放射線の通過により，電気的に中性の原子から電子を分離させる作用。

表 1-2 放射線に関する単位

	単位	説明
放射線のエネルギー	eV (電子ボルト)	電子が1V(ボルト)の電圧で加速された場合に，電子が得る運動エネルギーを1eVという。放射線診療では，その1,000倍のkeV(キロ電子ボルト)や，さらにその1,000倍のMeV(メガ電子ボルト)が使われる。
放射能の強さ	Bq (ベクレル)	1秒間に1個の原子核が崩壊して，放射線が放出される場合を1Bqという。放射線診療では，その1,000倍のkBq(キロベクレル)や，さらにその1,000倍のMBq(メガベクレル)が使われる。
物理的な吸収線量	Gy (グレイ)	物質1kg中に1J(ジュール)のエネルギーが吸収されたときの線量を1Gyとよぶ。
放射線被曝に伴う生物学的な影響を示す単位	Sv (シーベルト)	放射線の生物学的な作用を評価するための単位で，物理的な吸収線量に，放射線の種類に応じた係数をかけて求める。係数は，X線，γ線，β線では1である(1 Gy＝1 Sv)。粒子線では，5〜20倍になる。放射線防護の目的では，Svの1/1,000のmSv(ミリシーベルト)や，さらにその1/1,000のμSv(マイクロシーベルト)が使われる。

3 放射線の単位

放射線に関しては，さまざまな単位があり，放射線を定量的に評価するのに利用されている。代表的な単位を表1-2にまとめた。

C 放射線被曝と放射線防護

1 放射線被曝による影響

1 確率的影響と確定的影響

放射線被曝の人体への影響は，そのあらわれ方により，大きく**確率的影響**と**確定的影響**とに分類される。

確率的影響 確率的影響とは，被曝《ひばく》線量の増加に応じて，影響のあらわれる頻度《ひんど》も増加するような影響のことである(図1-2-a)。発がんおよび先天異常のような遺伝的影響が確率的影響に分類される。確率的影響では，影響があらわれる最低線量(しきい値)はないというのが一般的な考え方である。なお，被曝線量の増加により，影響の発現する頻度は高まるが，被曝線量が多いか少ないかは，影響の重篤《じゅうとく》度には変化を及ぼさない。

確定的影響 確定的影響とは，ある一定の線量をこえる放射線被曝を受けたときにあらわれる影響のことである(図1-2-b)。放射線被曝を受けてから5年以内に全体の1〜5%に障害を生ずる線量をしきい値としている。脱毛・白内障・不妊などが確定的影響に分類される。確定的影響では，しきい値をこえて放射線

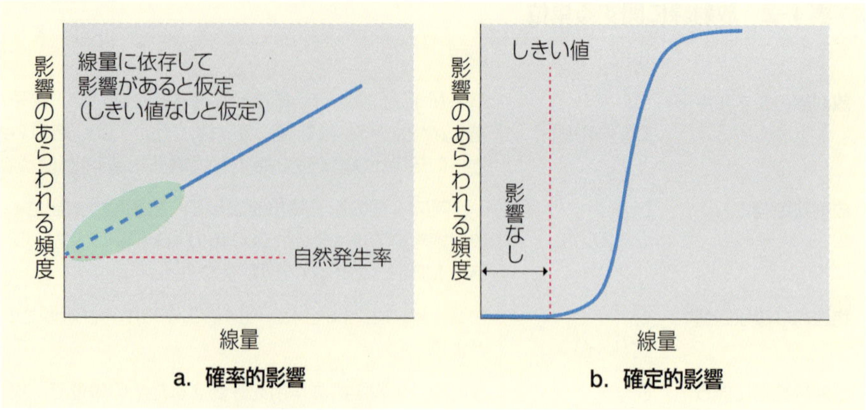

図 1-2 確率的影響と確定的影響

被曝を受けた場合，被曝線量が増加するにつれて影響の程度も深刻になる。

放射線防護における要点 放射線防護の観点からは，確率的影響に関しては，被曝線量をできるだけ低減させて，影響の発生の頻度を下げることが重要であり，確定的影響に関しては，被曝線量をしきい値線量以下にとどめて，影響の発生を防止することが重要である。

2 放射線被曝による影響の発現時期

放射線被曝を受けた場合に，影響があらわれるまでにはある程度の期間(潜伏期《せんぷく》)がある。放射線被曝を受けて数週間以内に発現する影響を**急性影響**といい，それより遅く数か月以上経過してから発現する影響を**晩発性影響《ばんぱつ》**という。

この影響があらわれるまでの期間は，影響の種類と被曝線量によるが，一般的に線量が高いほど短くなる。

急性影響 全身に短時間で 1 Gy 以上の放射線被曝を受けた場合には，急性放射線症とよばれる影響があらわれる。2，3 時間のうちに放射線宿酔《しゅくすい》とよばれる吐きけ・嘔吐《おうと》がみられ，その後，1 週間以内に造血器障害があらわれてくる。10 Gy をこえる被曝では，消化管障害がみとめられる。さらに大線量の被曝では，中枢神経障害があらわれ，最終的に死にいたる。局所に大線量の被曝を受けた場合には，被曝を受けた組織によって反応は異なるが，皮膚では，紅斑《こうはん》や瘍《よう》形成，脱毛がみとめられる。

急性影響は，被曝を受けた細胞が傷害されることによって生じるため，被曝線量が多い場合は，これらの影響が長期間持続する。被曝線量の増加に伴い重症化する確定的影響である。

晩発性影響 被曝を受けてから 1 年以上を経てあらわれる影響としては，発がんや遺伝的影響，白内障などがあげられる。晩発性影響は，被曝後に突然変異を生じた細胞が残り，これが原因となって生じることが多く，確率的影響であることが多い。ただし，白内障にはしきい値線量が存在し，それをこえた被曝を受けた場合，被曝線量に応じて重症化するため，確定的影響である。

2 放射線被曝の分類

1 職業被曝

放射線診療や放射線業務に従事する作業者が受ける放射線被曝《ひばく》を**職業被曝**とよぶ。医療機関は，放射線画像検査や放射線治療などで電離放射線を利用するため，職業被曝が生じやすい職場である。

職業被曝に関しては，法令で線量限度が定められており，その線量をこえての放射線被曝を受ける就労は認められていない(➡表1-3)。また，管理区域内に立ち入って放射線診療や放射線業務に従事する作業者は，教育訓練や健康診断を受けることが求められている。

2 医療被曝

医療被曝には，診断や治療などの医療行為の実施に伴って，患者や介護者などが受ける放射線被曝，健康診断や医学生物学研究への参加者の放射線被曝が含まれる。

医療被曝に関しては，被曝を受ける患者が医療行為により直接的な恩恵《おんけい》を受けることなどから，職業被曝や公衆被曝と異なり，線量限度は設けられていない。しかし，無制限に放射線被曝を受けてよいわけではなく，後述の放射線防護の三原則である放射線被曝の正当化，最適化，線量限度を十分に考慮すべきである。わが国は，国際的に見ても，医療被曝が多いことが報告されており，医療被曝線量の低減への努力が求められている。

放射線診療のなかでは，放射線治療に伴うがん病巣《びょうそう》周囲組織の放射線被曝線量が最も多い。また，IVRに伴う放射線被曝も多く，照射野内の皮膚障害も報告されている。

➡表1-3　職業被曝の線量限度

	線量限度
男性および生殖可能年齢以外の女性の実効線量	100 mSv/5年間 (50 mSv/年を超過しない)
生殖可能年齢の女性の実効線量	5 mSv/3か月
妊娠を申告した女性の実効線量	1 mSv/妊娠期間
水晶体の等価線量	100 mSv/5年間 (50 mSv/年を超過しない)
皮膚の等価線量	500 mSv/年
手および足の等価線量	500 mSv/年

➡表1-4　公衆被曝の線量限度

	線量限度
実効線量	1 mSv/年
水晶体の等価線量	15 mSv/年
皮膚の等価線量	50 mSv/年

＊1)等価線量：各組織に対する生物学的効果を勘案した被曝線量。
＊2)実効線量：臓器ごとの等価線量に組織加重係数で重みづけをした値の総和で，確率的影響のリスクを示す。

Column

自然放射線による被曝

人類は，人工の放射線以外に，自然界からも放射線被曝を受けている。宇宙線や大地からの放射線による外部被曝，食品や大気中に含まれる放射性核種《かくしゅ》を体内に取り込むことによる内部被曝，人体内に存在する放射性核種によるに内部被曝などがあり，日本人 1 人あたりの年間被曝線量は，実効線量で 2.1 mSv 程度と見積もられている。公衆被曝の実効線量限度は，これよりも低い線量に設定されており，安全性を十分に考慮したものであるといえる。

3 公衆被曝

人工の放射線による放射線被曝のうち，職業被曝と医療被曝を差し引いたものを公衆被曝とよんでいる。一般の人々は，放射線被曝によって直接的な恩恵を受けないため，公衆被曝の線量は職業被曝よりも厳しく制限されている（➲ 249 ページ，**表 1-4**）。

3 放射線安全管理

1 放射線管理

放射線診療における放射線被曝《ひばく》線量の低減は，放射線防護の観点から重要である。それには，放射線に関する管理を入念に行う必要がある。放射線の管理は，まず放射線源（線源《せんげん》）に対して行われ，そのうえで，環境および人に対する管理が行われる。

①**線源の管理**　線源の管理は，放射線管理の基本である。放射線発生装置に関しては，稼働《かどう》状況を記録し，放射性同位元素の使用に関しては，その入手から廃棄までの経緯を，使用状況を含めて記録する。

②**環境の管理**　環境の管理は，作業者が被曝する可能性のある**作業環境**と，一般の人々の被曝に関係する**一般環境**とに分けて行うのが合理的である。

放射線発生装置を稼働させる場所や，放射性同位元素を使用する場所で，一定以上の放射線被曝を受ける可能性がある場所は，法令に基づいて放射線管理区域に定められている（➲ **図 1-3**）。

放射線管理区域内では，作業者の放射線防護のため，空間線量率の測定などの放射線量のモニタリングが行われている。また，管理区域外への放射性物質の異常な漏洩《ろうえい》などがないように，排気および排水の放射能量測定などが行われている。

③**職業被曝の管理**　職業被曝については，個人の被曝線量の管理が行われる。放射線診療や放射線業務に従事する職員は蛍光《けいこう》ガラス線量計やフィルム

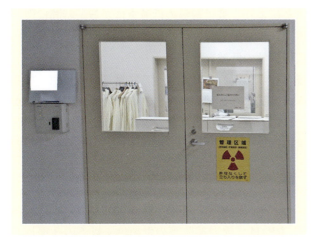

図 1-3　放射線管理区域

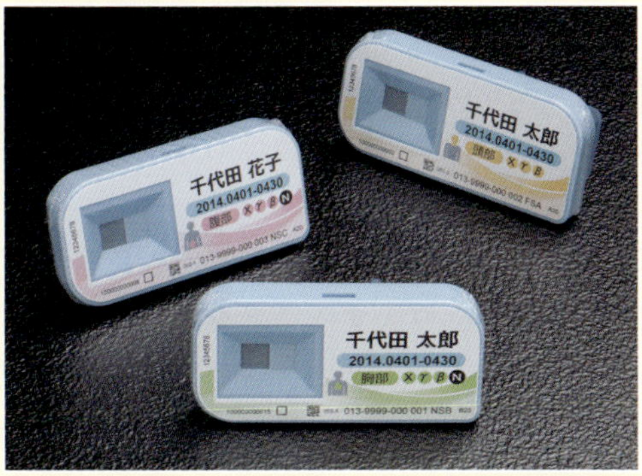

（写真提供：株式会社千代田テクノル）

図 1-4　個人被曝線量計（ガラスバッジ）

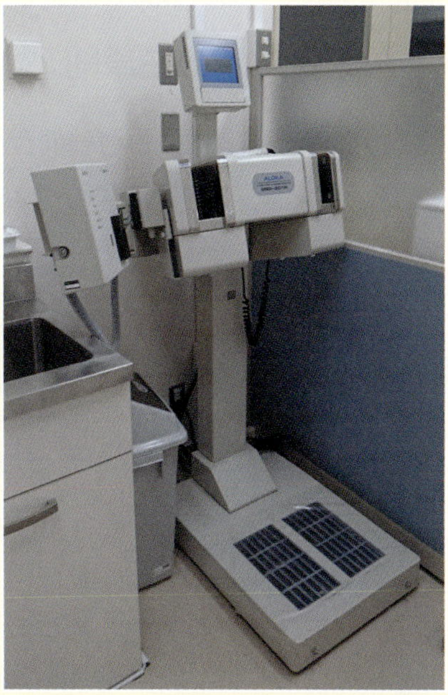

図 1-5　ハンド-フット-クロスモニタ

バッジなどを装着し，被曝線量をモニタリングする(➡図 1-4)。これらのモニタリング器具は，男性の場合は胸部に，女性の場合は腹部に装着する。放射性同位元素使用室からの退出にあたっては，ハンド-フット-クロスモニタで汚染の有無を確認し，汚染が確認された場合には除染を行う(➡図 1-5)。

2 外部被曝や内部被曝の低減

外部被曝の低減● 体外にある放射線源からの被曝(外部被曝)を低減させるには，①遮蔽《しゃへい》，②距離，③時間の 3 つが重要である。

遮蔽は，線源と作業者との間に放射線遮蔽物質(鉛《なまり》，タングステンなど)を置いて放射線をさえぎり，被曝線量の低減をはかる。**距離**に関しては，放射線量は線源から離れるにつれて弱くなる[1]ことから，線源と作業者との距

1）放射線量は放射線源からの距離の 2 乗に反比例して減弱する。

離をできるだけ長く保つことにより，被曝線量の低減をはかる。**時間**に関しては，放射線被曝線量が線源と相対する時間に比例することから，作業時間をできるだけ短縮して，被曝線量の低減をはかる。

内部被曝の低減● 体内の放射線源からの被曝(内部被曝)を低減させるには，放射線源となる放射性同位元素の取り込みを抑制することが必要である。放射性同位元素が体内に入る経路としては，経口・吸入・経皮吸収などがある。放射線管理区域内では，放射性同位元素の体内への取り込みを抑制するために，飲食・喫煙・化粧が禁止されている。

3 放射線防護の三原則

国際放射線防護委員会(ICRP)は，放射線防護のために，以下の3項目の実施を求めている。

(1) 放射線被曝を伴う行為であっても明らかに便益《べんえき》をもたらす場合には，その行為を不当に制限することなく人の安全を確保すること。
(2) 個人の確定的影響の発生を防止すること。
(3) 確率的影響の発生を減少させるためにあらゆる合理的な手段を確実にとること。

ICRPは，これらを実行するために，放射線防護体系に，①正当化，②最適化，③線量限度という3つの基本原則を導入することを勧告《かんこく》している。

正当化● 正当化に関しては，放射線診療行為がその患者にとって明らかな恩恵《おんけい》を受けるものであることを確認しなければならない。たとえば，妊娠中の女性に対して，腹部放射線検査を実施する場合には，それによって得られる診療情報が被曝によって胎児に与える影響よりも価値のあるものでなければならない。

以前は，生殖可能年齢の女性の放射線画像検査は，妊娠の可能性の低い月経開始後10日以内に実施すべきとする十日則が唱《とな》えられていたが，さまざまな研究の結果から，放射線画像検査による胎児への影響が小さいことや十日則に縛《しば》られていると必要な検査を実施する機会を逸《いっ》するなどの不利益から，十日則はICRPの理念からは除《のぞ》かれている。

最適化● 最適化に関しては，2007年のICRP勧告では，どんなに少ない被曝線量であっても，確率的影響である発がんの危険性があるものとして，放射線防護を行うべきとの立場を示している。合理的に可能な限り被曝を低減する(as low as reasonably achievable；ALARA)対策を講《こう》ずるのが最適化の基本概念であるとしている。

線量限度● 職業被曝および公衆被曝については，線量限度が設けられており，この線量をこえて放射線被曝を受けることは許されない。

まとめ

- 放射線や磁力，超音波などは，さまざまなかたちで画像診断や治療に利用されている。
- 放射線診療における看護師の役割には，患者の支援，安全性の確保，職種間の連携があげられる。
- 電離放射線は電離作用をもち，生体を傷害する。
- 放射線は，大きく電磁波と粒子線の2つに分けられる。
- 放射線の単位には，eV，Bq，Gy，Sv などがある。
- 放射線被曝による影響の発生頻度は，被曝線量に左右される。
- 放射線被曝には，職業被曝，医療被曝，公衆被曝がある。
- 放射線に関する安全管理としては，まず線源の管理が行われ，そのうえで環境と人に対する管理が行われる。

復習問題

1 次の語群を A・B に分類しなさい。

【分類】

A：電磁波　　B：粒子線

【語群】

①X線（　　）　②α線（　　）
③紫外線（　　）　④β線（　　）
⑤赤外線（　　）　⑥γ線（　　）

2 〔　〕内の正しい語に丸をつけなさい。

▶被曝線量と人体への影響の一般的関係

	線量のしきい値	重篤度への影響
確率的影響	〔ある・ない〕	〔ある・ない〕
確定的影響	〔ある・ない〕	〔ある・ない〕

3 次の文章の空欄を埋めなさい。

▶被曝による影響は，発現時期によって（①　　）影響と（②　　）影響に分けられる。

▶健康診断を受けたことによる被曝は（③　　）被曝であり，医療職員の被曝は（④　　）被曝に分類される。

▶外部被曝を低減させるためのポイントは（⑤　　），（⑥　　），（⑦　　）の3つである。

▶国際放射線防護委員会（ICRP）は，放射線防護体系に（⑧　　），（⑨　　），（⑩　　）の3つの基本原則を導入することを勧告している。

4 左右を正しく組み合わせなさい。

①eV　・　　・　Ⓐシーベルト
②Sv　・　　・　Ⓑグレイ
③Bq　・　　・　Ⓒベクレル
④Gy　・　　・　Ⓓ電子ボルト

第2章 放射線診療　各論

A X 線撮影と CT 検査

X 線とは X 線は，物体を透過する性質をもった，波長が 10 nm[1] 以下の短波長の電磁波である。発見当初，実体が不明であったことから，未知数をあらわす X を用いて，X 線と名づけられた。その物体を透過する性質を利用して，X 線を人体に照射し，透過した X 線を写真のように焼きつけることで，体内にひそむ病気の診断に利用されるようになった。

X 線画像診断 X 線撮影は，画像診断の基本であり，さまざまな疾患の初期診断に利用されている。しかし，平面像の観察で得られる情報には限りがあるため，現在では X 線管球を人体の周囲に回転させて，身体を輪切りにしたような画像(断層像)を得る X 線 CT 検査が重要な位置を占めるようになってきている。

造影検査 X 線撮影，X 線 CT 検査のいずれも，造影検査として**造影剤**が投与されることがある。X 線透過性の低い物質を含む造影剤を陽性造影剤とよび，空気や二酸化炭素，水など，X 線透過性の高い物質は陰性造影剤とよばれる。これらの使用によって画像の組織間のコントラストが改善されて読みとりやすくなり，より多くの診断情報が得られるようになる。

1 単純 X 線撮影

1 X 線撮影の原理と特徴

X 線撮影は，人体に放射線を照射し，人体を透過した X 線をフィルムなどの感光体に投射して，影絵のように描き出された画像を評価することにより，病気の診断を行うものである(➲ 図 2-1)。

具体的には，X 線を発生する X 線管球の前に患者を置いて，患者に向けて X 線を照射する。照射された X 線は，患者の体内でその内部構造に応じて吸収され，吸収されなかった X 線が患者の身体を透過する。透過した X

1）nm はナノメートルと読み，1 mm の 10 万分の 1 を意味する。

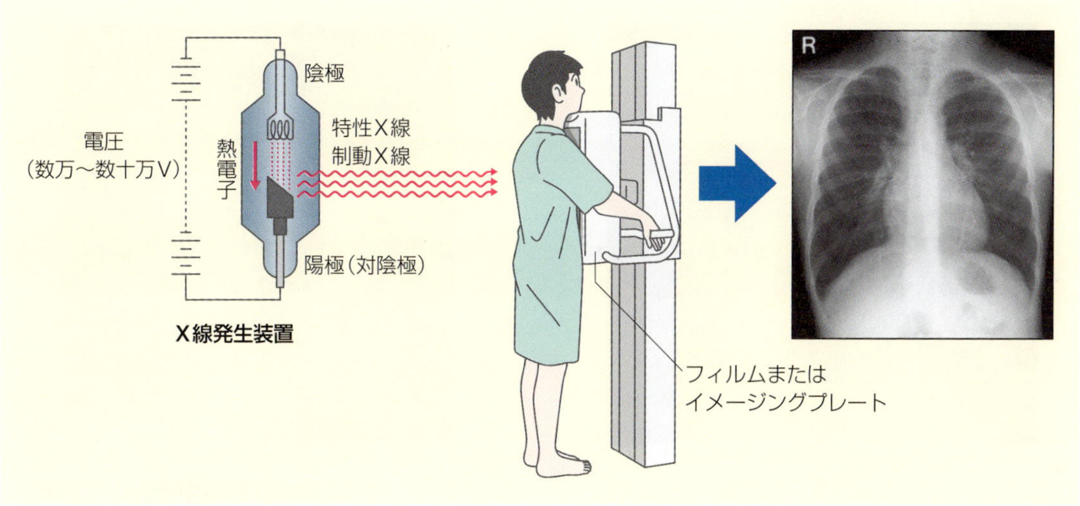

図 2-1 X 線撮影の原理

線は，X 線管球とは反対側に置いたフィルムなどの検出器にあたり，透過したX 線量に応じて濃淡のついた画像を描き出す。この濃淡のついた画像を読影することで，体内に生じた病的な変化を診断する。

X 線をほとんど吸収しない空気は黒く写る。水や臓器はある程度 X 線を吸収するためにやや白く写り，X 線を強く吸収する骨は最も白く写る。

2 X 線撮影装置の構成

X 線撮影装置は，前項の X 線撮影の原理で説明したように，① X 線発生装置(X 線管球)，②検査を受ける患者が位置する検査台，③ X 線検出器の順に配置されている。患者を立位で撮影する際には，患者がからだを支える握り棒のようなものがついている検査台を使い，患者を臥床させて撮影する際には，寝台を用いる。また，四肢の骨などを撮影する際には，撮影方向を定めるために固定具を使用することもある。X 線検出器は，以前はフィルムが用いられていたが，最近では蛍光体を塗布したイメージングプレートが用いられるようになっている。

3 撮影される部位

X 線撮影は全身のあらゆる部位が検査の対象となるが，胸部・骨格・乳腺などの撮影頻度が高い。

①**胸部** 最も重要な X 線撮影検査の対象部位であり，X 線を背面から照射して撮影する正面像と，X 線を右側面から照射して撮影する側面像が代表的な画像である(➡図 2-2)。必要に応じて，斜位像が撮影されるが，CT 検査の普及により，斜位像の撮影の機会は減ってきている。

②**骨・関節** 骨折などの外傷やリウマチ性疾患，転移を含めた腫瘍《しゅよう》性疾患

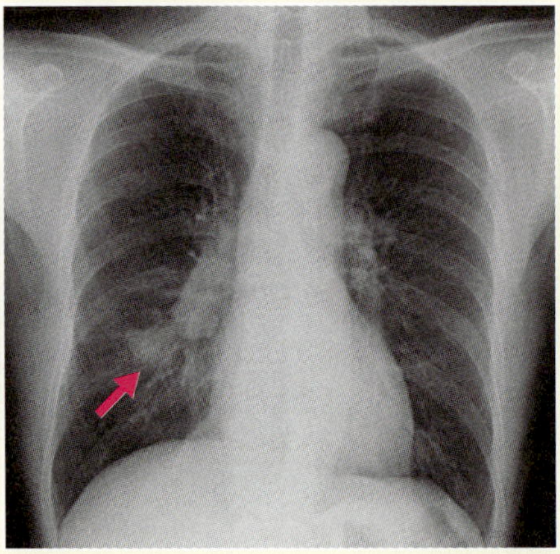

➡ 図 2-2　胸部 X 線画像（正面像，右肺がん）

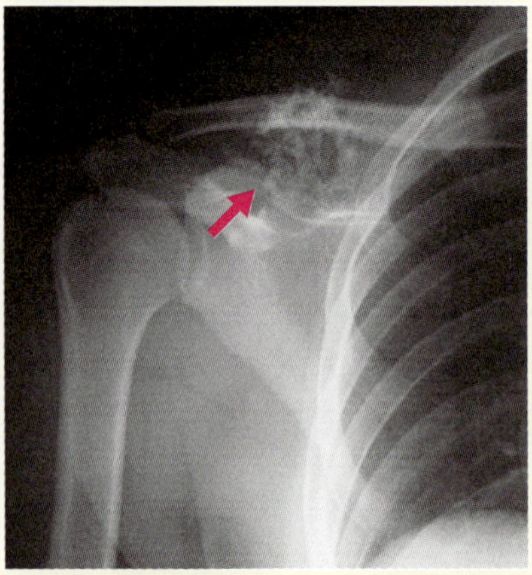

➡ 図 2-3　骨 X 線画像（右肩甲骨良性骨腫瘍）

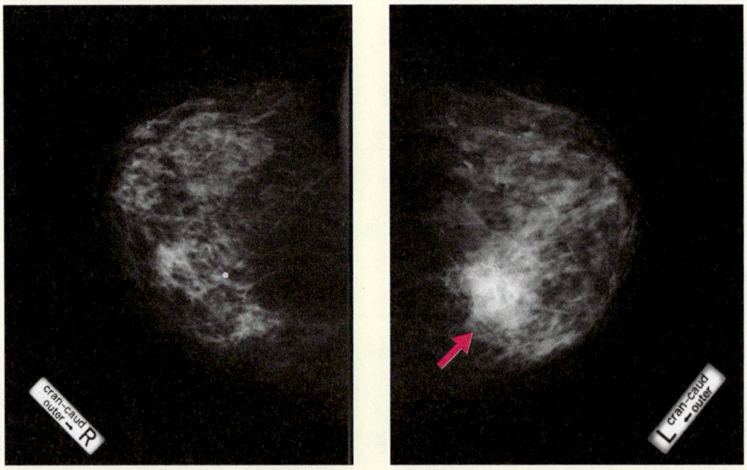

左乳房に腫瘤の陰影（→）をみとめる。

➡ 図 2-4　マンモグラフィ（頭尾方向画像）

など，骨・関節の異常の診断の基本となる検査である（➡ 図 2-3）。最近では，エネルギーの異なる複数の X 線を主として腰椎に照射して，その透過率を測定することで骨塩《こつえん》量の計測を行う，**骨塩定量検査**も行われている。骨粗《こつそ》鬆症《しょうしょう》の診断に有用性を発揮している。

③**乳房**　乳がんをはじめとする乳腺疾患の診断に利用されており，**マンモグラフィ**とよばれる（➡ 図 2-4）。乳腺内の微細な石灰化を描出する必要があるため，低電圧で撮影する。通常は，内外斜位方向と頭尾方向の 2 方向から撮影している。乳がん検診における有用性が証明されている。

④**腹部**　肝臓や膵臓など，腹部の実質臓器間のコントラストは乏しいため，もっぱら消化管の検査に用いられる。ガスの分布を観察することで，腸閉塞《へいそく》や消化管穿孔《せんこう》の診断に有用であり，消化管穿孔では，腹腔内に消化管の走行

から外れたガス像がみとめられる。立位と仰臥位とで撮影し，比較することが多い。

⑤**頭部**　頭部外傷の診断などに利用されている。かつては，耳鼻咽喉科領域で，特殊な角度から撮影し，鼻腔疾患や耳疾患の診断に利用されていたが，最近ではCT検査におきかえられている。

⑥**歯・口腔**　歯科・口腔外科領域で，しばしば撮影されている。全部の歯牙や歯槽を1枚の写真に写し出す**パントモグラフィ**とよばれるX線撮影検査が行われている(➲176ページ)。

2 CT検査

1 CTの原理と特徴

CT検査は，コンピュータ断層撮影 computed tomography 検査の略である。人体のまわりにX線管球を回転させながら，X線を照射し，人体を透過したX線を検出器で検出して，得られた信号を断面像に再構成し，人体のX線吸収に基づいた断面像を得る検査法である。得られたCT画像は縦横512×512程度の小さな画素から構成されている[1)]。

CT装置は広く普及しており，各種の疾患の診断に利用されている。ただし，放射線被曝を伴うため，生殖可能年齢の女性や小児を対象とした検査の適応は慎重に判断する。とくに，妊娠中の女性の検査は，診断に不可欠な医学的情報が期待できる場合以外は避けるべきである。

2 CT装置の構成

CT装置は，撮影装置部分と，撮影装置を制御するコンソール部分から構成されている。撮影装置は，患者が横になる寝台と，円筒形の開口部(ガントリー)に分けられる(➲図2-5)。ガントリーには，X線発生装置(X線管球)とX線検出器が搭載されており，寝台の周囲を回転する。

X線検出器には，通常，シンチレータが用いられているが，最近の装置では，検出器を複数列配置して，X線発生装置と検出器が人体の周囲を1回転する間に複数の断層像が得られるように工夫された多列検出器型のものが増えており，320列の検出器が配置された装置も実用化されている。

3 画像の表示

CT画像はデジタル画像であり，CT画像の画素はCT値(ハンスフィールド値)とよばれる値を有している。CT値は，水が0，空気が−1,000になる

1）最近の装置では，画素は1辺1mm以下の大きさである。それぞれの画素の値は，その場所の平均X線吸収値を示している。

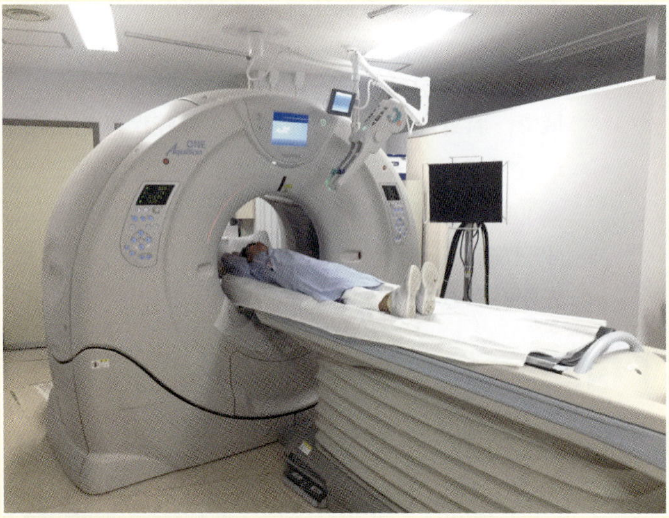

図 2-5　CT 装置

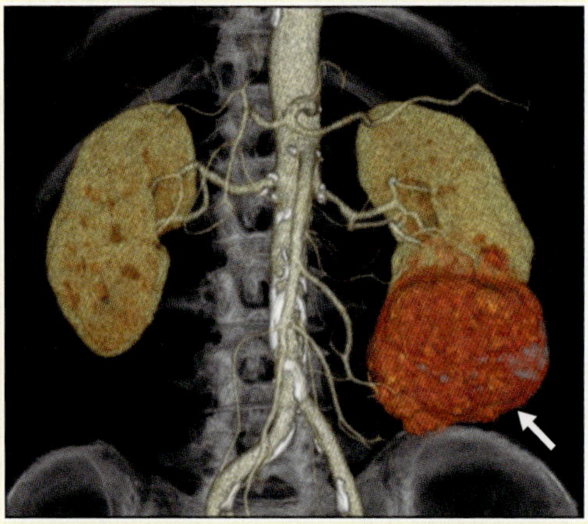

左腎の下部に腫瘍(→)をみとめる。

図 2-6　3 次元立体表示(造影 CT 検査)

ように設定されており，表示する CT 値の中央値(レベル)と表示範囲(ウインドウ)を変化させることで，ディスプレイ上の表示条件をかえることができ，さまざまな組織を観察することが可能になる。

肝臓などの実質臓器の観察が容易な通常の表示法のほかに，空気を多く含む肺野の観察が容易な表示法や，X 線透過性の低い骨組織を観察するための表示法もある。また，最近の多列検出器型 CT では，頭尾方向の分解能もすぐれている。水平断画像だけでなく，得られた水平断画像から冠状(前頭)断画像や矢状断画像，さらには 3 次元立体表示を行うことも可能となっている(図 2-6)。消化管や気道の内腔に視点をおいて観察することにより，仮想内視鏡画像を表示することも可能である。

3 造影X線撮影・造影CT検査

1 造影検査とは

通常のX線撮影やCT検査だけでも，空気や骨などのX線吸収量が大きく異なるものの識別は可能であるが，実質臓器内にひそむ腫瘍性疾患などの識別はむずかしいことが多い。このため，組織間のコントラストを改善する目的で，造影剤とよばれるX線透過性の低い薬剤を投与して検査を行う機会が増えている。こうした検査を，造影検査とよんでいる。造影剤としては，ヨード製剤が一般的であるが，消化管造影にはバリウム製剤が用いられる。

これらの造影剤が分布した部位や組織では，X線吸収量が増加し，造影剤が分布していないところよりも，白く描画される。

2 造影検査の種類

①**血管造影検査**　動脈や静脈，リンパ管などの脈管系に，直接あるいはこれらの脈管内に留置したカテーテル（中空の管状の器具）を通して，非イオン性のヨード造影剤を投与し，脈管の分布やその形状や脈管内の血行動態などを評価する。**アンギオグラフィ**ともよばれる（➡ 270ページ）。

②**消化管造影検査**　経口的あるいは経肛門的に，消化管内に硫酸バリウム製剤を投与して行う検査である。バリウムとともに，発泡剤を飲んだり，空気を送り込んだりして，消化管の壁面にバリウムを薄く分布させ，消化管粘膜の性状を詳細に描画させる**二重造影検査**が，消化管がんの早期発見に有効である。小腸に関しては，経口的に摂取したバリウム造影剤の動きを経時的に観察して，病変の診断を行っている。

③**脊髄造影検査**　腰椎穿刺《ようついせんし》を行ったのち，専用の非イオン性水溶性ヨード造影剤を脊髄腔《せきずいくう》に注入して，X線撮影やCT検査を行う。**ミエログラフィ**ともよばれる。

④**尿路造影検査**　経静脈的に水溶性ヨード造影剤を投与して，それが腎臓から尿路に排泄されていく様子を経時的に観察して，尿路疾患の診断を行う。また，尿道からカテーテルを通してヨード造影剤を注入し，膀胱《ぼうこう》・尿管・腎《じん》盂《う》を逆行性に造影する**逆行性尿路造影検査**も行われる。

⑤**関節造影検査**　関節腔内に水溶性ヨード造影剤を注入して，関節内の靱《じん》帯《たい》や滑膜《かつまく》の状態を観察する。各種の関節疾患の診断に用いられている。

⑥**子宮・卵管造影検査**　子宮内にカテーテルを挿入して造影剤を注入し，子宮や卵管の内腔を造影する。婦人科疾患や不妊症の診断のために行われる。かつては油性ヨード造影剤が用いられることが多かったが，最近では水溶性ヨード造影剤が用いられることが増えている。

4 単純X線撮影・CT検査・造影検査における看護

1 単純X線撮影における看護

単純X線撮影は最も基本的な画像診断のための検査であり，検査の手順も単純なものが多いが，準備などが不十分な場合は適切に撮影できないことがある。検査の目的を十分に理解して，診断や治療方針の決定に役だつ情報が最大限に得られるように支援や介助を行わなければならない。

検査前の看護● 検査の前に，患者が装着している金属類・磁性体など，X線を吸収する物を取り外しておく。ネックレスや腕時計，鍵，ICカード，使い捨てカイロなどが該当する。湿布や絆創膏《ばんそうこう》もはがせるものははがしておく。また，体内に埋め込まれている金属類やペースメーカに関する情報も収集して，検査を実施する医師や診療放射線技師に伝えておくことが重要である。

撮影部位をおおう衣類が薄い下着だけであれば検査に支障はないが，そうでなければ，検査前に検査衣に着がえさせたほうがよい。

検査中の看護● 検査中は，患者の転倒や検査台からの転落に注意する。特別な体位を保持する必要がある場合は，放射線防護衣を着用して，できるだけ放射線を浴びないような位置から患者の体勢を保持する。

2 CT検査における看護

CT検査も人体にX線を照射して行う検査であり，単純X線撮影における看護と同様の注意が必要である。

CT検査では，患者の身体がガントリー内の狭い空間に入るため，閉所恐怖症の患者では，強い不安を訴えることがある。事前に，閉所恐怖症の既往の有無を確認し，担当医に伝えておく。

3 造影検査における看護

禁飲食● 造影剤を用いる検査では，検査前の禁飲食の指示に注意する。

既往の確認● 全身状態がわるい患者や，気管支喘息《ぜんそく》などのアレルギー性疾患の既往がある患者，重篤な甲状腺疾患，肝疾患，心疾患のある患者は，造影剤の使用は控えるべきである。腎機能の不良な患者では，腎機能に応じて，造影剤の投与量の制限を行う。

副作用について● ヨード造影剤を投与する検査では，副作用が生じうるため，造影剤の使用の可否を判断する必要がある。これまでに造影剤の使用により副作用があらわれたことのある患者では使用を見合わせる。とくに，中等度以上の副作用があらわれたことのある患者に造影剤の投与を行ってはならない。

造影剤を投与する場合には，副作用が生じうることを事前に説明して，同意書を得ておく。

造影剤投与時や投与後には，数％以下の頻度で副作用が生じる。吐きけ・嘔吐《おうと》，瘙痒感《そうようかん》，発疹などの異常があらわれた際には，ただちに連絡するように伝えておく。1,000人に1人以下の頻度であるが，呼吸困難や血圧低下などの重篤な副作用が生じることが報告されており，死にいたる症例もあるため，造影剤投与後は30分程度，施設内で注意深く観察することが望ましい。

もし，副作用が確認された際には，担当医に連絡し，副作用に対処する。重篤な副作用の発生に備えて，救急蘇生用の薬剤やAEDなどの装置をすぐに使えるように準備しておくことや，緊急コールの要請の手順を確認しておくことも必要である。

造影剤の誤嚥● 消化管造影検査で，患者がバリウム造影剤を飲む際は，誤嚥をしないように注意する。とくに高齢の男性で誤嚥することが多いとされているので注意が必要である。もし，誤嚥した場合には，その後の呼吸状態を観察し，症状に応じて対処する。

下剤の使用● 大腸造影検査では，大腸内の便を除くため，食事を注腸食としたうえで，下剤を使用する。

その他の留意点● 消化管の蠕動《ぜんどう》抑制のためのブチルスコポラミンのような前投薬や，各種の負荷検査時の薬剤投与の際も，薬剤投与の禁忌となるような疾患の既往がないことを確認しておく。また，投与後に副作用があらわれた場合の対処についても，造影剤投与時と同様に準備しておくべきである。

B MRI検査と超音波検査

1 MRI検査

MRI（磁気共鳴画像 magnetic resonance imaging）検査は，おもに陽子（^{1}H，水素原子核）の核磁気共鳴現象を利用して人体の断層像を得る画像診断検査である。CT検査より遅れて1980年ごろから臨床応用されるようになったが，組織の違いが読みとりやすい画像が得られるため，中枢神経系や整形外科領域の診断を中心に活用されている。

MRI検査は，放射線を使用しないため，放射線被曝《ひばく》はない。このため，生殖可能年齢の女性に対しても実施することができ，妊婦の骨盤臓器疾患，胎児疾患の診断にも応用されている。しかし，MRI検査では強い磁場の影響に注意が必要である。また，造影剤使用時には，その副作用には留意しなければならない。

1 MRIの原理と特徴

検査の原理● 生体を強い磁場の中に入れると，ばらばらの方向を向いていた原子核の回

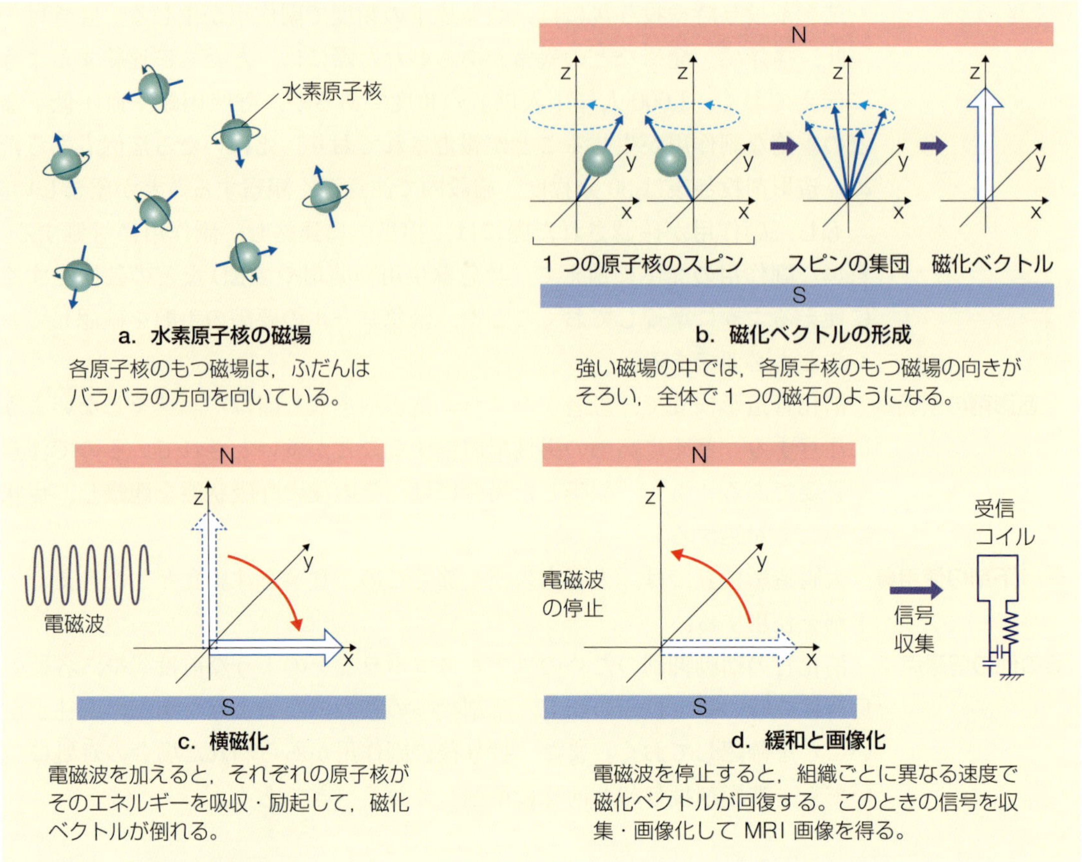

a. 水素原子核の磁場
各原子核のもつ磁場は，ふだんは
バラバラの方向を向いている。

b. 磁化ベクトルの形成
強い磁場の中では，各原子核のもつ磁場の向きが
そろい，全体で1つの磁石のようになる。

c. 横磁化
電磁波を加えると，それぞれの原子核が
そのエネルギーを吸収・励起して，磁化
ベクトルが倒れる。

d. 緩和と画像化
電磁波を停止すると，組織ごとに異なる速度で
磁化ベクトルが回復する。このときの信号を収
集・画像化して MRI 画像を得る。

図 2-7　MRI 検査の原理

転(スピン)方向がそろい，1つの磁石のようになる(磁化ベクトルの形成，➡図 2-7-a, b)。この状態で，ある原子核(通常は水素原子核)の回転周波数に一致した電磁波を照射すると，その原子核は共鳴現象をおこし，励起《れいき》状態になって磁化ベクトルは横に倒れる(横磁化，➡図 2-7-c)。この状態で電磁波の照射をやめると，原子核はもとの状態に戻ろうとする(磁化ベクトルが縦に戻る，➡図 2-7-d)。この過程は緩和とよばれ，その速度は組織により異なるため，緩和がおきる際に発生する信号をコイルで受信して画像化すると，体内を観察できる。

検査の特徴　MRI は，CT と比較すると，放射線被曝がない点は長所である。また CT よりも組織コントラストがすぐれているため，中枢神経系や軟部組織，骨盤内臓器の診断に有用である。ただし，体内に金属が埋め込まれていたり，ペースメーカが装着されたりしている患者は，MRI 検査の禁忌となりうる。

2 MRI 装置の構成

CT 検査装置と同様に患者を収容する円筒状の開口があり，その周囲に，静磁場強度を維持する超伝導コイルあるいは永久磁石，電磁波パルスの発信

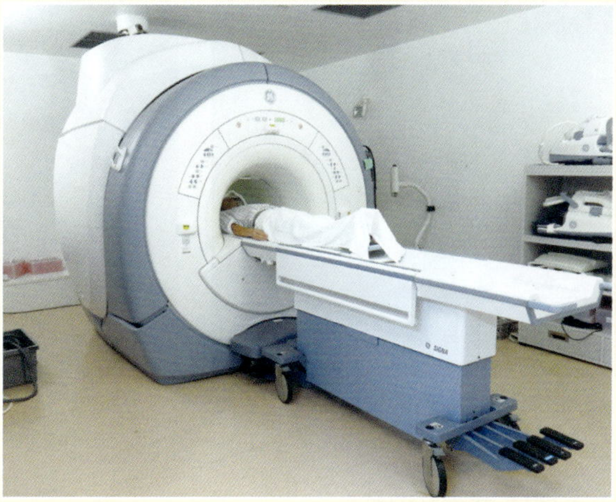

➡ 図 2-8　MRI 検査装置

と緩和信号の受信を行うコイル，信号の位置情報収集用の傾斜磁場コイルが取りつけられている(➡ 図 2-8)。開口部は奥行きが長く狭いため，閉所恐怖症の患者に対しては，しばしば検査の実施が困難となる。

3 MRI 検査の種類

MRI 検査は，電磁波パルスの照射の方法(シークエンス)を変化させることにより，人体のさまざまな情報を画像化することができる。

スピンエコー法● 最も基本的な撮影法は，スピンエコー法という検査で，水素の原子核が完全に横倒しになるような電磁波パルスを加え，その後の緩和時の信号を収集する方法である。これにより，T1 強調画像および T2 強調画像という 2 種類の画像を得て診断を行う。一般に，がん組織は，T1 強調画像では低信号(黒くなる)，T2 強調画像では高信号(白くなる)を示す(➡ 図 2-9)。

機能検査● MRI 検査ではシークエンスを工夫することにより，血流などの流れの信号(MR アンギオグラフィ)や，組織中の水分子の拡散現象(拡散強調画像)などの組織の機能的な情報も可視化でき，形態学的な情報だけでは診断がむずかしい病態の評価にも貢献している。局所脳血流量のわずかな変化をとらえて，脳機能を評価するファンクショナル MRI や，組織中の代謝情報を測定する MR スペクトロスコピーも実施されている。MRI 検査は放射線被曝を伴わないので，産科領域でも利用され，胎児診断などに役だっている。

造影検査● MRI は，造影剤を用いなくても良好な組織間コントラストが得られるが，腫瘍などの病変をより明確に描出する目的で，造影検査が実施される機会が増加している。

MRI 検査で用いられる造影剤は 2 種類あり，1 つは CT 検査におけるヨード造影剤と同様に血流に応じて組織に分布し，その組織の信号を変化させる

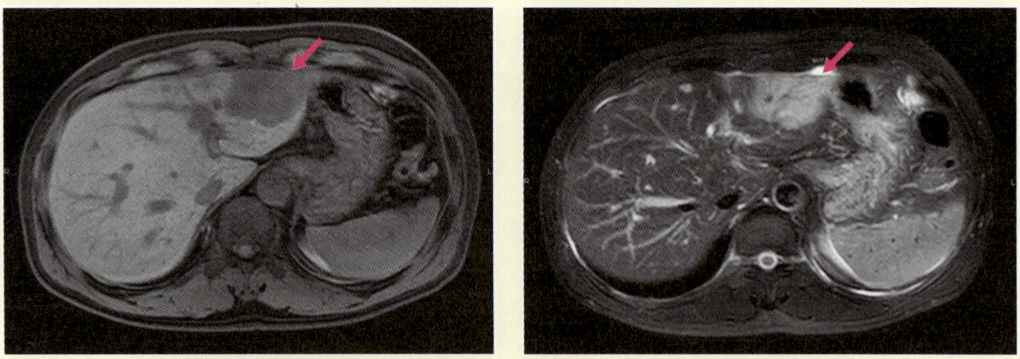

a. T1 強調横断像
肝臓の左葉に低信号を示す病変(→)がみとめられる。

b. T2 強調横断像
病変(→)は高信号を示している。

図 2-9　MRI 画像(転移性肝臓がん)

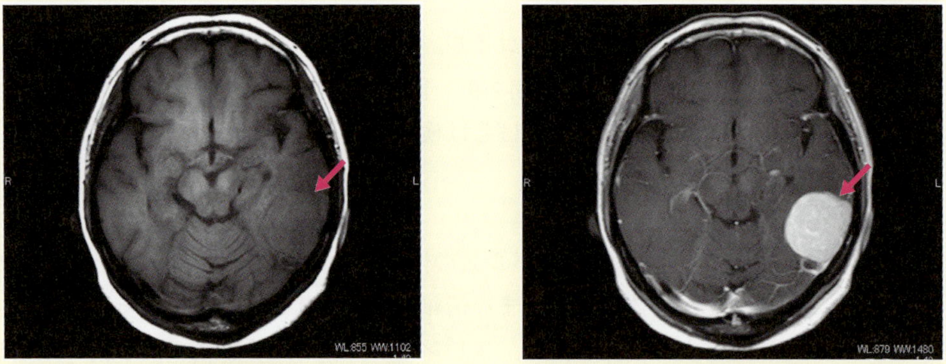

a. T1 強調横断像
病変(→)は周囲の脳実質と同程度の信号を示しており，目だたない。

b. T1 強調造影横断像
造影剤が，病変(→)に対して強い造影効果を示している。

図 2-10　MRI 造影剤の効果(転移性脳腫瘍)

ものである。常磁性体であるガドリニウムを含んだ造影剤が使われる。通常，T1 強調画像の信号をより大きく変化させる(図 2-10)。

もう 1 つは，ある組織に特異的に分布する組織特異的造影剤である。現在は，肝臓の網内系細胞(クッパー細胞)に取り込まれる超常磁性酸化鉄製剤(SPIO)や，肝細胞に取り込まれるガドキセト酸ナトリウム(EOB)が肝占拠性病変の診断に活用されているにとどまっているが，今後，疾病の分子レベルでの病態解明が進むにつれて，ほかの組織特異的造影剤の臨床応用が進んでくると考えられる。

2 MRI 検査における看護

MRI 検査の実施にあたっては，以下のことに留意して看護を行う。

➡ 表 2-1　MRI 検査室への持ち込みを禁止する物品の例

金属	義歯，眼鏡，ヘアピン，鍵，アクセサリー類，金属製手術材料，酸素ボンベ，車椅子，ストレッチャー，点滴台，ハサミ
磁気記録媒体	クレジットカード，キャッシュカード
電子機器類	心臓ペースメーカ，補聴器，携帯電話，時計

強磁場の影響● MRI 検査は強磁場環境中で行われるため，磁性体および磁場の影響を受けるものを検査室に持ち込んではならない(➡ 表 2-1)。実際に，検査室に持ち込まれた酸素ボンベがコイルへ吸着したことによる死亡事故や，看護職員のポケット内のハサミによる傷害事故が発生している。

検査前に患者に確認するとともに，看護職員などの検査に携わる医療従事者も同様に注意する必要がある。患者の急変時には稼働中の機器に近づくことになるため，検査実施・介助の際にこのような物品を身につけていてはいけない。

心臓ペースメーカや頭蓋内金属クリップを装着した患者に対する検査は禁忌である(非磁性体でできているものを除く)。固定された歯科補綴《ほてつ》物の存在は検査の禁忌ではないが，画像に強いゆがみなどが生じることにより，診断困難となることがあるので検査の適応を考慮する。

MRI 装置のクエンチ● なんらかの原因で超伝導コイルの超伝導状態が破綻《はたん》することがあり，これをクエンチという。超伝導コイルを利用している装置では，液体ヘリウムを使ってコイルを冷却し，超伝導状態を維持しているが，クエンチがおこると，コイルが発熱し，熱によって液体ヘリウムが一気に気化する。気化したヘリウムは検査室内に充満し，酸素濃度を低下させるおそれがあるので，クエンチが生じた場合にはただちに検査を中止し，患者を検査室外に運び出さなければならない。

電磁波による熱傷● 非磁性体金属が体内にある場合，吸着事故は発生しないが，電磁波照射に伴う誘導電流による発熱は生じうる。そのまま検査を継続すると，患者が熱傷を負う危険性があるため，異常を訴えた場合には検査を中断して確認する必要がある。

検査時の騒音● 撮像中は，コイルの振動などによって大きな音がでる。耳栓・ヘッドホンを着用してもらうとよい。

閉所恐怖症● 閉所恐怖症の患者は，MRI 装置の開口部内にとどまることが困難であり，比較的男性に多い。MRI 検査が困難となる場合があるので，事前に確認して担当医に伝えておく。

造影剤の副作用● 頻度に差があるものの，いずれの造影剤でも過敏症発生のおそれがあるので，すぐに処置ができる準備が必要である。喘息《ぜんそく》や重度の肝障害・腎障害を有する場合，造影剤の投与は禁忌である。ガドリニウム造影剤では，腎機能障害患者に腎性全身性線維症という重篤な副作用が発生することがある。

3 超音波検査

超音波検査は，人の耳には聞こえない 20 kHz 以上の音波(超音波)を人体に照射して，病気の診断を行う画像診断検査である。簡便かつ安全にリアルタイムで観察することができるため，体表臓器や腹部・骨盤臓器，心・脈管系の観察を中心に，広く利用されている。

超音波検査も放射線を使用しないため，放射線被曝《ひばく》はない。このため，生殖可能年齢の女性に対しても実施することができ，MRI 検査と同様に妊婦の骨盤臓器疾患，胎児疾患の診断にも応用されている。しかし，造影剤使用時には，副作用に留意しなければならない。

1 超音波検査の原理と特徴

検査の原理● 超音波は水や金属などの物質中を直進するが，物質どうしの境目では超音波の一部が反射する。超音波を生体に照射すると，筋や骨，貯留液，ガスなどの境界面で反射波が発生する。超音波検査装置は，戻ってきた超音波の方向と時間の差を計測することで，反射波の発生場所を画像として表示する。これにより，体内の状態を知ることができる。実際の検査では，探触子(プローブ)という装置を皮膚表面にあて，体内に向かって 3.5〜10 MHz の超音波を照射して，その反射音波(エコー)を画像として表示している(➡ 図 2-11)。

検査の特徴● 超音波検査では，超音波が到達できる範囲しか観察することはできない。また，周波数の高い超音波ほど画質は良好となるが，深部には到達できなくなる。このため，体表面に近い乳腺や甲状腺などの臓器の観察には高周波数の超音波が，体深部に位置する肝臓や膵臓などの臓器の観察には低周波数の超音波が用いられる。

体脂肪の多い肥満体の患者では，脂肪組織による超音波の減衰が激しく，

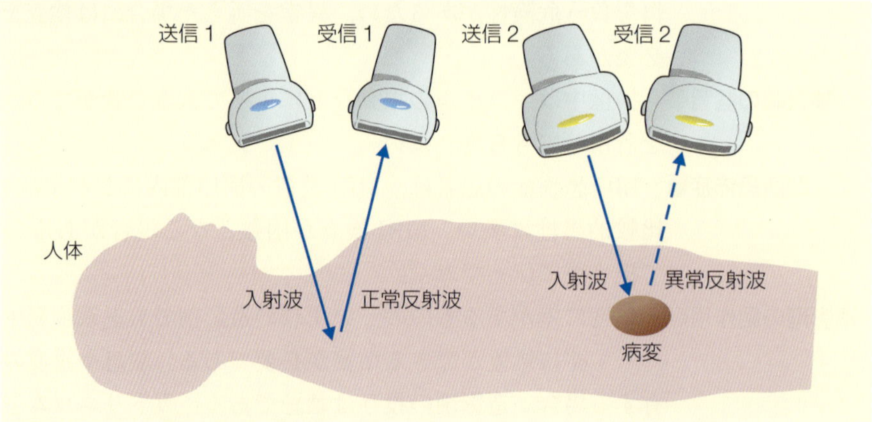

➡ 図 2-11　超音波検査の原理

➲ 表 2-2　超音波検査の適応疾患

頭頸部	甲状腺疾患，唾液腺疾患，頸部リンパ節疾患，頸動脈病変
心臓	心臓弁膜症，心臓奇形，心筋障害(虚血性心疾患など)
乳腺	乳がん，乳腺症
腹部	肝臓疾患，胆石，膵臓疾患，腎臓疾患(腫瘍・結石など)
骨盤	子宮疾患，卵巣疾患，産科診断(胎児・胎盤など)，前立腺疾患

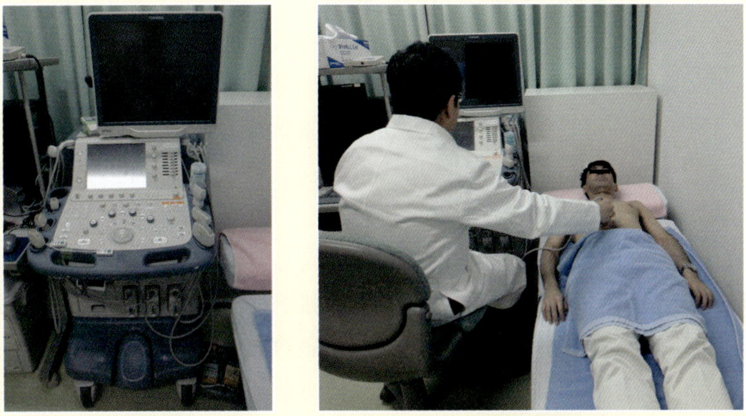

a. 全体像　　b. 超音波検査の様子

複数種類の探触子があり，検査に応じて使い分ける。

➲ 図 2-12　超音波検査装置

観察がむずかしくなる。また，超音波は骨組織や空気を含んだ臓器を通過できないため，これらの観察は困難である。

超音波検査は，簡便かつ安全で，リアルタイムに診断ができるため，さまざまな診療科で広く用いられている(➲ 表 2-2)。一方で，欠点としては，得られる診断情報が施術者の経験に左右されることなどがある。

2 超音波検査装置の構成

超音波検査装置の基本的な構成は，①送受信装置(本体)，②探触子(プローブ)，③画像表示装置(モニタ)である。探触子には圧電振動子(発信器)と受信器が内蔵されている。多数の圧電振動子を配列した探触子を使って皮膚表面を走査することによって，体内を観察することができる。探触子の走査によって得られた情報は，本体のモニタ上にリアルタイムに表示される。➲ 図 2-12 は超音波診断装置の一例である。複数の探触子が用意されており，検査に応じて使い分ける。

3 超音波検査の種類

表示モード● 超音波検査は，画像表示方法の違いにより以下のように分類される。

①**A モード**　モニタの時間軸上に，反射波の強度の変化を振幅として表示する。現在ではおもに眼科で使用されている。

②**B モード**　探触子をあてた方向の断面像がリアルタイムに表示される。最も広く用いられている表示法である。最近では，超音波が組織中を通過する際に生じるゆがみ成分を利用して画質の改善をはかる**ハーモニックイメージング**という方法が普及している。

③**M モード**　反射波の信号を変調し，輝点として表示する。心臓などの動態を観察するのに使われる。

④**ドプラモード(D モード)**　赤血球などの体内を流れている物体に超音波があたると，ドプラ効果[1]によって反射波の周波数が変化する。これを利用して，流れの方向や流速を観測する方法である。流れを波形として観察するパルスドプラ法，色で表示するカラードプラ法，流れのエネルギーを表示するパワードプラ法がある。カラードプラ法では通常，探触子に向かう血流方向は赤で，遠ざかる血流方向は青で表示される。

探触子の選択　検査部位によって，探触子を使い分ける必要がある。表在性の臓器(乳腺，甲状腺，頸《けい》動脈，頸部・腋窩《えきか》・鼠径《そけい》部リンパ節など)に対しては 10 MHz 程度の高い周波数の超音波を照射できる探触子を用いる(➲図 2-13)。腹部・骨盤臓器(肝臓，胆道系，膵臓，腎臓，子宮，前立腺など)に対しては，3.5 MHz 程度の低い周波数の超音波を照射できる探触子を用いる(➲図 2-14)。

超音波内視鏡検査　消化管・総胆管・膵管・血管・気管支などでは，内視鏡の先端部に探触子をつけて，腔内での超音波検査が行われている。探触子と観察部位との距離を短くすることができるため，高周波数の超音波を照射して，高画質の診断

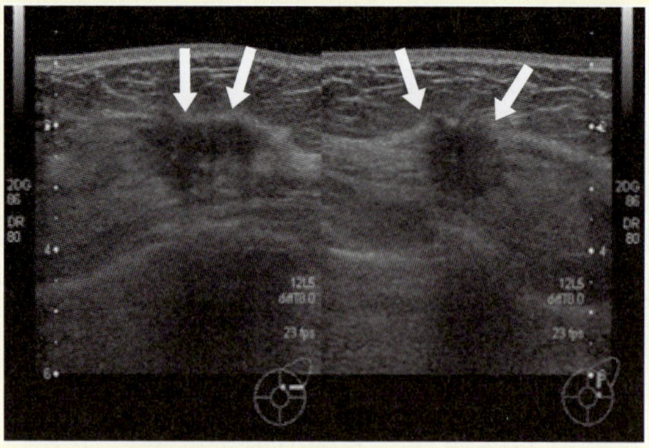

左乳がん。左乳腺内に不整形の腫瘤をみとめる(→)。

➲図 2-13　乳腺超音波検査画像

1）救急車がサイレンを鳴らしながら近づいてくるときと，遠ざかっていくときとでは，音の高さが違って聞こえる。このように，波の発生源と観測者との相対的な速度によって，周波数が異なって観測される現象をドプラ効果(ドップラー効果)という。

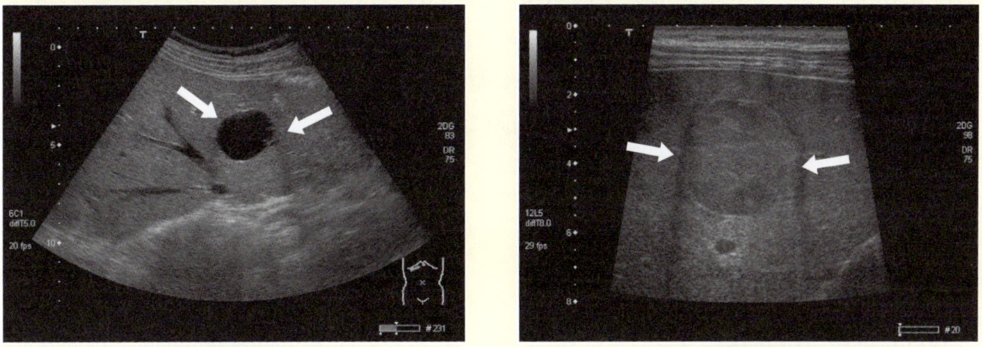

a．肝臓の囊胞
肝臓内部に無信号の部位をみとめる(→)。

b．肝細胞がん
肝臓内部に不均一な信号をみとめる(→)。

図 2-14　腹部超音波画像

画像を得ることができる。

超音波ガイド下診療　超音波検査の手法を利用して，超音波ガイド下での生検や，貯留液のドレナージ，薬剤注入などが行われている。

造影剤の使用　超音波検査でも造影剤を投与した造影検査が行われる機会が増えている。超音波造影剤は微小な気泡を発生させる物質で，気泡の共振現象を利用して，画像信号の増強をはかっている。心臓・血管性病変の診断に用いられてきたが，最近では，肝腫瘤性病変の鑑別にも応用されている。造影剤はワンショットや点滴で静脈内投与する。

4　超音波検査における看護

検査の準備　体表から走査する検査ではとくに前処置は必要ない場合が多いが，腹部の検査では必要に応じて，禁食を指示する。上腹部や骨盤内の検査では，飲水により胃や膀胱を水で充満させておく場合もある。

超音波検査は安全性の高い検査であり，検査時に介助を要することは少ないが，モニタを見やすくするために検査室内を薄暗くすることがある。その場合，検査前に説明をして患者を安心させておく。また，検査時には深呼吸や息とめを繰り返すことがあるので，理解力の低下した患者には事前に呼吸の練習をしておくとよい。

超音波内視鏡検査では，内視鏡検査と同様の前処置や同意書が必要である。前投薬を行った場合，副作用に注意する。

プライバシーの保護　検査時には，検査部位にゼリーを塗ったり，探触子を患者の体表面に接触させたりするため，脱衣や肌の露出が必要となる場合がある。そのため，個室やカーテンを閉められる場所で検査を行う，検査とは関係のない部位をバスタオルなどでおおう，患者の性別が検査者と異なる場合には患者と同性の看護職員が立ち会う，などの配慮が必要である。

造影剤の副作用● ヨード造影剤よりは頻度が低いものの，超音波造影剤でも蕁麻疹《じんましん》などの過敏症が生じることがあるため，すぐに処置ができるような準備が必要である。なお，高ガラクトース血症や卵または卵製品にアレルギーのある患者には投与してはならないため，事前に確認を行う。

C IVR

IVR とは● IVR は，インターベンショナルラジオロジー interventional radiology の略である。日本語では，以前は「放射線診断の治療的応用」とされていたが，近年では日本 IVR 学会から「画像下治療」という訳が提唱されている。IVR の基本方針は，外科的手術を行わずに低侵襲な手技で治療を行うことにある。術者は，カテーテルとよばれる細長い管や穿刺針を用いて，X 線透視や CT，MRI，超音波などの画像を参照しつつ病気の治療を行う。

IVR は，おもに血管内で手技を行うことで治療する血管系 IVR と，体表面から直接病変に穿刺を行って治療する非血管系 IVR に分類される。

IVR の看護にあたっては，使用する画像診断機器により注意点が異なる。たとえば，X 線透視や CT は X 線被曝に対する注意が必要であり，MRI は強磁場での手技となるため，金属機器に対する注意が必要である。そのため，使用する画像診断機器や放射線防護に関する知識の習得が必須である。

1 血管系 IVR

1 血管造影検査

血管系 IVR の各論を学ぶ前に，総論として血管系 IVR の基本となる血管造影検査(アンギオグラフィ)について知る必要がある。血管造影検査とは，文字どおり血管に直接造影剤を注入して，X 線透視下に血管を映し出す検査である。血管系 IVR を行う場合は，必ず血管造影検査を行い，血管の画像を地図のかわりとして参照しながら治療を行っている。

血管造影検査では，造影剤を注入するために，まず血管内にカテーテルを入れる必要があり，一般的にセルジンガー Seldinger 法が行われている(➡ 図 2-15)。セルジンガー法を用いてカテーテルの鞘《さや》となるシースを血管内に留置し，シース内にカテーテルを挿入して，目的とする血管まで X 線透視下に誘導する。使用する造影剤は，CT 検査で使用している造影剤と同じく，非イオン性ヨード造影剤を用いる。

血管造影検査は，多くの場合，専用の血管造影装置を使用する。近年では，血管造影装置と CT 装置を組み合わせた IVR-CT 装置を導入している施設もある。対象となる部位は，脳血管，心血管，腹部血管，四肢血管など，ほ

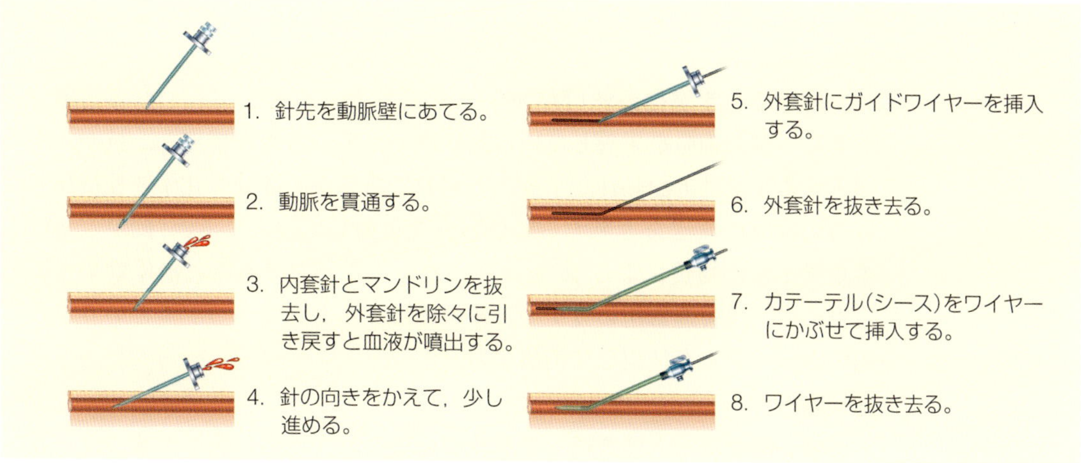

図 2-15　セルジンガー法

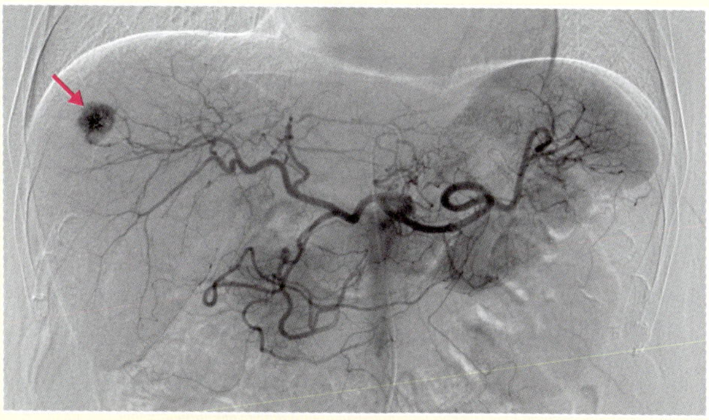

肝臓内に肝細胞がんが描出されている(→)。

図 2-16　血管造影画像(肝臓)

ぼ全身といっても過言ではない。

血管造影検査では，冠動脈造影などの循環器系の特殊な場合を除き，デジタルサブトラクション血管造影 digital subtraction angiography (DSA)が行われている。この方法は，血管造影後の画像から血管造影前の画像を差し引く(サブトラクション)ことにより，骨や臓器の陰影を消去して血管のみを描出させる方法である。

血管造影検査でわかることは，血管の走行，血管の太さ(動脈瘤《りゅう》や狭窄《きょうさく》など)，血管病変の有無(血管奇形や出血など)，腫瘍《しゅよう》の有無(位置・大きさ)などである(図 2-16)。これらの情報をもとに IVR を行う。

2 血管系 IVR

1 腫瘍に対する IVR

①**動注化学療法**　腫瘍は，基本的に動脈から栄養を受けている。腫瘍を栄

養している動脈までカテーテルを誘導し，動脈から直接抗がん薬を注入する方法である。

②肝動脈化学塞栓療法(TACE[1]) 肝細胞がんに対して行われる治療方法である。がん細胞を栄養している動脈までカテーテルを誘導し，抗がん薬を注入するまでは上記動注化学療法と同じであるが，肝動脈化学塞栓《そくせん》療法では，さらに動脈の血流を遮断する塞栓物質を追加して注入する。「抗がん薬による攻撃＋塞栓物質による兵糧攻《ひょうろうぜ》め」という考え方である。治療効果を高めるために，血管造影用のカテーテルの中にマイクロカテーテルというさらに細いカテーテルを使用して治療する。

2 留置術

①中心静脈ポート留置術 全身化学療法を行う場合，抗がん薬の皮下漏出防止や血管炎の予防を目的として，薬剤を注入するための皮下ポートを留置する場合がある。通常は鎖骨下静脈から上大静脈にカテーテルを誘導し，前胸部に皮下ポートを植え込む。

②下大静脈フィルター留置術 肺動脈塞栓症の原因となる深部静脈血栓症や骨盤内静脈血栓症の患者が治療対象となる。下大静脈内にフィルターとよばれる金属製の傘を留置し，遊離した血栓を捕捉して，肺動脈が閉塞《へいそく》することを防ぐ(➲図2-17)。

3 血管形成術

①経皮的冠動脈形成術(PTCA[2]) 虚血性心疾患に対する治療法である。動脈硬化により狭くなった冠動脈を広げる方法で，経皮的冠動脈インターベンション percutaneous coronary intervention (PCI) とよばれることもある。手首の動脈や鼠径《そけい》部の動脈からカテーテルを用いて心臓の冠動脈まで誘導し，動脈の狭窄《きょうさく》部位を風船状のカテーテル(バルーンカテーテル)で拡張し，必要に応じて金属を網目《あみめ》状に編んだステントを留置して血流の改善を促す治療法である。

②大動脈ステント留置術 大動脈瘤に対する新しい治療方法であり，ステントに人工血管(グラフト)を組み合わせたステントグラフトを使用する。通常は全身麻酔下で行われており，鼠径部の動脈からカテーテルを用いて動脈瘤の部位にステントグラフトを留置して，大動脈瘤の破裂を予防する治療法である。

③閉塞性動脈硬化症に対する血管形成術 閉塞性動脈硬化症は，動脈硬化により動脈に閉塞や狭窄が生じ，間欠性跛行《はこう》の原因となる。冠動脈形成術と同様に，動脈の狭窄部位や閉塞部位をバルーンカテーテルで拡張し，必要に応じて金属ステントを留置して血流の改善を促す治療法である。

1) transarterial chemoembolization の略。
2) percutaneous transluminal coronary angioplasty の略。

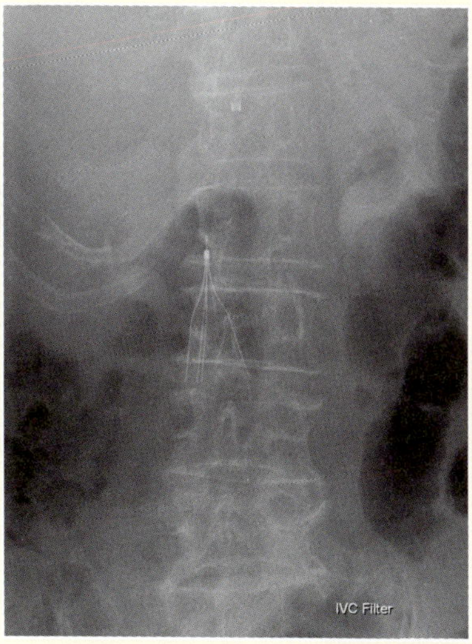

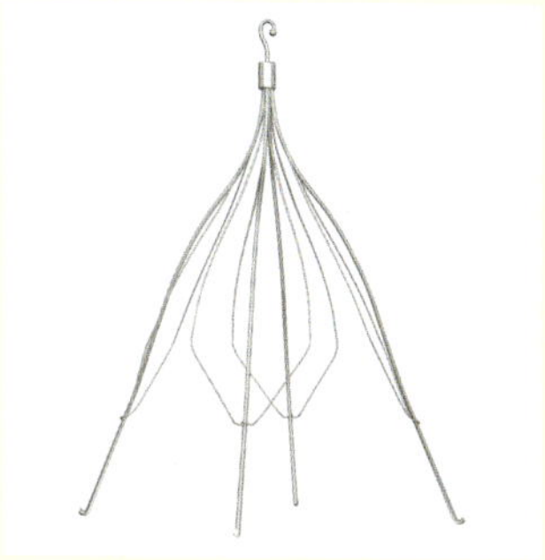

左の画像では，下大静脈に金属製のフィルター（右図）が留置されている。

（写真提供〔右〕：Cook Medical 社）

図 2-17　下大静脈フィルター留置術

4 血栓溶解療法

脳梗塞《こうそく》や上腸間膜動脈血栓症に対する治療法で，カテーテルを血管閉塞部位に誘導し，血栓溶解薬を直接血管内に投与することで，血栓を溶解させる治療法である。

5 救急 IVR

臓器損傷に対する止血目的の動脈塞栓術と，血管損傷に対する止血目的の動脈塞栓術が該当する。IVR は低侵襲で施行可能であるため，外傷による全身状態不良な患者に適した治療法である。出血部位にカテーテルを誘導し，ゼラチン製剤や金属コイルといった塞栓物質を用いて血流を遮断する。

2 非血管系 IVR

1 焼灼・凍結療法

①ラジオ波凝固療法（RFA[1]）　おもに超音波ガイド下にラジオ波の電極針を腫瘍に進め，電極針から熱を発生させることで腫瘍を凝固壊死《ぎょうこえし》させる治療法である。約 450 kHz の高周波を使用する。肝細胞がんに対して行われている。

②凍結療法　RFA とは逆に，腫瘍を凍結させて壊死させる治療法である。CT ガイド下や MRI ガイド下に治療用の針を腫瘍に進め，アルゴンガスや液体窒素を用いて急速に凍結させ，腫瘍を壊死させる。腎細胞がんに対して行われている。

1）radiofrequency ablation の略。

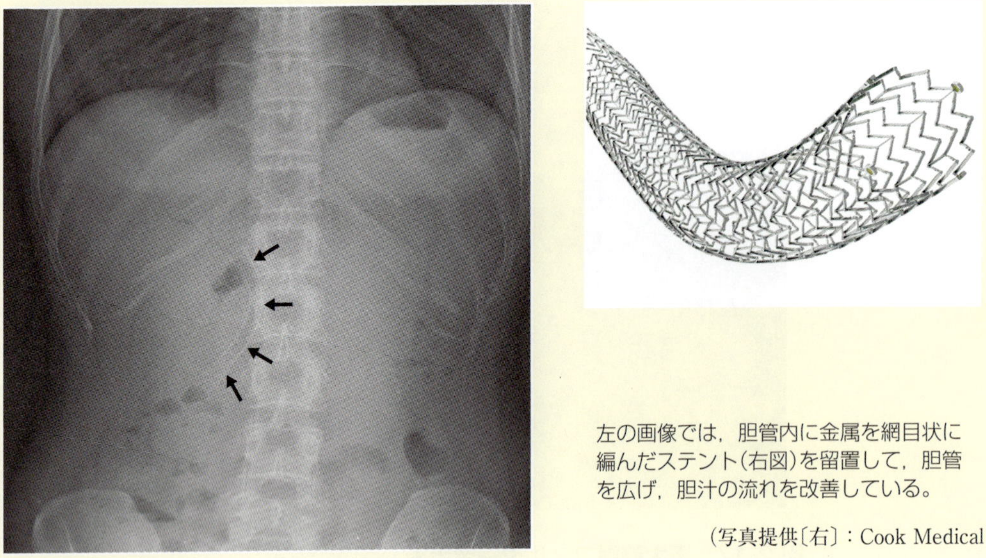

左の画像では，胆管内に金属を網目状に編んだステント（右図）を留置して，胆管を広げ，胆汁の流れを改善している。

（写真提供〔右〕：Cook Medical 社）

図 2-18　胆管ステントの留置

2 経皮的ドレナージ術

①経皮的体腔貯留液ドレナージ術　胸水や腹水，心膜液（心嚢《のう》水）の貯留により，呼吸苦や腹部膨満感を生じている患者に対して行う。経皮的に針を刺して貯留液を吸引する場合と，持続的に排液を行うドレナージチューブを留置する場合がある。

②胆道系 IVR　総胆管に腫瘍や結石による閉塞《へいそく》・狭窄《きょうさく》が出現した場合，胆汁の流れが阻害されて閉塞性黄疸《おうだん》という病態になる。閉塞・狭窄した胆管にドレナージチューブを留置して胆汁を吸引，もしくは胆管ステントを留置して胆汁の流れを改善する治療法が胆道系 IVR である（図 2-18）。通常は内視鏡を用いて行われるが，内視鏡下で施行困難な場合は超音波ガイド下で経皮的に行われる。急性胆嚢炎の場合は超音波ガイド下に胆嚢を直接穿刺し，ドレナージを行う。

③経皮的膿瘍ドレナージ術　手術後の合併症や炎症性疾患で腹腔内に膿瘍《のうよう》を形成した場合，経皮的に膿瘍にチューブを留置する治療法である。超音波ガイド下や CT ガイド下に行われることが多い。

3 経皮的生検術

骨腫瘍や，肺腫瘍，肝腫瘍，腹腔内腫瘍など，内視鏡での組織採取が困難な場合，手術をせずに腫瘍の組織を採取する方法である（図 2-19）。超音波ガイド下や CT ガイド下に行われる。

4 ステント留置術

胆管系 IVR で施行される胆管ステント留置術のほか，食道，気管・気管支，十二指腸が腫瘍などで狭窄した場合に，ステントを留置して通過障害を改善

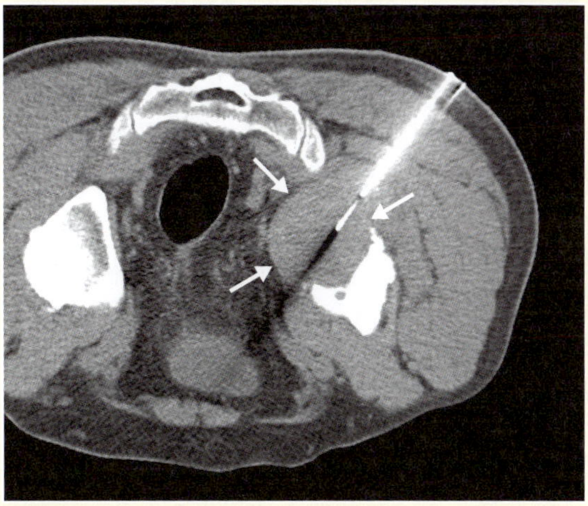

図 2-19　骨腫瘍に対する CT ガイド下生検

する治療法である。

5 緩和 IVR

症状緩和を目的として行われる IVR である。

①**経皮的椎体形成術**　骨粗鬆症に伴い，椎体の圧迫骨折が発生した場合，強い痛みが出現し，長期間の痛みにさらされる。CT ガイド下もしくは X 線透視下に椎骨に注入針を穿刺し，骨内に骨セメントとよばれる医療用セメント製剤を注入することで，除痛を得る治療法である。

②**その他の緩和 IVR**　難治性腹水に対し，腹水を静脈内に流し込むデンバーシャントや，長期胃管留置による苦痛を改善させる経皮経食道的胃管留置術 percutaneous trans-esophageal gastro-tubing（PTEG）などがある。

3 IVR における看護

ここでは，IVR による治療を受ける患者について，手術前・中・後，それぞれにおける看護のポイントを述べる。

近年では IVR においてもクリニカルパスを用いて患者管理を行うことが増えてきているが，クリニカルパスの適応とならない IVR 手技も多く，その場合は手技に応じたマニュアルを作成することも必要である。検査手技中，施行医は清潔となっていることが多いため，無菌操作を行うためには看護師の協力が不可欠である。

1 手術前の看護

治療内容の理解　血管系 IVR と非血管系 IVR では，前投薬を含めた前処置と手術後の安静度が異なる。患者への説明の補足や誘導を行うためにも，看護師は当日行われる治療内容について理解しておく必要がある。

既往歴や服薬などの確認● アレルギーの有無，抗凝固薬などの内服の有無，感染症の有無の確認は必須である。TACE や PTCA などの血管系 IVR や胆道系 IVR は複数回にわたって治療が行われることもあり，治療歴や既往歴の確認も必要である。MRI を使用した検査では，閉所恐怖症の有無も確認する必要がある。

前処置● 血管系 IVR では，前処置として，穿刺部となる両側鼠径《そけい》部の剃毛《ていもう》，膀胱内バルーンカテーテル留置，鎮痛薬や抗不安薬などの前投薬，血管確保などが必要である。血管確保の部位や前投薬のタイミング，患者搬送などは病棟と IVR 室の間での連携が必要である。

2 手術時の看護

治療内容の確認● 血管系 IVR と非血管系 IVR では使用する機器が異なる。血管系 IVR では X 線透視や CT 装置を使用するため，血管造影室で行う。血管造影室は放射線管理区域であることを理解し，放射線防護衣の着用を忘れずに行う。非血管系 IVR では，X 線透視，CT 装置，超音波装置，内視鏡など，治療内容により使用する機器が異なるため，機器に応じた対応が必要となる。

入室時の注意● 検査室入室時には，患者の本人確認と治療に対する同意書の確認が必須である。

手術中の看護● IVR の手技中は，ほぼ覚醒状態で長時間仰臥位を保つ必要がある。このため，手技中の苦痛に対する配慮が必要である。また，IVR 手技は清潔（無菌）操作で行われることが多く，清潔区域に対する配慮が必要である。手技に対する不安からくる血圧変動や，造影剤アレルギーによるアナフィラキシーショックが出現することがあり，症状の出現やバイタルサインの確認を定期的に行う。

治療後から退室まで● 血管系 IVR で動脈からの治療を行った場合は，止血処置を伴う。カテーテル径にもよるが，カテーテル抜去後 10〜15 分の圧迫止血が必要である。止血後も枕子《ちんし》とテープによる圧迫固定を行う。術後の安静度も治療内容や使用したカテーテルにより異なるため，検査施行医に確認し，申し送りによる病棟との連携をはかる。

3 手術後の看護

安静● 治療内容や使用したカテーテルにより術後の安静時間が異なるため，検査施行医からの指示や IVR 室からの申し送りを確認する。長時間の安静による腰痛や下肢麻痺などの症状出現に留意し，症状に応じて対処を行う。

治療部位の観察● 血管系 IVR の場合は穿刺部位の血腫形成や再出血がおこる場合があり，定期的に確認する。また，過度の圧迫による末梢側の循環不全にも注意する。ドレナージの場合はチューブのねじれやずれに注意する。

D 核医学

核医学とは● 物質を構成する元素の原子核は，陽子と中性子からなりたっているが，陽子の数が同じで，中性子の数が異なる元素のことを**同位元素**とよぶ。同位元素どうしは，化学的な性質は同じであるが，中性子の数の違いにより，質量が異なっている。同位元素のなかには，原子核が不安定で，放射線を放出して崩壊する性質をもっているものがあり，これらは**放射性同位元素**(**ラジオアイソトープ** radioisotope〔**RI**〕)とよばれる。このRIを含んだ放射性医薬品を利用して行う診断と治療を**核医学診療**という。

目的・用途● 放射性医薬品の体内での分布や動きを観察することで，組織の代謝や機能の面から，心臓や脳などの疾患や，がんの診断を行うことができる。また，RIから放出される放射線で病気の組織を傷害することで，がんや甲状腺疾患を治療することも核医学診療の重要な役割である。

RIから放出される放射線には，γ線，X線，β線，α線などがあるが，組織を透過する力の強いγ線やX線を放出するRIは，おもに病気の診断に利用され，組織を破壊する性質をもっているβ線やα線を放出するRIは，病気の治療に用いられている(➲表2-3)。診断に用いられるRIには，単一のγ線やX線を放出する**単光子放出核種**のほかに，正の電荷を有した特殊な電子を放出する**陽電子放出核種**がある。

RIをそのまま利用することもあるが，多くの場合は診断や治療に適したかたちになるように，適当な薬剤と結合させて**放射性医薬品**として，核医学診療に用いられている。

1 核医学検査

1 核医学検査の原理と特徴

核医学検査は**インビボ検査**と**インビトロ検査**の2つに分けることができる[1)]。

➲表2-3　おもな放射性核種

診断に用いられる放射性核種	単光子(シングルフォトン)放出核種	テクネチウム99m(^{99m}Tc)，ヨウ素123(^{123}I)，タリウム201(^{201}Tl)など
	陽電子(ポジトロン)放出核種	フッ素18(^{18}F)，炭素11(^{11}C)，酸素15(^{15}O)など
治療に用いられる放射性核種	ヨウ素131(^{131}I)，ルテチウム177(^{177}Lu)，ラジウム223(^{223}Ra)など	

1）インビボとインビトロはともにラテン語であり，*in vivo*は「生体の中で」，*in vitro*は「ガラスの中で」を意味する。

インビボ検査は，放射性医薬品を体内に投与して，体内での放射性医薬品の分布やその時間的な変化を観察することで病気を診断する。インビトロ検査は，人体から採取した血液などの試料に放射性医薬品を作用させて，ホルモンなどの微量物質に目印をつけて測定する。

インビボ検査では，体内の特定の組織や臓器に集まりやすい放射性医薬品を，静脈内注射あるいは経口投与して検査を行う。放射性医薬品を投与したあとに，放射性医薬品が体内から放出する γ 線や X 線の分布を観察するが，投与する放射性医薬品によって撮像する期間が異なる。血流などの情報を診断する場合には，投与直後から撮像されるが，特定の組織に分布するタイミングで撮像を行うこともある。

特徴● 核医学検査は，X 線検査や MRI 検査，超音波検査のように，臓器や病変の形態学的な特徴から診断を行うのではなく，組織や病巣の代謝や血流といった，ほかの画像診断検査では得られにくい機能的な情報を収集して，病気を診断するという特徴がある。核医学検査単独では，代謝などの機能異常が生じている解剖学的な部位がわかりにくい点が問題となるが，最近では CT 画像や MRI 画像との重ね合わせが行われるようになり，この問題は解決しつつある。

安全性● 核医学検査では，放射性医薬品を投与するため，少量の放射線被曝を受けることになる。しかし，その被曝線量は X 線 CT 検査と同程度以下であることが多く，健康被害が増加するような放射線被曝は受けない。また，投与する放射性薬品の質量は通常 1 mg 以下ときわめて少ないため，放射性医薬品による薬剤としての副作用が発現することは考えにくい。核医学検査は非常に安全性の高い検査ということができ，高齢者や体力の低下した患者にも安全に実施することができる。

放射線防護の観点から，妊婦や妊娠の可能性のある女性への核医学検査の実施は避けるべきである。また，小児や若年者に対して検査を行う場合には，検査の適応を慎重に吟味して，投与する放射性医薬品の量を年齢や体重に応じて加減する。

2 核医学検査装置の構成

1 インビボ核医学検査装置

インビボ核医学検査装置には，単光子放出核種を含んだ放射性医薬品を投与した患者を撮像する**シンチレーションカメラ**と，陽電子放出核種を含んだ放射性医薬品を投与した患者を撮像する**ポジトロンカメラ**がある。

いずれも，患者が臥床する寝台部分と，患者から放出される放射線を検出する検出器部分から構成されている。最近では，診断が容易となるように，CT 装置あるいは MRI 装置を組み合わせて，核医学検査画像に解剖学的な部位の情報を加えて表示できる複合撮像装置が普及してきている。

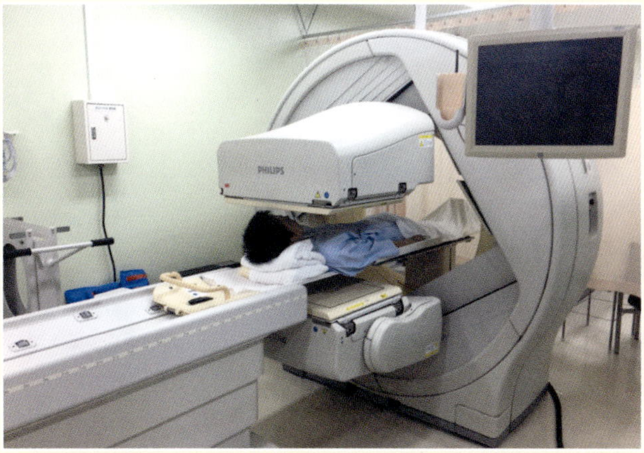

図 2-20　シンチレーションカメラ

シンチレーションカメラ　シンチレーションカメラには，1 個あるいは複数個の検出器が取りつけられており，検出器を撮像する部位に近接させ，一定時間，体内からの放射線を計数して，RI の体内分布を画像化する（図 2-20）。

患者の前面と後面の両方から撮像できるような双頭の検出器を装着した装置が多いが，3 個の検出器を装着して，脳や心臓からの放射線を効率よく収集できるように設計された装置もある。検出器の前面には，一定方向から飛んできた放射線だけを計数できるようなコリメータとよばれる部品が取りつけられており，放射線の発生源である体内の RI の存在箇所がわかるように工夫されている。

検出器を回転させながら撮像し，得られた信号を数学的に再構成することで，断層画像を得ることもできる。この検査法を **SPECT**（**単光子放出断層撮像** single photon emission computed tomography）とよぶ。

ポジトロンカメラ　陽電子放出核種から放出された陽電子は，電子と結合して消滅する際，2 本の電磁波を互いに 180 度反対方向に放出する。この電磁波は消滅放射線とよばれ，ポジトロンカメラでは，1 対の消滅放射線を同時に計数し，その信号を再構成することで，断層画像を得る。この検査法を **PET**（**陽電子放出断層撮像** positron emission tomography）という。

PET では，寝台に臥床した患者の周囲を取り囲むように，多数の検出器が配置されており，ポジトロンカメラの外観は CT 装置に似た形状になっている（図 2-21）。なお，ポジトロンカメラでは，コリメータは不要であり，高感度での撮像が可能である。

2 インビトロ核医学検査装置

インビトロ核医学検査装置は，放射線検出器で囲まれた空間の中に検体を入れて，検体から放出される放射線（おもに γ 線や X 線）を計数するような構造になっている。検体を入れる空間が井戸（ウェル）型になっているものが

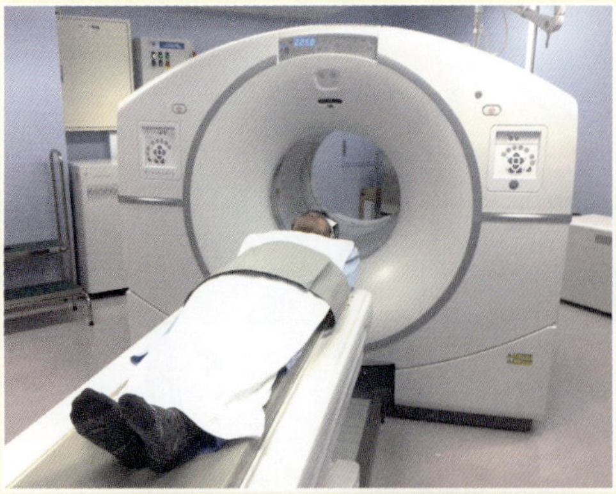

PET/CT 複合撮像装置。手前に CT 装置，奥に PET 装置が並べて配置されている。

➲ 図 2-21　ポジトロンカメラ

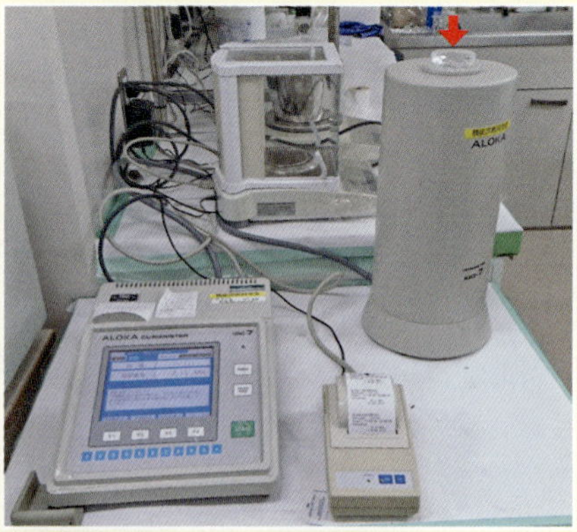

井戸型になっている空間（ウェル〔→〕）に試料を入れて，放射能を測定する。

➲ 図 2-22　ウェルカウンタ

普及しており，ウェルカウンタとよばれている（➲ 図 2-22）。

3 核医学検査の種類

1 平面撮像（シンチグラフィ）

シンチレーションカメラを用いて，特定の方向からの画像を撮像する検査法を平面撮像（シンチグラフィ）といい，以下のような検査法がある。

①**骨シンチグラフィ**　骨を構成するリン酸を含んだ ^{99m}Tc-リン酸化合物を投与して，骨の代謝の変化を評価する。がんが骨に転移すると，その骨の代謝が亢進するため，RI が強く集積する（➲ 図 2-23）。この性質を利用して，全身のシンチグラフィを撮像し，がんの骨転移病巣の検索が行われている。

②**甲状腺シンチグラフィ**　放射性ヨウ素 ^{123}I や ^{131}I を投与すると，甲状腺の活動状態に応じて，甲状腺組織に集積する。この性質を利用して，甲状腺機能亢進症など甲状腺疾患の診断に利用されている。

③**副腎皮質シンチグラフィ**　副腎皮質ホルモンの材料であるコレステロールを含んだ ^{131}I-アドステロールを投与して，ホルモンの産生状態をみる。副腎皮質ホルモンの異常により生じるクッシング症候群や原発性アルドステロン症の診断に利用されている。

2 SPECT（単光子放出断層撮像）

①**脳 SPECT 検査**　脳血流量に応じて脳組織に分布する性質のある ^{99m}Tc-HMPAO，^{99m}Tc-ECD，^{123}I-IMP などの放射性医薬品を投与して，頭部の SPECT 撮像を行うことにより，局所脳血流量を診断する。最近では，^{123}I-イオフルパンを投与して，脳の線条体への集積を評価することで，パーキンソン症候群およびレビー小体型認知症の診断が行われている。

②**心臓 SPECT 検査**　心筋組織に集積する性質のある ^{99m}Tc-MIBI,

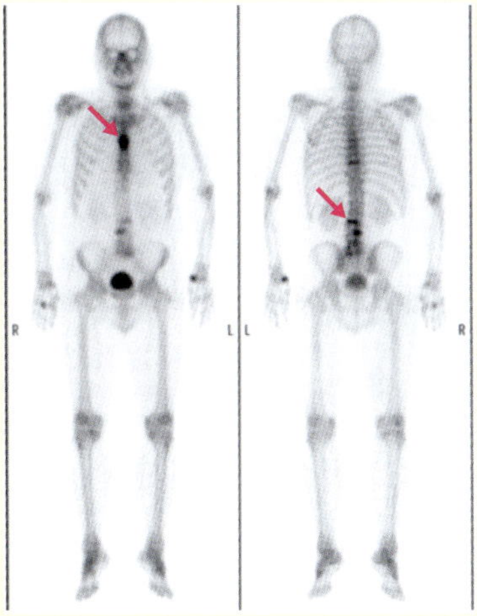

胸骨や腰椎などのRIの集積の強いところ(→)が骨転移病巣である。

➡ 図2-23　骨シンチグラフィ

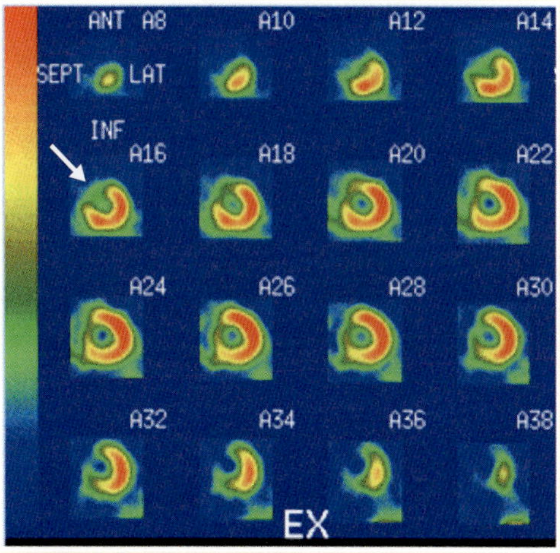

心筋虚血部位はRIの集積が低下したり，欠損したりする(→)。

➡ 図2-24　心筋血流SPECT検査

^{99m}Tc-テトロフォスミン，^{201}Tl-塩化タリウムなどの放射性医薬品を投与して，胸部のSPECT撮像を行うことにより，心筋の活動性を評価する。心筋梗塞や狭心症などの虚血性心疾患の診断に広く利用されている(➡ 図2-24)。

運動や薬物による負荷を加えた状態で行った検査を加えることで，心筋血流に関するより詳しい情報が得られる。そのほか，^{123}I-BMIPPを用いた心筋脂肪酸代謝の評価や^{123}I-MIBGを用いた心臓交感神経機能の評価も行われている。

3 PET(陽電子放出断層撮像)

陽電子放出核種^{18}Fで標識したグルコース(ブドウ糖)類似物質^{18}F-FDGを用いたがん診断が，最近，急速に普及してきている。一般に，がん病巣では糖代謝活性が亢進しているため，グルコースが正常組織よりも強く取り込まれる。^{18}F-FDGもグルコースと同様にがん細胞に取り込まれるが，グルコースと異なり，がん細胞内で分解されず，そのままとどまることが多い。そのため，^{18}F-FDGの体内分布を見ることにより，がん病巣の部位や活動性を評価することができる。

CT画像と重ね合わせた画像で診断が可能なPET/CT複合撮像装置の導入で，^{18}F-FDG PET検査のがん診療における有用性が増した(➡ 図2-25)。現在では，早期胃がんを除く，幅広い悪性腫瘍《しゅよう》を対象に，病期診断や再発・転移診断が保険診療として実施されている。

また，PET検査では，炭素・窒素・酸素といった生体を構成する主要な元素の陽電子放出核種(^{11}C，^{13}N，^{15}Oなど)を利用できるため，アミノ酸や水などの生体の維持に重要な分子の体内動態や，神経伝達物質の変化を評価することができる。このため，臨床応用が拡大することが期待されている。

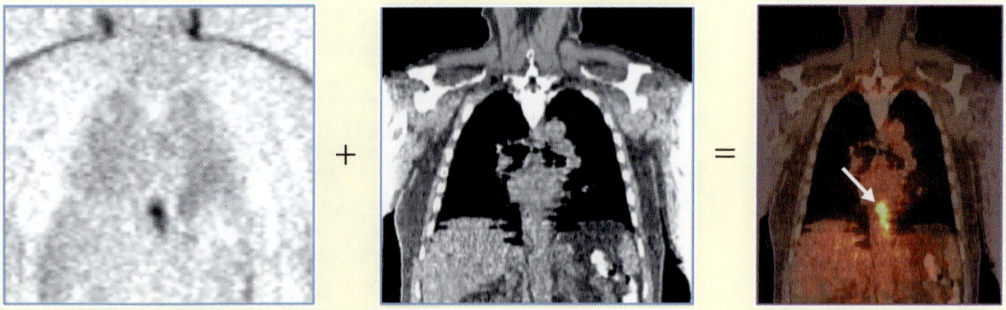

PET 画像を CT 画像に重ねることで，^{18}F-FDG の集積部位が明瞭となる(→)。

図 2-25　PET/CT 融合画像(胸部食道がん)

2 核医学治療(放射性同位元素内用療法)

核医学治療(放射性同位元素[RI]内用療法)[1]とは，β線やα線を放出するRIを含んだ，病巣に集積する性質をもった放射性医薬品を投与して，放出されるβ線やα線で病巣を破壊する治療法である。病巣だけに強い親和性をもつ放射性医薬品を利用することで，全身に散在性に分布する病変を選択的に破壊することも可能であり，外科的な切除や外部からの放射線照射による治療が困難な難治がんの治療法として期待されている。

核医学治療は，甲状腺に選択的に集積するβ線放出核種放射性ヨウ素 ^{131}I を用いた甲状腺機能亢進症や，転移病巣をもつ分化型甲状腺がんの治療から始まり，これらの疾患に対してすぐれた治療成績が示されている。その後，β線放出核種ストロンチウム 89 (^{89}Sr) を用いた有痛性骨転移に対する疼痛緩和療法と，イットリウム 90 (^{90}Y) を用いた悪性リンパ腫に対する治療が行われてきたが，現在は中断している。最近はα線放出核種ラジウム 223 (^{223}Ra) を用いた骨転移のある去勢抵抗性前立腺がんに対する治療，β線放出核種ルテチウム 177 (^{177}Lu) を用いた神経内分泌腫瘍の治療，^{131}I を用いた褐色細胞腫・パラガングリオーマの治療が保険適用となった。

核医学治療では，γ線やX線を放出する診断用の放射性医薬品を使って薬剤の病巣への集積を確認したのち，治療を実施することで，より確実な治療効果を期待することができる。

3 核医学における看護

1 核医学検査時の看護

職業被曝の防止● 核医学検査自体の安全性は高いが，放射線被曝を伴う点には注意を要する。放射性医薬品を扱う際には，手袋を装着し，作業時間をできるだけ短くする。

また，介助の必要のないときは，放射性医薬品を投与された患者から距離を保つ，防護衝立《ついたて》の陰《かげ》に立つなど，注意をはらう。とくに，PET 製剤から放出される放射線のエネルギーは高く，防護エプロンに遮蔽《しゃへい》効果がないことを認識しておくとよい。

RI 汚染拡大の防止　核医学検査は，医療法に基づく放射線管理区域内で行われる。以前は，RI による汚染を避けるために，患者が検査時に管理区域内に立ち入る際には，スリッパへのはきかえが求められていた。しかし近年，はきかえが汚染の拡大を防ぐ効果は乏しく，むしろ患者の転倒などの危険を増すことが示され，スリッパへのはきかえを求めない施設が増えてきている。そのため，施設の取り決めを確認しておく必要がある。

検査の実施に際して，RI による汚染が生じたときや，RI で汚染された汚物が生じた場合には，汚染を拡大させないための対応が求められる。RI で汚染されたものを扱う際には，手袋を装着し，できるだけ短時間で，処理を行い，汚染物を廃棄物保管庫に収納する。

皮膚などに汚染がみとめられた際は，流水で洗い，除染を行う。もし十分に除染できない場合には，施設の放射線管理担当者に連絡し，指示を受ける。

副作用への注意　核医学検査で投与される放射性医薬品による副作用の報告は少ないが，一部の放射性医薬品では副作用の報告がなされているので注意を要する。たとえば，注射液にアルコール成分が含まれる副腎皮質シンチグラフィ製剤 ^{131}I-アドステロールの投与に際しては，患者を臥床させて投与することが望ましく，とくに，アルコールに敏感な患者では，投与後の気分不快感の出現に注意する必要がある。

心筋血流検査などの一部の核医学検査では，負荷検査が行われ，それに伴う副作用がみとめられる。不整脈などの重篤な副作用も生じうるので，負荷検査を行う場合には，救急処置の準備が必要である。

2 核医学治療時の看護

核医学治療時に投与される放射性医薬品の放射能は，核医学検査時に投与される放射能よりもはるかに強く，投与された患者から放出される放射線量も多いので，不用意に近づくことは避けるべきである。核医学治療を受けた患者は，専用の病室に入院するため，患者の様子はできるだけモニタを通して観察することが望ましい。核医学治療を受けた患者は，吐きけを訴えたり，嘔吐したりすることがある。手袋を装着し，自身の汚染を防止しながら，できるだけ短時間で対処するようにする。

1）2018 年(平成 30 年)3 月に厚生労働省が公表した「がん対策推進基本計画(第 3 期)」に合わせ，項目ならびに本文の用語を「内用療法」から「核医学治療(放射性同位元素内用療法)」に変更した。

E 放射線治療

1 放射線治療とは

1 放射線治療の役割

放射線治療は，手術，化学療法に並んで，がんの治療方法の重要な柱である。がんに放射線を照射して，がん細胞を死滅させたり縮小させることで，その効果を発揮する治療法である。

放射線治療は手術と同様に局所療法であるため，がんの再発・再燃の確率[1)]を低下させたり，有害事象を抑制するためには，高い精度でがん組織や腫瘍《しゅよう》に照射できることが重要である。近年のコンピューター技術や画像診断などの進歩により，放射線治療の精度や正確性も以前より格段に向上してきている。

このような技術的な進歩のおかげで，がん治療の経過中に放射線治療を受ける患者数も増加している。欧米ではがん患者の60％前後が治療の経過中に放射線治療を受けているが，わが国ではまだ40％程度にとどまる。しかし，超高齢社会の到来やがん罹患《りかん》率の上昇により，放射線治療を受ける患者数がますます増えていくことが予想される。そのため，放射線治療に対する正しい理解や知識を得ることは医療者としても大切であり，とくに放射線治療の成否に密接にかかわる看護の観点からも重要である。

2 放射線治療の特徴

特徴と利点● 放射線治療の臨床的な特徴・利点として，以下のようなものがあげられる。

(1) 身体の負担が少なく，手術や化学療法がむずかしい高齢者でも治療可能である。

(2) 外来通院で治療可能な場合も多い。

(3) 臓器温存が可能であるため，身体機能を温存できる場合も多く，治療後の生活の質（QOL）を保てる。

(4) 放射線治療を単独で行うだけではなく，病状により化学療法との併用や手術前後の照射など，多彩な対応が可能である。

治療の目的と治療スタンス● また，適応疾患の項でも述べるが，放射線治療は，がんの治癒を目ざす根治的な治療だけでなく，痛みなどの症状緩和目的の治療にも有効であり，がん治療経過で病状に応じて幅広く使用される（➲ 図 2-26）。緩和的な放射線治

1）放射線照射部位から，がんが再発・再燃しない割合を局所性制御率という。

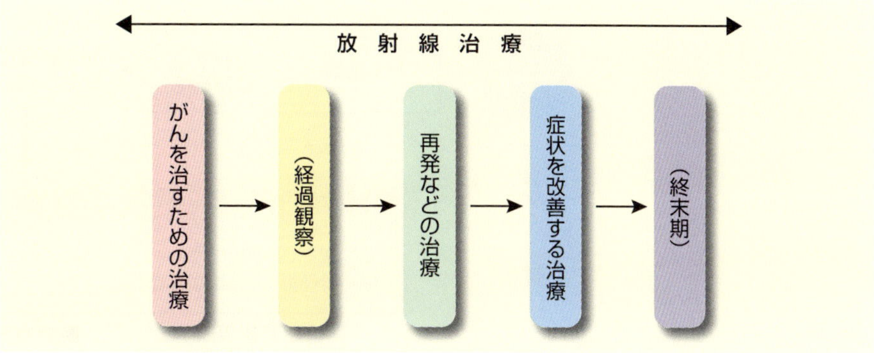

図 2-26　放射線治療の目的

表 2-4　目的に応じた治療スタンスの違い

	根治照射	緩和照射
目的	治癒	症状の緩和
急性期有害事象	ある程度許容する	可能な限り抑える
晩期有害事象	生じないように	通常は考慮しない
照射範囲	病巣をすべて含める	可能な限り狭く
治療期間	疾患に応じて	可能な限り短く

療の対象は，骨転移や脳転移，腫瘍による臓器圧迫，消化管の通過障害など，さまざまである。

表 2-4 に根治目的な放射線治療と症状緩和を目ざした場合の治療スタンスの違いをまとめる。根治を目的とした治療では，治癒にいたる過程での急性期有害事象はある程度許容して，しっかりと根治的な線量を照射することが重要である。それに対して，痛みなどの症状を有する患者の症状緩和の場合には，患者の負担を軽減するためにもなるべく短期で，かつ副作用なく治療を終えることが肝要である。骨転移に対する放射線治療では，1 回の治療でも疼痛改善が得られるため，通院や複数回の治療がむずかしい患者には単回の放射線治療も積極的に行われている。

放射線による影響の理解

放射線治療の効果や副作用発現の機序の理解も，臨床での患者のサポートや支持療法を行う時期などに重要である。生物学的には複雑な過程で放射線による細胞死が導かれるが，基本原則の理解にはベルゴニー-トリボンドーの法則が役にたつ。この法則は，基本的に，①細胞分裂頻度の高い細胞，②将来行う細胞分裂の数が多い細胞，③形態や機能が未分化な細胞，ほど放射線の影響を受けやすい，という法則である。

①はまさに，無限増殖能を有するというがん細胞の特徴にあてはまるが，同時に，正常な細胞でも分裂をする細胞は放射線の影響を受けやすいことを

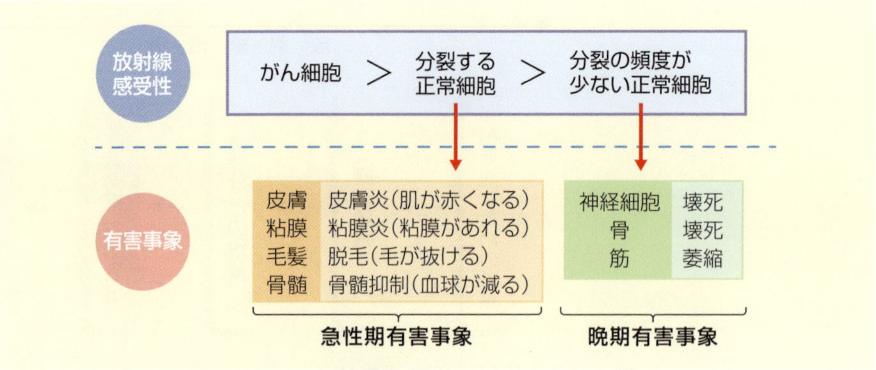

➲ 図 2-27　放射線感受性と有害事象

示している。皮膚・粘膜や骨髄では，細胞が日々分裂して新しい細胞がつくり出されているが，このような細胞が放射線の影響を受けて分裂を一時的に停止すると，皮膚炎・粘膜炎や骨髄抑制など，臨床でよく遭遇する有害事象につながる(➲ 図 2-27)。しかし，これらの影響は一時的で，放射線の影響がなくなると，また細胞が分裂して新しい細胞が増え，症状も改善する。

分裂する正常細胞の影響でおこる有害事象は，治療中や終了後まもない時期にあらわれるため，**急性期有害事象**として認識される。逆に分裂頻度が少ない，または分裂を停止した正常細胞(成人の神経細胞や筋・骨細胞など)に影響がでると，新しい細胞が増えてこないため，その影響は長期に持続し，ときに不可逆的になる。これが治療後数か月や数年してあらわれる**晩期有害事象**である。晩期有害事象が慢性的になることが多いのは，このような理由による。

2 放射線治療の種類と装置

ここでは放射線治療の流れと，放射線治療の種類およびその特徴について述べる。

放射線治療の種類は大別すると，①体外から放射線を照射する**外部照射**，②放射性同位元素を腫瘍や体内に挿入して内部から照射する**小線源治療**，に分けられる。外部照射で一般的に使用されている放射線は高エネルギーX線で，重粒子線や陽子線治療などの粒子線治療はその特殊型である。外部照射は近年の技術的進歩が目ざましく，高い精度で照射できる技術が普及している。これらは総称して**高精度放射線治療**とよばれる。

1 外部照射と治療の流れ

放射線治療が実施されるステップを，臨床で最も多く行われている外部照射を例に解説する。

1 がんの進行度の判断(病期分類)

画像診断や病理診断でがんの診断が確定すると，その進行度を病期分類などに基づいて決定する。がんの病期分類は，原発巣の大きさや進展範囲と所属リンパ節転移の有無および遠隔転移の有無を総合的に判断して決められる。

2 位置決め(シミュレーション)

放射線治療は局所療法であるため，治療すべき病巣を臨床的に決定して，その病巣を含めた領域に照射範囲(照射野)を決定する。照射範囲を決定するプロセスが位置決め(シミュレーション)である。根治照射の場合は原発巣(および所属リンパ節領域)が，緩和的治療の場合には遠隔転移を含めた症状の責任病巣が，治療すべき病巣となる。

X 線透視または CT を撮影して，病巣の位置を把握し，CT 画像で原発巣とリンパ節転移などを含めた病巣範囲をトレースする(輪郭入力)(➡ 図 2-28 ①～③)。CT を撮影する場合，治療時に身体が動かないように固定具を作成する(➡ 図 2-29)。

3 線量計算(治療計画)

位置決めに引き続いて，がんの進展範囲に適切に放射線が照射されるように専用のコンピュータで計算(線量分布計算)を行う(➡ 図 2-28-④)。計算の結果を治療装置(X 線照射の場合は直線加速器：リニアック)に転送して臨床での治療準備をする。

位置決め(CT 撮影)から治療開始までは，最速で当日に治療開始が可能であるが，後述する高精度放射線治療では 1～2 週間を要することもある。

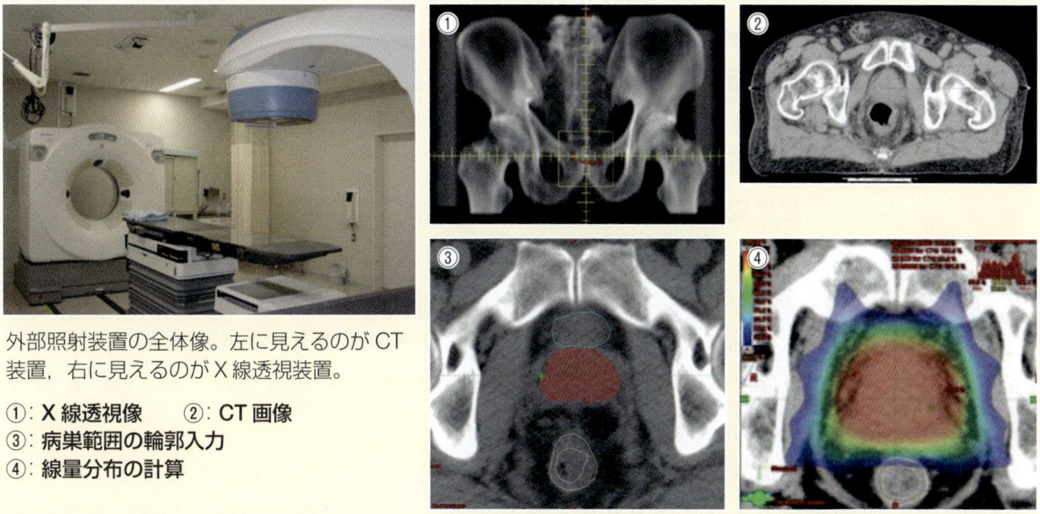

外部照射装置の全体像。左に見えるのが CT 装置，右に見えるのが X 線透視装置。

①：X 線透視像　②：CT 画像
③：病巣範囲の輪郭入力
④：線量分布の計算

➡ 図 2-28　外部照射治療の流れ

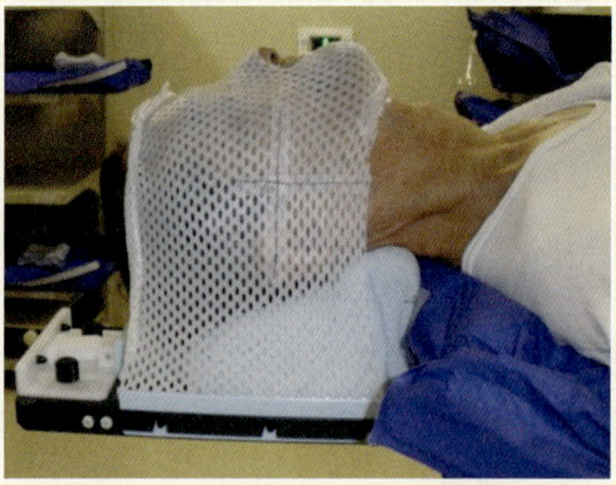

➡ 図 2-29　固定具

4 臨床治療

治療計画完了後に臨床治療が開始される。治療の目的，治療部位，毎回の線量や回数などがその段階で決まっているため，患者への説明・オリエンテーション（治療内容や療養生活上の注意，診察の頻度など）を行う。通常治療の頻度と毎回の線量は，週 5 回で 1.8〜2.0 Gy がよく行われる。治療ごとに照射位置の確認を行い，治療を継続する。腫瘍の縮小や患者の体重減少などにより線量分布に変化があるときには，治療中でも再度計画を行う場合もある。

2 高精度放射線治療

高精度放射線治療は，より精度の高い放射線治療方法の総称で，3 次元原体照射，強度変調放射線治療 intensity modulated radiation therapy（IMRT），定位放射線治療，画像誘導放射線治療 image guided radiation therapy（IGRT）などが含まれる。

①3 次元原体照射　CT 画像で得られる腫瘍の 3 次元的な広がりに沿って放射線を多方向から照射する技術で，肺がん・食道がんなど，多くのがんを対象に行われている。

②強度変調放射線治療（IMRT）　3 次元原体照射をさらに複雑にした照射技術である。多方向から照射をするうえに，それぞれの方向からのビームに強弱をつけることで，腫瘍の複雑な形状に沿って照射が可能になる（➡図 2-30）。生命維持に大切な正常臓器（リスク臓器）への照射線量を低減することが可能で，脳腫瘍・頭頸部がん・前立腺がんをはじめ，多くのがんで用いられている。

③定位放射線治療　脳や体幹部の限局したがん病巣に放射線を集中する照射技術である。多方向から照射することで，腫瘍に限局した高い線量を照射できる（➡図 2-31）。早期肺がんや脳転移，限局した再発病巣などを対象に使

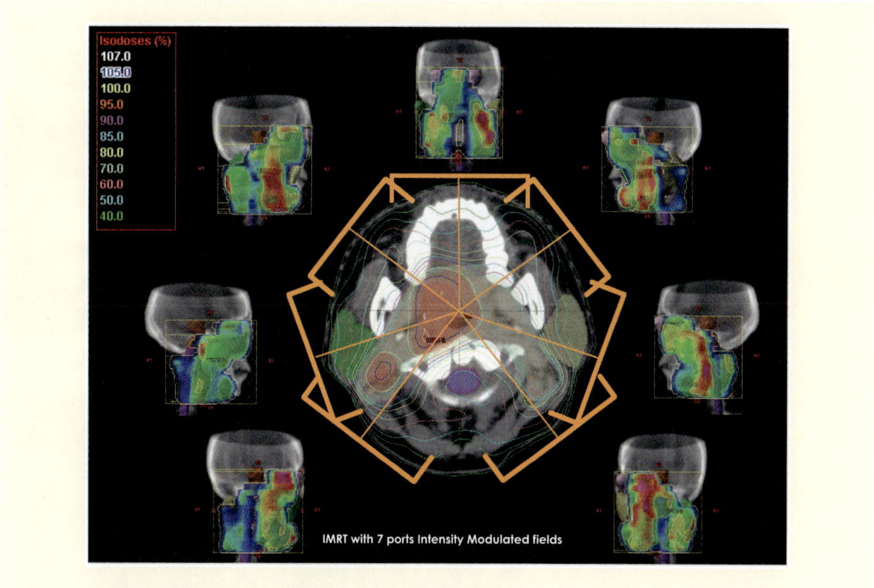

図 2-30　強度変調放射線治療

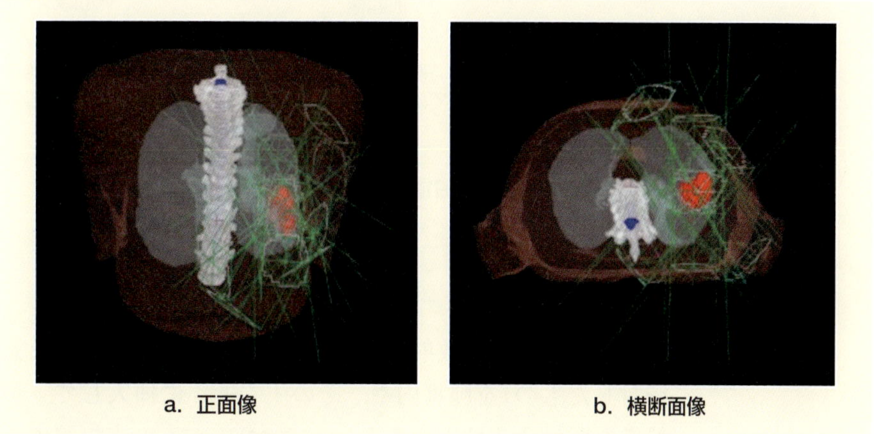

図 2-31　定位放射線治療

われることが多く，2016（平成 28）年 4 月からは，転移のない限局した前立腺がんにも保険適用となっている。

④**画像誘導放射線治療（IGRT）**　上記の治療技術と組み合わせて用いられる補助的な技術であり，治療装置に装着された X 線透視や CT で，がんの位置を確認する。がんの位置，とくに腹部のがんの位置は，消化管内のガスや臓器の状態によって日々若干かわる。そのため，骨を目印にして照射位置を合わせると，腫瘍とは異なる部位に照射されるリスクがある。毎回がんの位置を確認して照射することで，より正確な治療ができるようになってきており，有害事象の抑制にも有効な技術である。

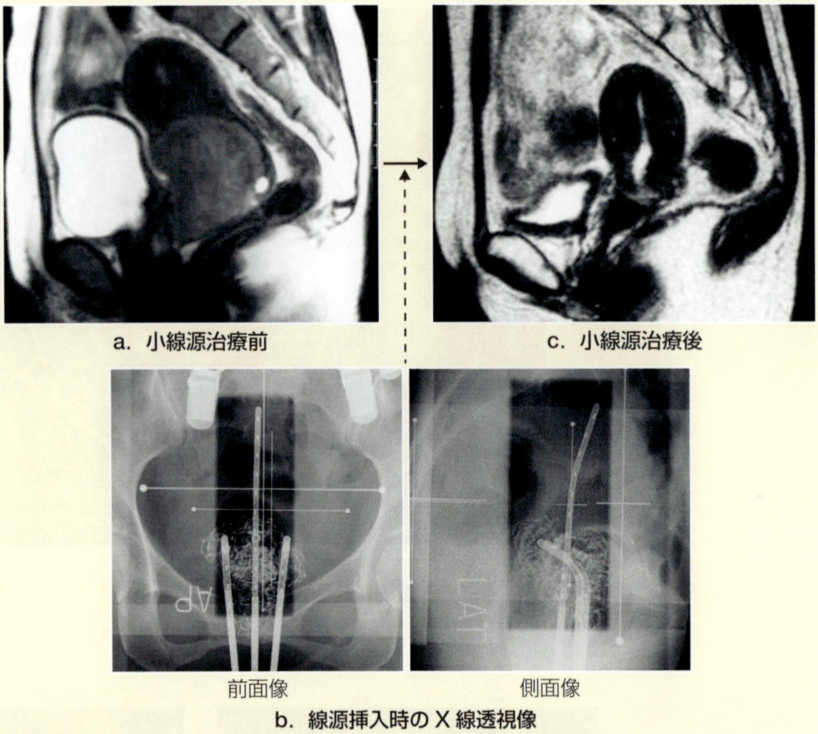

a. 小線源治療前
c. 小線源治療後
前面像
側面像
b. 線源挿入時の X 線透視像

子宮頸がんに対する腔内照射(小線源治療)の線源配置と治療前後の MRI 像。線源を腟と子宮に挿入して治療を行う。治療前にみとめられた子宮頸部の病巣は著明に縮小している。

➡ 図 2-32 小線源治療(子宮頸がん)

3 小線源治療

小線源治療は，放射線を発生する線源(放射性同位元素をカプセルなどに密封したもの)を腫瘍内や，そのすぐ近くに挿入して，がんに高い線量の放射線を照射する技術である(➡ 図 2-32)。がんに直接線源を挿入する**組織内照射**と，子宮腔などに線源を挿入する**腔内照射**がある。子宮頸がん・前立腺がん・咽頭がんなどを対象に実施されている。

放射線の種類としては β 線や γ 線などが使われる。外部照射と異なり，身体の内部から照射されるため，がんの周囲の組織への被曝を低減できる。しかし，線源を体内に挿入する際の麻酔などの身体的負担があり，また線源を挿入している間の安静などの処置を要する場合もある。

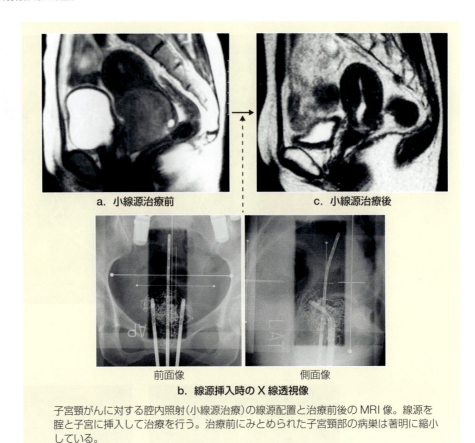

4 粒子線治療

粒子線治療は，放射線を外部照射する治療法のひとつである。**陽子線治療**と**重粒子線治療**(炭素線治療)があり，ともに，照射された粒子がそのエネルギーに応じて体内の一定の深さで停止し，高線量領域(ブラッグピーク)を形成するという特性を有する。この特性を利用することで，がんの近くにある正常組織や臓器への照射を低減できるため，有害事象を低減したり，X線よりも高い線量での治療が可能になる。頭蓋底腫瘍・頭頸部がん・肺がん・肝臓がん・前立腺がんなど，幅広いがんを対象に実施されているが，小児がんと手術ができない骨軟部腫瘍を除き，先進医療として実施されている。

3 放射線治療の適応疾患

これまでみてきたように，放射線治療の適応疾患は非常に幅広い。

根治的治療　根治照射目的では，脳腫瘍・頭頸部がん・肺がん・食道がん・肝臓がん・膵臓がん・前立腺がん・乳がん・悪性リンパ腫などの標準治療として行われている。局所進行がんでは，化学療法と同時に併用する化学放射線療法も行われている。手術の前後(術前照射および術後照射)に行う場合もある。

緩和的治療　緩和的な治療では，骨転移に対する疼痛改善目的の治療が行われている。原発臓器を問わずに，80〜90％で効果が得られる。肺転移や肝転移なども緩和的治療の適応になり，通常の放射線治療以外に定位放射線治療が用いられる。また，脳転移による頭蓋内圧亢進や神経症状，脊髄圧迫による神経麻痺などでは緊急的な放射線治療が必要になることも少なくない。

その他　そのほかには，手術創部のケロイドに対する放射線治療や，白血病患者の骨髄移植の際に発生する移植片対宿主病を予防する目的で全身照射も施行される。

4 放射線治療における看護

放射線治療は医師のみでなく，診療放射線技師や医学物理士，看護師など，多職種がかかわって成立する治療である。一方で，治療の目的や照射部位などによって実施内容は異なり，それぞれ職種のかかわり方もかわってくる。たとえば放射線治療の期間は，緩和的治療では1日から2週間程度だが，根治的治療では2か月前後と長期にわたる場合もある。治療方針や治療の目的，治療中の対応を含めて，カンファレンスなどでしっかりと情報共有をすることが重要である。

ここでは，放射線治療における看護師の役割や看護の重要性を，放射線治療前，治療中および治療後に分けて解説する。

1 放射線治療前の看護

不安を軽減するためのオリエンテーション　患者はがんと診断された不安のみでなく，これから始まる治療に対する不安も大きい。できるだけ不安を少なくするため，治療までの流れや治療中・治療後におこる可能性がある有害事象とその対応，治療中の生活や食事，治療に要する時間や治療時間帯などについてオリエンテーションを行う。このとき，通院の場合には付き添いの有無や，病院までの交通手段，所要時間，緊急時の連絡先なども確認しておく。

放射線治療を行う部位によって，脱毛や皮膚炎，粘膜炎などの有害事象の種類やその頻度もかわってくる。皮膚炎では外用薬の投与を含めた皮膚炎の処置，口内炎などの粘膜炎では含嗽薬や鎮痛薬などの投与も必要になるため，事前の説明は不安を取り除く意味だけでなく，副作用への対応としても重要である。

生活習慣および併存疾患の確認● 疾患によっては治療中の飲酒や喫煙などを制限することが望ましいため，食事を含めた生活習慣の確認も肝要である。また，がん以外の糖尿病や膠原病などの併存疾患が有害事象や治療の継続に影響する場合もあるため，合併症や併存疾患の確認も必要である。

2 放射線治療中の看護

症状の把握● 放射線治療の急性期有害事象は，治療早期には通常出現しないが，治療を重ねるごとに，味覚低下や口内炎などの症状が徐々にあらわれてくる。そのため，医師の診察に加えて2週間に1回程度は患者の状態を把握することが望ましい。また，放射線宿酔とよばれる軽度の吐きけや食欲不振などがおこる場合もあるため，症状の程度によっては医師の診察をすすめる。

身体状況の確認● 食事摂取量や排便・排尿などの状態については，医師の診察や問診だけでは不十分な場合もあるため，適宜看護師も確認をする。

3 放射線治療後の看護

有害事象への継続的なケア● 放射線治療による急性期有害事象は治療後2〜3週間継続する。脱毛の回復には数か月を要する。治療後のケアも大切であるため，治療後の診察時期や来院時のケア，患者の自宅での注意事項などを治療終了前に説明して，必要に応じて治療後もケアを継続する。

入浴や食事，さらに時期によっては日光にあたる部位への注意など，患者の生活習慣に関する説明を行う。これにより有害事象の回復が促されるだけでなく，患者の不安をやわらげることにもつながる。

急性期有害事象が長引いたり，慢性的な晩期有害事象へとつながる場合もあるため，医師とのコミュニケーションを密にして対応の有無を確認することも必要である。

まとめ

- 人体にＸ線を照射する画像検査では，検査前に金属類を外す必要がある。
- CT 検査や MRI 検査では，検査前に閉所恐怖症の有無を確認する。
- MRI 検査では，磁性体および磁気の影響を受ける物を検査室内に持ち込んではいけない。
- 造影検査では，造影剤の投与に関する同意書が必要である。また，既往歴の確認と造影剤の副作用出現時の準備を忘れてはならない。
- 超音波検査の実施には，脱衣や肌の露出を伴うため，プライバシーに配慮する。
- IVR は血管系と非血管系に分けられる。使用する画像診断の機器により注意点が異なる。
- 核医学診療は，放射性同位元素（RI）を含んだ放射性医薬品を利用して診断や治療を行う。

復習問題

1 最も関連の強い事項を正しく組み合わせなさい。

①アンギオグラフィ・　　・Ⓐ乳がん健診
②シンチグラフィ　・　　・Ⓑ歯・口腔
③パントモグラフィ・　　・Ⓒ血管造影
④マンモグラフィ　・　　・Ⓓ脊髄腔
⑤ミエログラフィ　・　　・Ⓔ核医学

2 最も関連の強い事項を正しく組み合わせなさい。

①超音波　・　　・Ⓐカラードプラ
②二重造影・　　・Ⓑ血管形成術
③ MRI　　・　　・Ⓒ核医学検査
④ PTCA　・　　・Ⓓバリウム
⑤ SPECT　・　　・Ⓔガドリニウム

3 次の語群をＡ・Ｂに分類しなさい。

【分類】
Ａ：急性期有害事象　　Ｂ：晩期有害事象

【語群】
①脱毛（　　）　②神経細胞壊死（　　）
③骨壊死（　　）　④骨髄抑制（　　）
⑤筋萎縮（　　）　⑥皮膚炎（　　）

さくいん

記号・数字・欧文

和文

あ

い

き

さ

し